Wassily Kandinsky

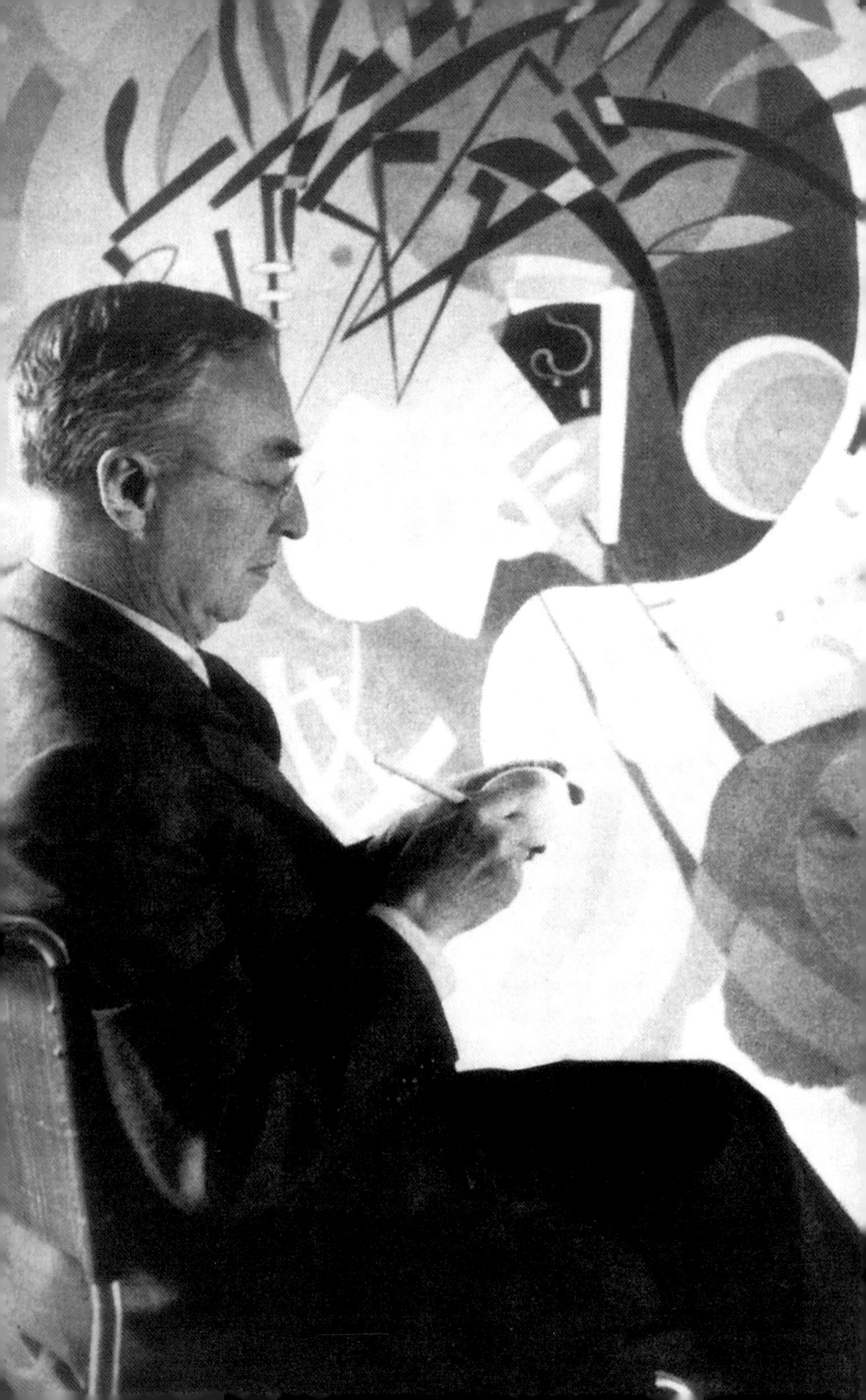

Wassily Kandinsky

DUMONT

LEBEN UND WERK

HISTORISCHER KONTEXT

DIE HAUPTWERKE

Hinweis

Diese Reihe stellt das Leben und die Werke der Künstler im kulturellen, sozialen und politischen Kontext ihrer Zeit vor. Um dem Leser die Benutzung zu erleichtern, ist jeder Band in drei Themenbereiche unterteilt, die anhand der seitlichen Streifen unterschiedlicher Farbe schnell zu finden sind. Die gelb markierten Seiten sind Leben und Werk des Künstlers gewidmet, Blau steht für die Behandlung des historischen und kulturellen Hintergrunds und Rosa für die eingehende Betrachtung der Hauptwerke des Künstlers. Jede Doppelseite vertieft ein bestimmtes Thema mit einem einführenden Text und verschiedenen kommentierten Illustrationen. Das Buch wird vervollständigt durch ein Verzeichnis der Orte, an denen die abgebildeten Werke von Kandinsky zu finden sind, ein Verzeichnis mit Erläuterungen zu den wichtigsten im Text genannten Personen sowie eine Kurzbiographie des Künstlers.

■ Seite 2: Wassily Kandinsky 1938 in seinem Atelier in Neuilly-sur-Seine; Fotografie von Bernard Lipnitzki, Paris, Centre Georges Pompidou, Schenkung Nina Kandinsky, 1981.

Inhalt

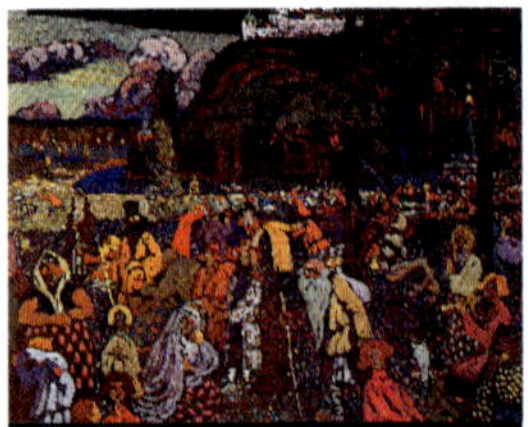

1866–1899

Universitätskarriere oder künstlerische Laufbahn?

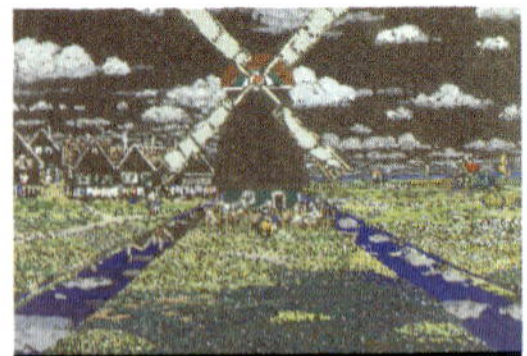

1900–1907

Die künstlerische Berufung

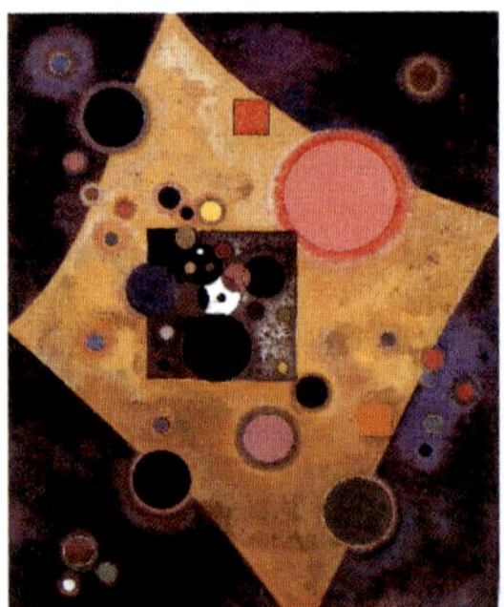

1926–1932

Am Bauhaus in Dessau

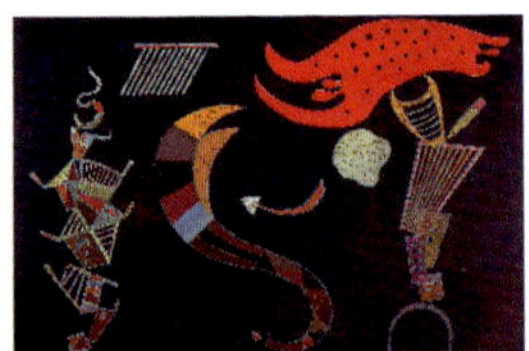

1933–1944

Die »synthetische« Phase

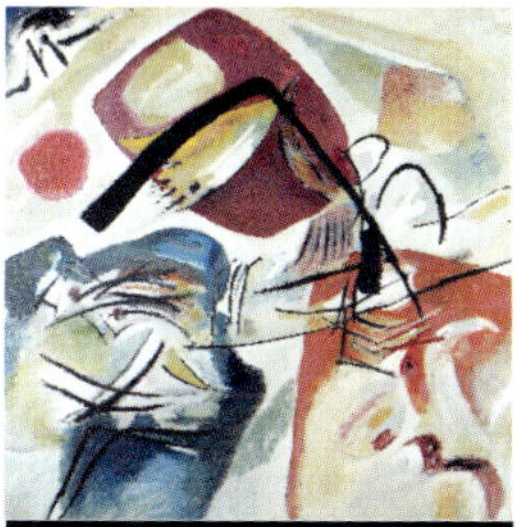

1908–1914

»Geniezeit«

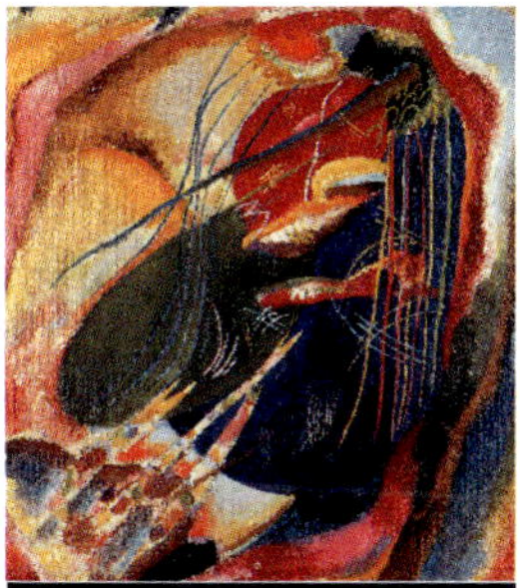

1915–1921

Heimkehr nach Moskau

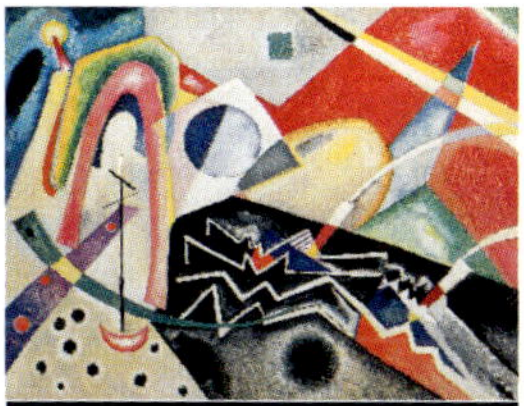

1922–1925

Am Bauhaus in Weimar

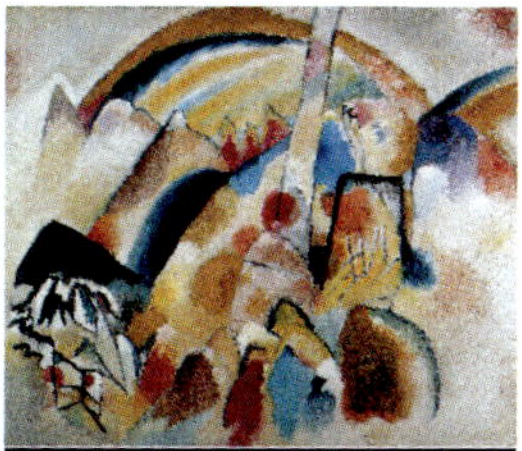

Anhang

1866–1899

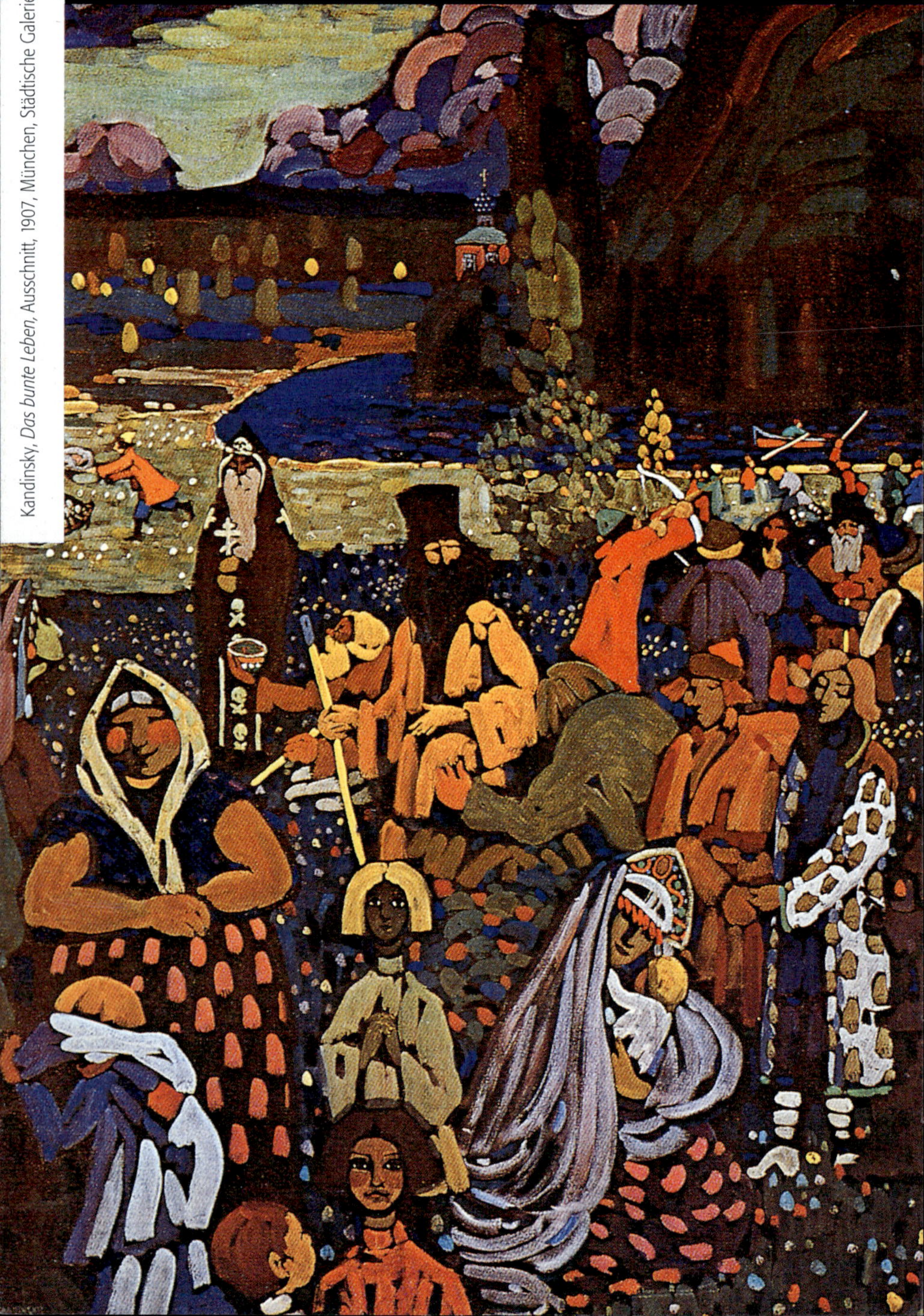

Kandinsky, *Das bunte Leben*, Ausschnitt, 1907, München, Städtische Galerie im Lenbachhaus

Universitätskarriere oder künstlerische Laufbahn?

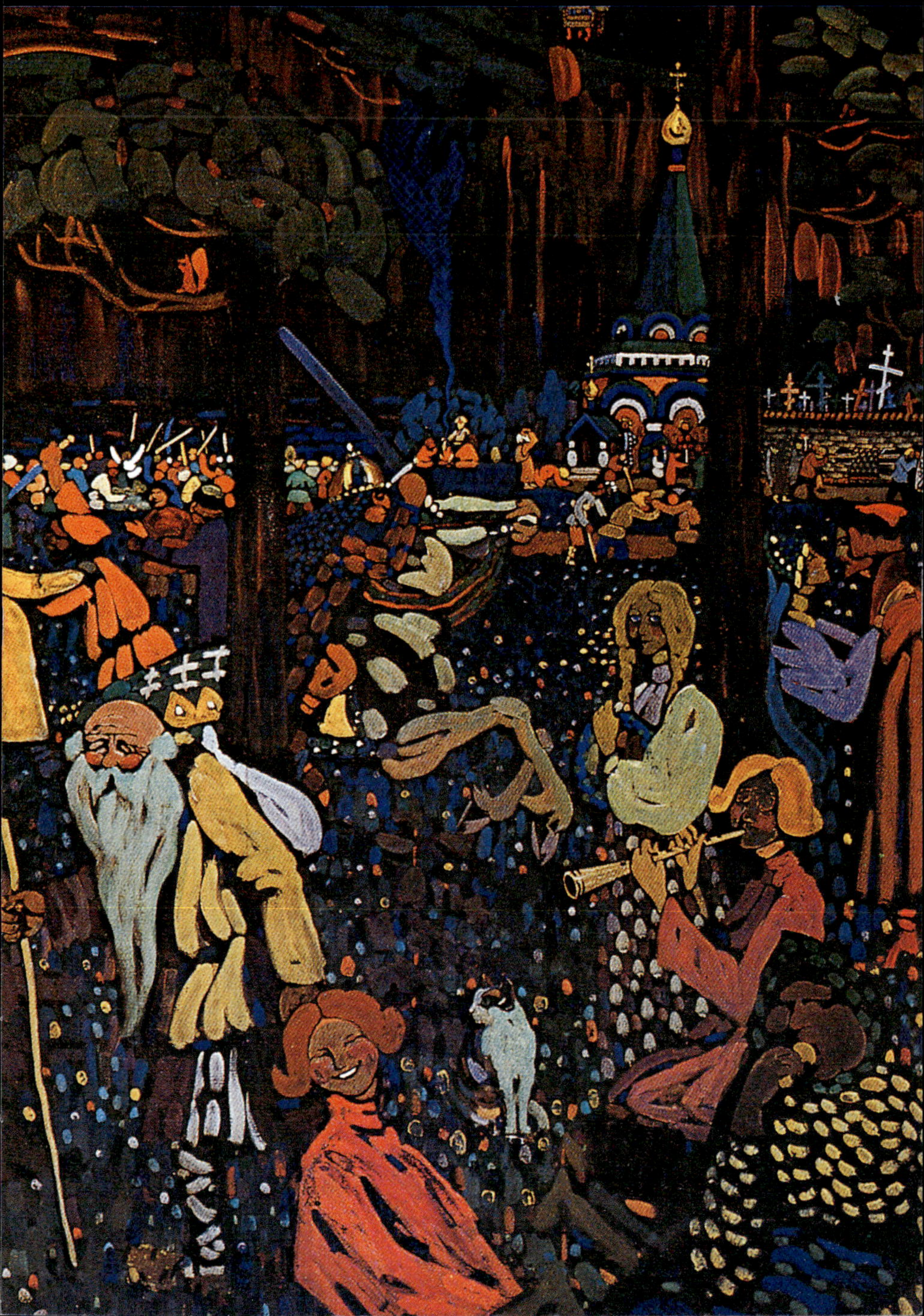

Kindheit in Moskau

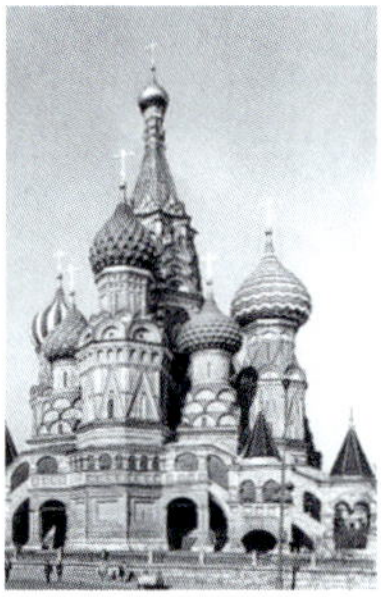

Die Basilius-Kathedrale, Wahrzeichen der geliebten »Mutter Moskau«.

Wassily Wassiljewitsch Kandinsky, einer der leidenschaftlichsten Exponenten der modernen Kunst, wird am 4. Dezember 1866 in Moskau geboren. Sein Vater Wassily ist ein wohlhabender Teekaufmann, seine Mutter Lidia von adliger Abstammung. Die Familie des Vaters stammt aus dem Grenzgebiet zur Mongolei und zur Mandschurei, während die Mutter gebürtige Moskowiterin ist. Seine frühen Kindheitsjahre verbringt Kandinsky in der förderlichen Umgebung einer gutsituierten, kultivierten Familie mit einer ausgeprägten Neigung zur Kunst und Musik. Die Eltern lesen dem kleinen Wassily russische und deutsche Volksmärchen vor und lassen ihn im Klavier- und Cellospiel unterrichten. 1869 darf er sie auf eine Italienreise begleiten, die bei ihm einen bleibenden Eindruck hinterlassen wird. Eine ebenso wichtige Rolle in dieser Zeit spielt seine Tante mütterlicherseits, Elisaveta, der die geistige und kulturelle Entwicklung des Neffen ganz besonders am Herzen liegt. Doch neben all diesen zweifellos wichtigen Einflüssen besitzt der kleine Kandinsky aber schon jetzt eine außergewöhnliche Gabe: Er kann Bilder, die ihn in Museen besonders ansprechen, zu Hause aus dem Gedächtnis malen und verfügt über ein erstaunliches Farbempfinden. Nach dem Umzug nach Odessa im Jahre 1871 und der Scheidung der Eltern – über deren seelische Auswirkungen auf den Knaben nichts Näheres bekannt ist – besucht Kandinsky mit Erfolg das Gymnasium.

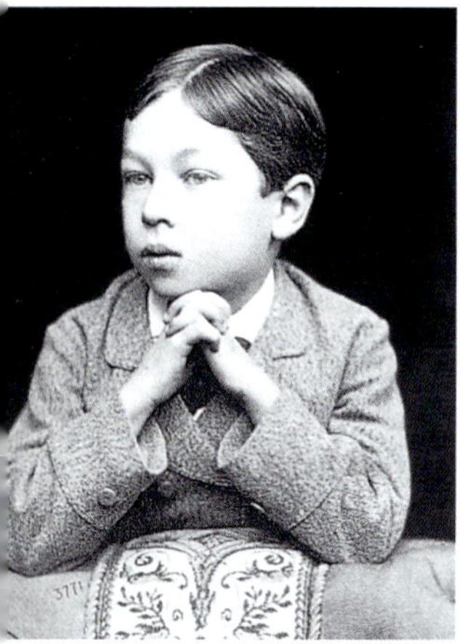

Wassily Kandinsky im Alter von acht Jahren, 1874 in Odessa von dem Fotografen Yavorovsky porträtiert (Paris, Centre Georges Pompidou).

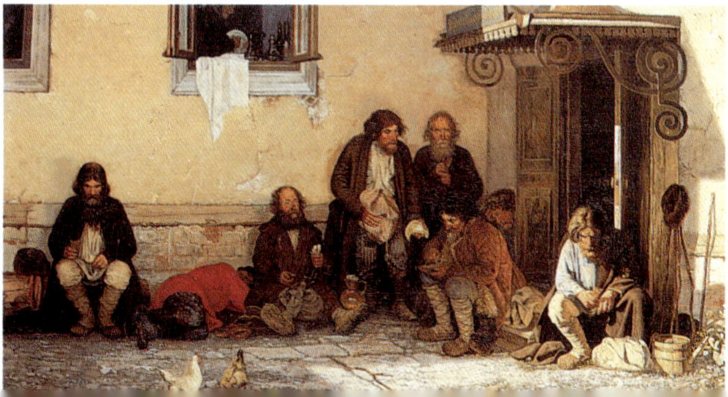

Grigori Miasoedow, *Das Mittagsmahl des Zemstvo (Der Landtag speist)*, 1872, Moskau, Staatliche Tretjakow-Galerie. Der Künstler war Mitglied der »Genossenschaft für Wanderausstellungen«, die sich der Darstellung des »realen Lebens« verschrieben hatte.

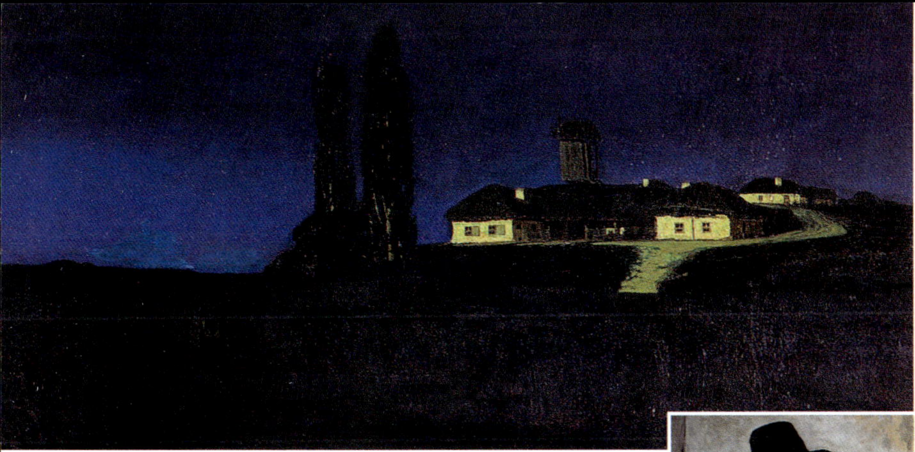

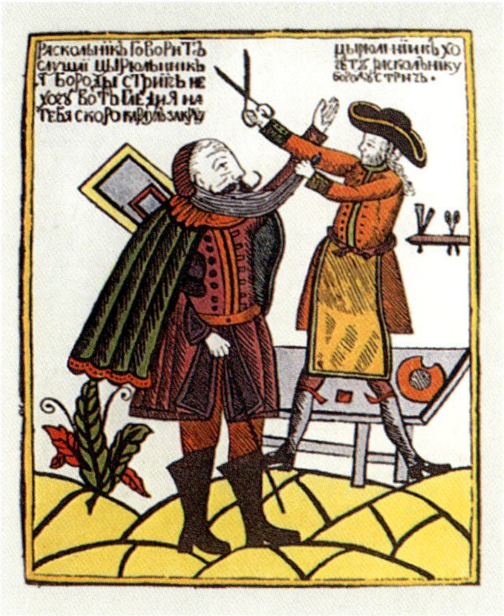

▲ Archip Kuindzi, *Ukrainische Nacht,* 1876, Moskau, Staatliche Tretjakow-Galerie. Auch Kuindzi gehörte zu den »Wanderern«. Er näherte sich als einer der ersten russischen Maler dem Symbolismus an.

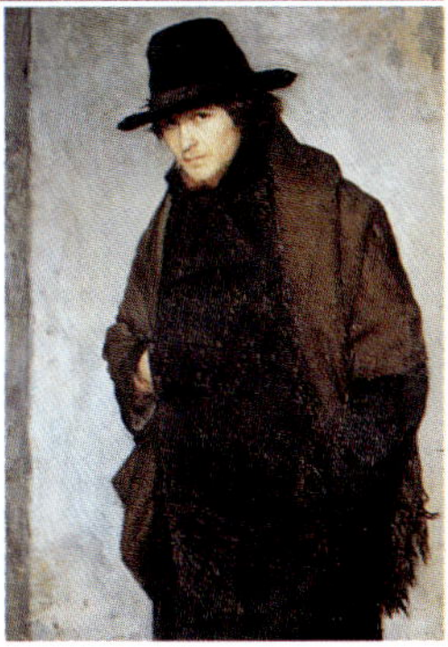

▲ Nikolai Jaroschenko, *Der Student,* 1881, Moskau, Staatl. Tretjakow-Galerie. Ein moderner Held, der seinen Idealen folgt.

▼ Kandinsky (?), *Odessaer Hafen I,* um 1898, Verbleib unbekannt.

▲ *Der Barbier schneidet den Bart eines Schismatikers ab,* volkstümlicher Druck des 18. Jahrhunderts, St. Petersburg, Bibliothek Saltikow-Schedrin. Das Bild ist das berühmteste Beispiel der prozaristischen Propaganda dieser Zeit: Der Bart wurde als »überflüssiges Beiwerk« betrachtet und galt als Symbol der Gegner des Zaren.

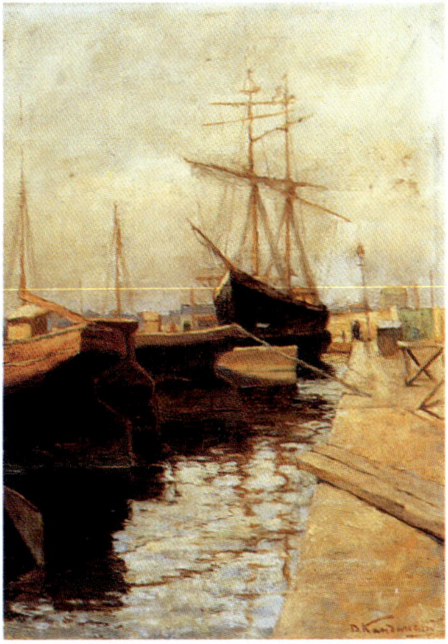

Odessa, Königin des Schwarzen Meers

Odessa, in der Antike eine griechische Kolonie, ist heute ein wichtiges Wirtschaftszentrum der Ukraine und reich an bedeutenden Architekturdenkmälern. Berühmt ist vor allem die Potemkin-Freitreppe, die zum Hafen führt.

1866–1899

Die Entdeckung der Realität

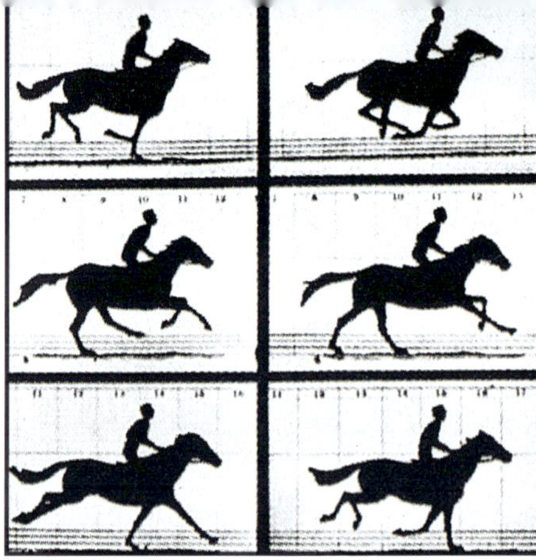

Die Jahre, in denen Kandinsky heranwächst und die geheimnisvolle Welt der Kunst erkundet, sind reich an politischen Ereignissen. 1861 wird in Rußland die Leibeigenschaft abgeschafft. Es kommt zu tiefgreifenden Reformen in Verwaltung und Gerichtswesen. Doch 1881 wird Zar Alexander II. ermordet, und dessen Nachfolger Alexander III. kehrt zu einer absolutistischen Repressionspolitik zurück. Gleichzeitig findet in ganz Europa eine Umwälzung des gesellschaftlichen und sozialen Gefüges statt; das Proletariat gewinnt an Einfluß. In Frankreich sorgen die Impressionisten für eine epochale Stilwende, während sich italienische Künstlergruppen wie die »Scapigliati« oder die »Macchiaioli« einem realistischen Malstil verschreiben. Unterdessen hat die Arts & Crafts-Bewegung in Großbritannien eine Wiederbelebung der traditionellen Handwerkstechniken erreicht. Ihr ist nicht nur eine Rückbesinnung auf das Kunsthandwerk zu verdanken, sondern auch die Verbreitung einer Gebrauchskunst von hohem ästhetischem Wert. In dieser Zeit entwickelt sich die Poetik des Realismus mit ihren programmatischen, umfassenden Konzeptionen. Immer stärker wird das Bestreben spürbar, die Kunst von akademischen Konventionen zu befreien.

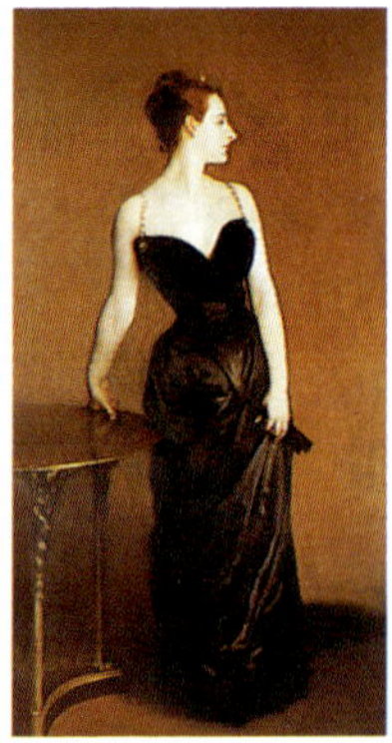

▲ John Singer Sargent, *Madame Gathereau,* 1883, Privatsammlung. Eleganz hieß das Gebot der Stunde – auch für diese verführerische Dame der High Society.

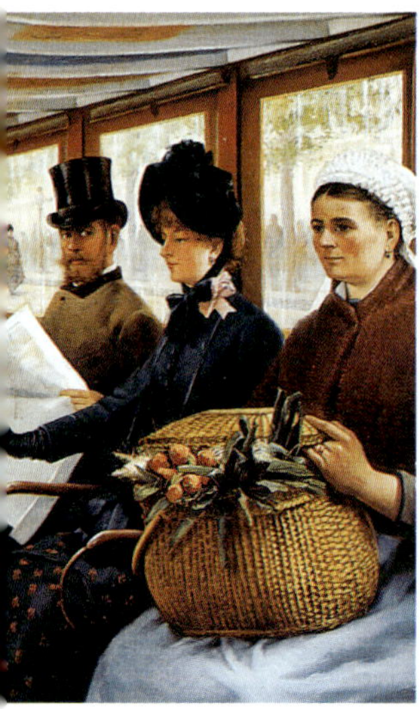

◀ Maurice Delondre, *Im Omnibus,* Ausschnitt, um 1880, Paris, Musée Carnavalet. Im Brennpunkt steht hier die Charakterisierung der sozialen Schichten: eine Bürgerliche neben einer Frau aus dem Volk. Das Gemälde aus den achtziger Jahren des 19. Jahrhunderts stellt mit einer gewissen Ironie die sozialen Gegensätze in der Pariser Gesellschaft dar.

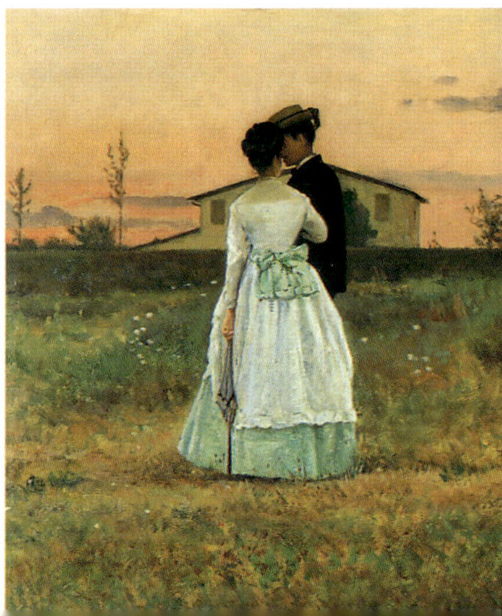

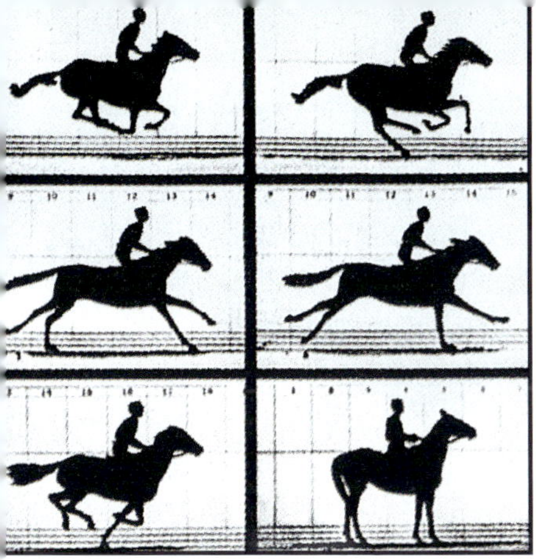

Eadweard Muybridge, *Pferd in Bewegung,* 1878. In der zweiten Hälfte des 19. Jahrhunderts hatte die Fotografie bereits einen hohen technischen Stand erreicht. Ehrgeizig verlegte man sich nun darauf, Bewegungen in Einzelbilder aufzulösen.

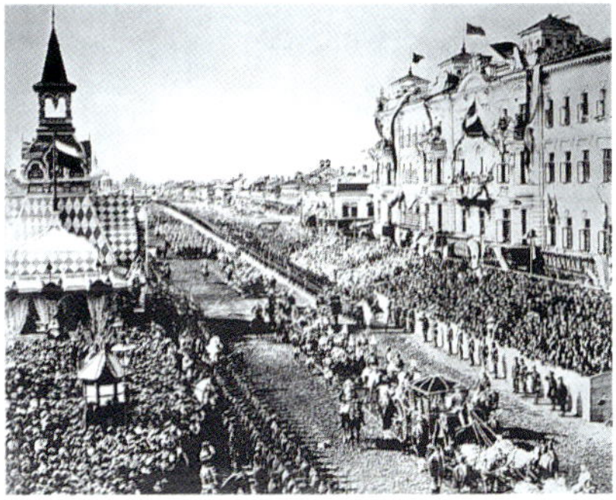

Am 26. Juni 1894 wurde Nikolaus II. in einer pompösen öffentlichen Zeremonie zum Zaren ausgerufen.

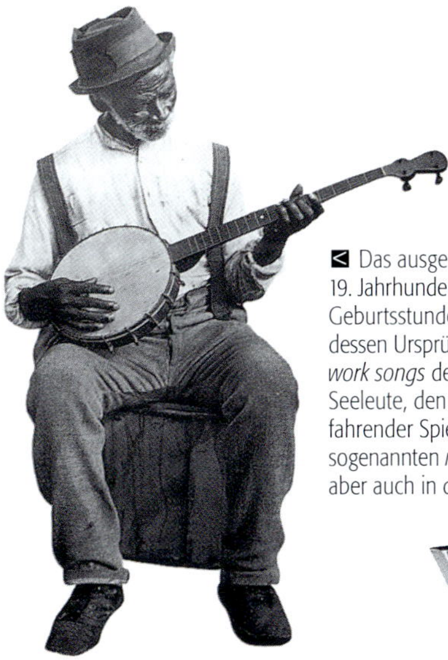

Das ausgehende 19. Jahrhundert war die Geburtsstunde des Jazz, dessen Ursprünge in den *work songs* der farbigen Seeleute, den Liedern fahrender Spielleute, der sogenannten *minstrels,* aber auch in der geistlichen Gospelmusik zu finden sind. Zu dieser Zeit lebten Tausende von afrikanischen Einwanderern in den Vereinigten Staaten.

Silvestro Lega, *Die Verlobten,* 1869, Mailand, Museo della Scienza e della Tecnica. Lega war einer der herausragenden Künstler aus der Gruppe der »Macchiaioli«.

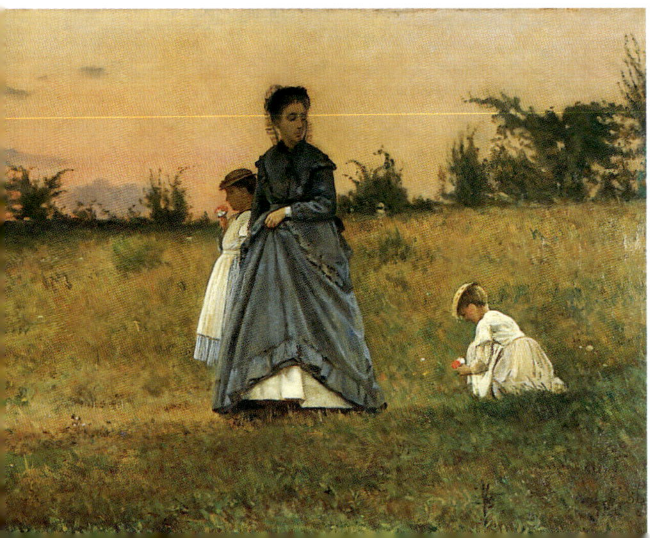

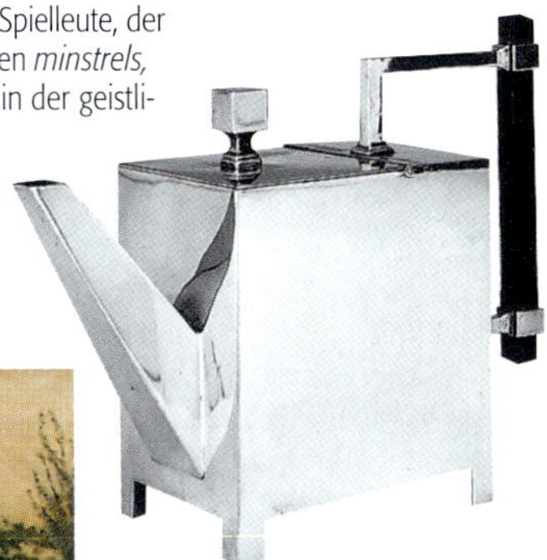

Formgebung und Gestaltung des Kunsthandwerks waren damals auf sehr hohem Niveau: hier eine Teekanne (Metall, versilbert) des englischen Entwerfers Christopher Dresser (um 1878/79, London, British Museum).

Ein wissensdurstiger Student

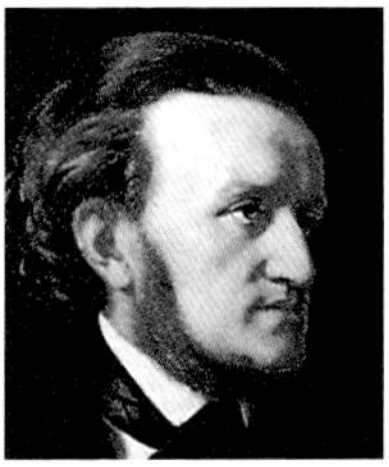

▲ Richard Wagner (1813–1883) gehört zu den Komponisten, die den jungen Kandinsky am stärksten beeindruckten. Sein unermüdliches Streben nach dem Gesamtkunstwerk, der Einheit von Klang und Farbe, machte ihn für Kandinsky zu einem leuchtenden Vorbild.

Die Liebe zu seiner Heimatstadt bringt Kandinsky 1885 nach Moskau zurück, wo er sich an der juristischen Fakultät einschreibt. Zusammen mit seinem Vater besichtigt er zahlreiche Kirchen, und dieser ist es auch, der dem Sohn den außerordentlichen historischen und ethischen Wert des russischen Kulturerbes nahebringt. Während seiner Moskauer Studienzeit ist Kandinsky ganz und gar durchdrungen von ehrlicher Wißbegier. So bemerkt er 1913 in seiner Schrift *Rückblicke:* »Das römische Recht (das mich durch die ... hochraffinierte ›Konstruktion‹ bezauberte) ..., das Kriminalrecht ..., die Geschichte des russischen Rechtes und das Bauernrecht ..., die diese Wissenschaft berührende Ethnographie (von der ich mir anfänglich die Seele des Volkes versprach) nahmen mich in Anspruch und verhalfen mir zum abstrakten Denken.« In seinem Studium erbringt er so glänzende Leistungen, daß ihm 1889 ein Studienaufenthalt in der Region Wologda ermöglicht wird, wo er sich der Erforschung des ostfinnischen Volksstammes der Syrjänen widmen soll. Die Eindrücke von der Farbigkeit der einheimischen Trachten und der Bauernstuben wirken noch lange in ihm nach. Die »heftige Empfindung« und die herrlichen Häuser haben ihn gelehrt, sich im Bilde zu bewegen, »im Bild zu leben«.

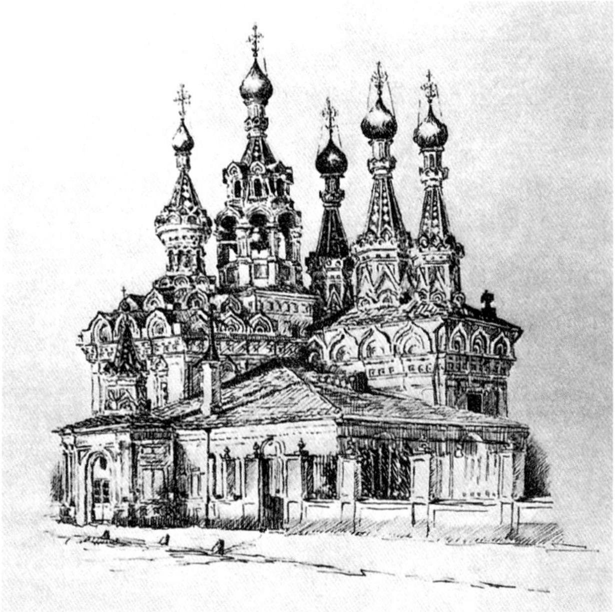

▶ Eine Zeichnung Kandinskys mit dem Motiv der Mariä-Geburt-Kirche in Moskau (1886, Paris, Centre Georges Pompidou, Schenkung Nina Kandinsky). Von seiner Heimatstadt trennte sich der Künstler erst wieder als Erwachsener.

▶ Léon Bakst, *Bildnis Alexander Benois,* 1914–15, Sammlung S. D. Lanzere. Hier zeigt sich ein revolutionär neuer Stil in der Darstellung des menschlichen Gesichts. Die Kunst hat das Stadium der bloßen Wiedergabe überschritten und »interpretiert« das Dargestellte nun durch eine skizzenhafte Reduktion auf die charakteristischen Züge des Gesichts.

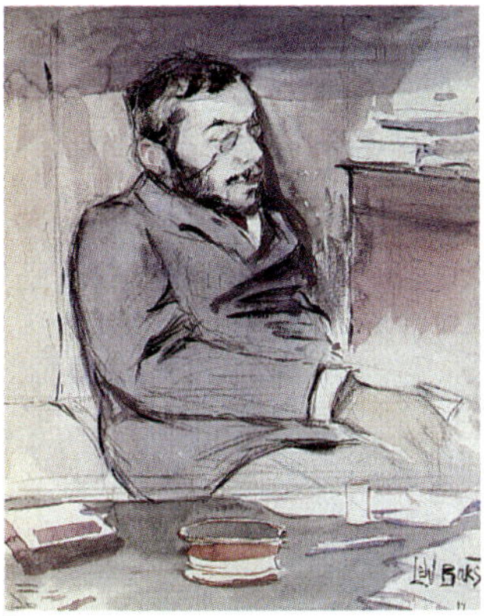

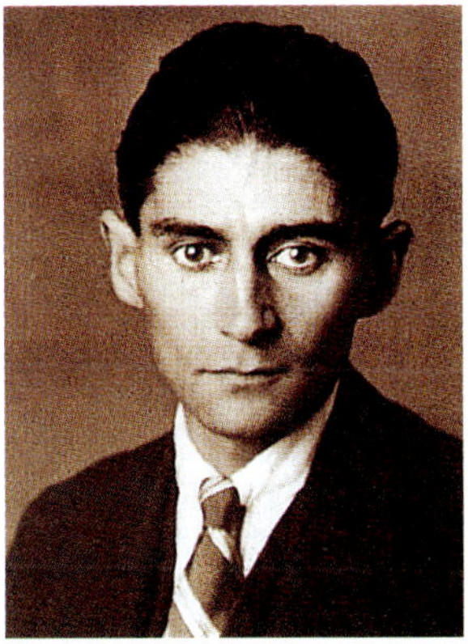

■ Rechts oben: Franz Kafka (1883–1924) übte mit seiner verstörenden Prosa einen nicht zu unterschätzenden Einfluß auf seine Zeitgenossen und die nachfolgenden Generationen aus. Der Gedanke einer physischen Mutation, wie sie in Kafkas Erzählung *Die Verwandlung* beschrieben wird, besaß auch für die Malerei der Avantgarde-Bewegungen eine starke Faszinationskraft.

Der neue Mensch des 20. Jahrhunderts

Was bereits um die Zeitenwende vom 18. zum 19. Jahrhundert begonnen hatte, setzt sich mit dem Eintritt ins 20. Jahrhundert fort: Ausgehend von den Prinzipien der Aufklärung und des Humanismus, vollendet der Mensch den allmählichen Prozeß der Bewußtwerdung seiner Individualität. Er besinnt sich auf seine Urteilskraft und die Fähigkeit zum kritischen Denken. Dieser »neue Mensch« aber ist zugleich sehr verletzlich, denn um innere Gewißheit zu erlangen, muß er zunächst Zweifel ertragen. Die Krise des Fin de siècle bringt ungelöste Probleme ans Licht, da die Realität auf die Frage nach dem Sinn des Lebens keine Antwort bereithält. Der neue Mensch erforscht sein Unterbewußtes, flüchtig und voller Widersprüche, das später zu einem Lieblingsobjekt der Psychoanalyse wird.

Der Rote Platz

Der Rote Platz in Moskau, einer der größten und heterogensten Plätze der Welt, wird vom riesigen Gebäudekomplex des Kreml beherrscht, der schon immer ein Zentrum politischer und religiöser Macht war. Der Name rührt vom roten Backstein der Mauern vieler Gebäude her, die den Platz umgeben.

▼ Bildnis des jungen Kandinsky als Student um 1885 (Fotografie von V. Dimo, Paris, Centre Georges Pompidou).

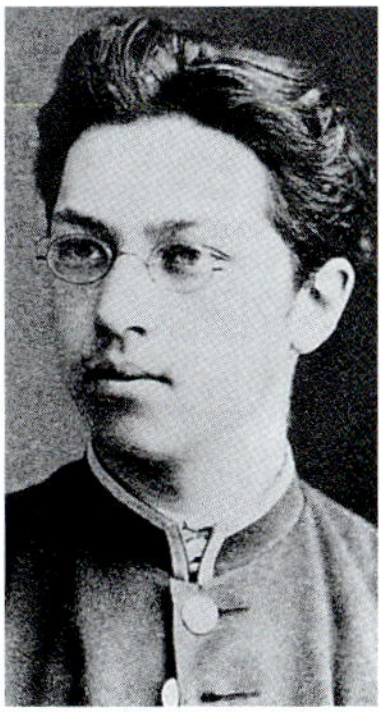

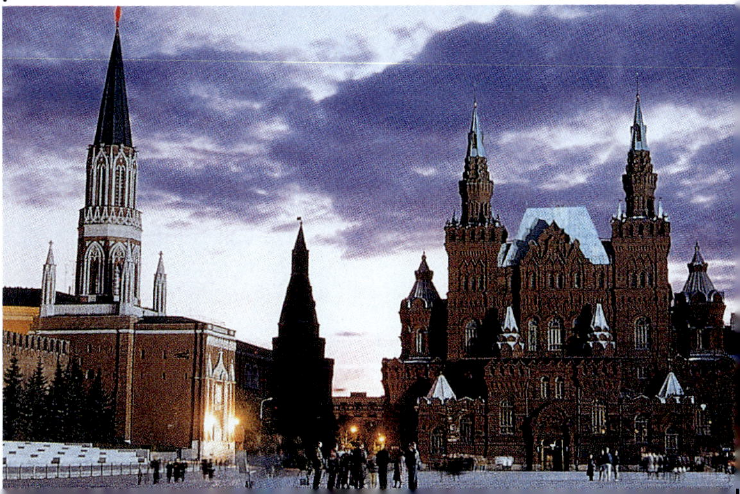

1866–1899

Ende eines Jahrhunderts

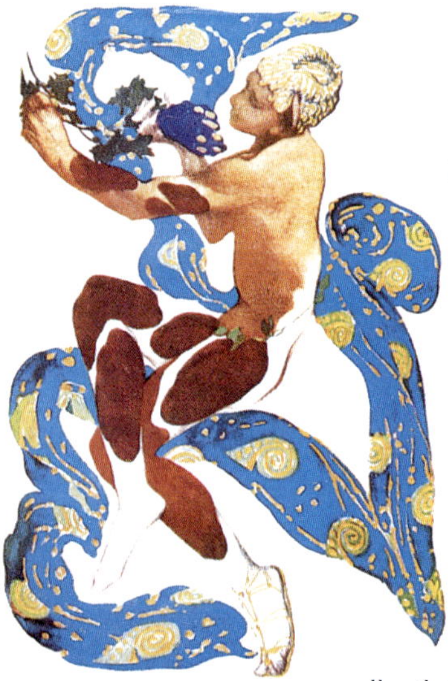

Léon Bakst, *Vaclav Nijinskij in der Rolle des Fauns in Claude Debussys ›Prélude à l'après-midi d'un faune‹*. Bakst und Debussy gehörten zu den innovativsten Künstlern der Jahrhundertwende.

Im ausgehenden 19. Jahrhundert erleben Musik und Theater eine außergewöhnliche Blütezeit. Sie umfaßt sowohl traditionelle Richtungen als auch avantgardistische Strömungen, zu denen etwa Komponisten wie Claude Debussy, Richard Wagner, Modest Mussorgski und Arnold Schönberg zählen. Daneben sind es zahlreiche Maler und Bildhauer, die die bildende Kunst zu neuen Ufern führen. Auch die Architektur steht nicht zurück – ja, wie selten in der Geschichte der menschlichen Zivilisation ist sie Spiegel einer industriellen und gesellschaftlichen Entwicklung enormen Ausmaßes. Überall auf der Welt kommen neue Materialien und Konstruktionsprinzipien zur Anwendung, Metallstrukturen treten ihren Siegeszug an, Bauformen von gewagter Statik setzen sich durch, und allenthalben stellen unerhörte Neuerungen jahrhundertealte Methoden in Frage. In rasanter Geschwindigkeit werden auf dem Gebiet der Wissenschaft aufsehenerregende Ergebnisse präsentiert. Nicht von ungefähr gibt der wissenschaftliche Fortschritt auch der Kunst einen wichtigen Anstoß: Seine Methode, der Positivismus, der sich der Erforschung der Gesetzmäßigkeiten hinter den Naturerscheinungen verschrieben hat, kann Künstlern gleichermaßen den Weg weisen, das Wesen der Dinge hinter dem äußeren Schein zu ergründen.

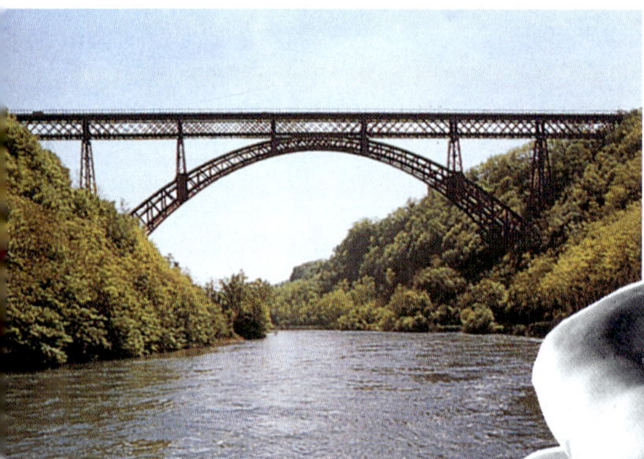

Die Brücke von Paderno (1887–1889) von William Roethlisberger.

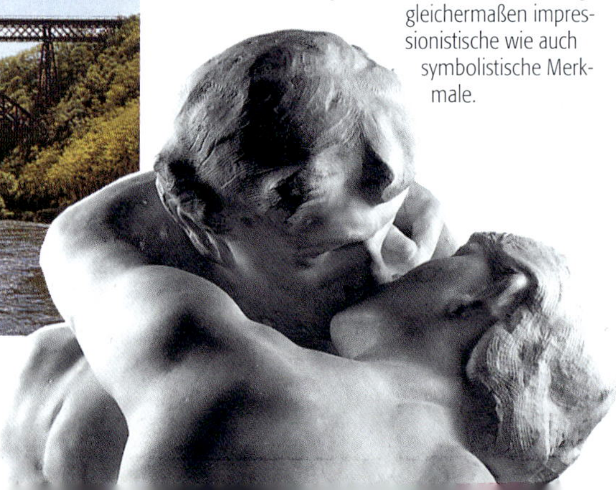

Auguste Rodin, *Der Kuß*, 1888, Paris, Musée Rodin. Rodins Stil zeigt gleichermaßen impressionistische wie auch symbolistische Merkmale.

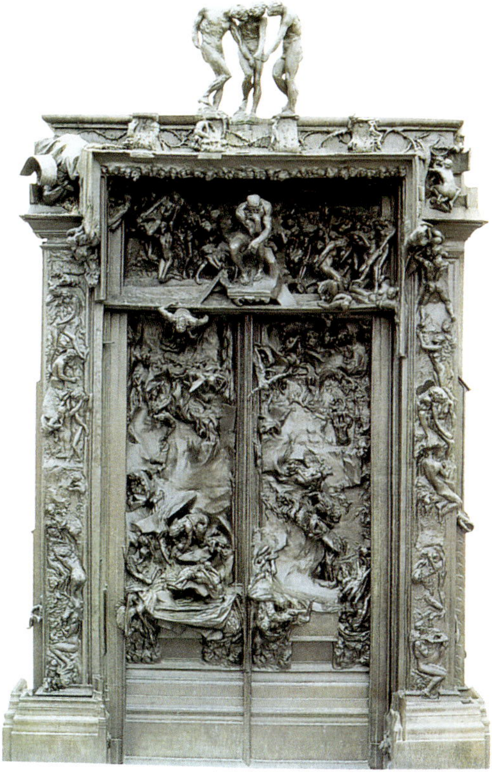

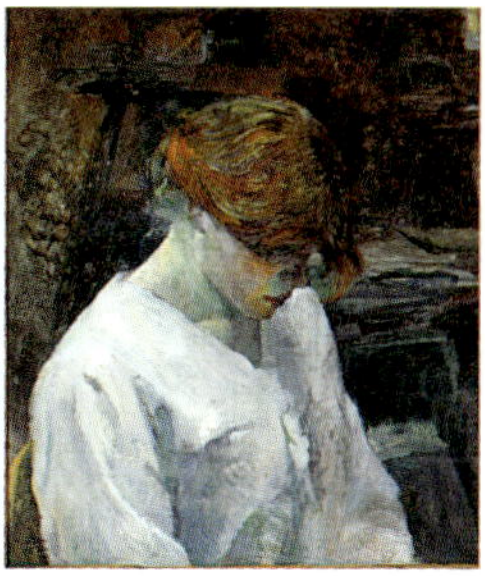

▲ Henri de Toulouse-Lautrec, *Rothaarige mit weißem Leibchen,* 1889, Privatsammlung. Toulouse-Lautrec, der dem Kreis der Impressionisten verbunden war, zeigt hier einen völlig neuen, nicht dem herkömmlichen Ideal entsprechenden Frauentypus.

▲ Auguste Rodin, *Das Höllentor,* 1880–1917, Paris, Musée Rodin. Rodin gilt als der bedeutendste Bildhauer der französischen Moderne des ausgehenden 19. Jahrhunderts.

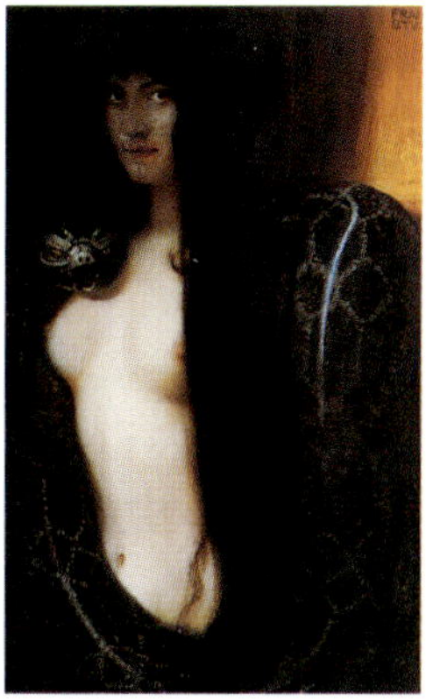

▲ Franz von Stuck, *Die Sünde,* 1893, München, Neue Pinakothek. Der angesehene Maler und Bildhauer war ein Mitbegründer der Münchner Sezession. Mit diesem für das Frauenbild des Fin de siècle typischen Werk hatte der Maler enormen Erfolg, er schuf zahlreiche Fassungen des Motivs der »Femme fatale«.

▼ Die 1886–1894 von Barry und Jones erbaute Tower Bridge, eine Zugbrücke über die Themse.

▶ Die 1886 errichtete Freiheitsstatue, das Wahrzeichen der Vereinigten Staaten.

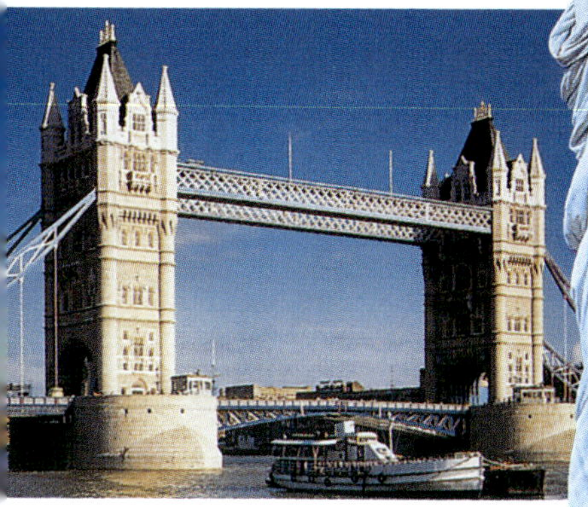

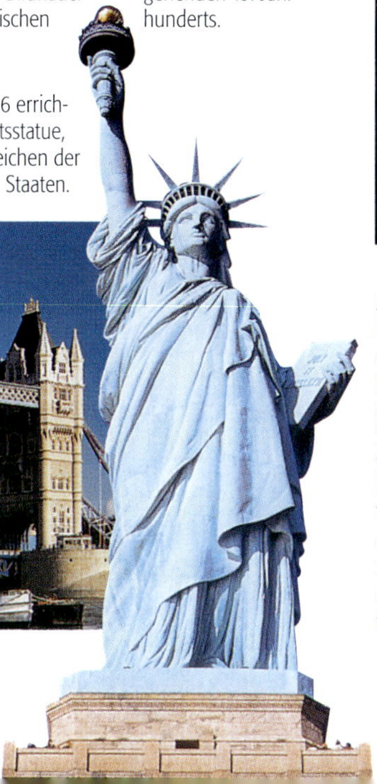

Am Scheideweg

Immer stärker tritt Kandinskys künstlerische Neigung zutage. 1889 unternimmt er eine Reise nach Paris, gefolgt von einer zweiten im Jahr 1892. Dank einer gewissenhaften Vorbereitung und eines unglaublichen fotografischen Gedächtnisses besteht er drei Jahre später mit Bravour sein Staatsexamen und wird als wissenschaftlicher Assistent der Fakultät eingestellt. Im selben Jahr vermählt er sich mit seiner Kusine Anja. Es ist keine Liebesheirat, sondern eher eine freundschaftliche Beziehung zu einer intelligenten und gebildeten Frau, die allerdings der kreativen Ader ihres Mannes wenig Beachtung schenkt. 1895 kehrt Kandinsky der Universitätslaufbahn den Rücken und übernimmt für kurze Zeit die künstlerische Leitung eines Moskauer Verlagshauses. Drei Schlüsselerlebnisse sind es, die ihn 1896 endgültig zur Kunst hinwenden. Zunächst erschüttert ihn beim Besuch einer Impressionisten-Ausstellung die scheinbare Materielosigkeit von Monets *Heuschober*-Serie. Dann erlebt er in einer Aufführung von Wagners *Lohengrin* am Bolschoi-Theater eine Synthese aus Klang und Farbe, wie sie ihm selbst immer vorgeschwebt hatte. Und schließlich macht die Entdeckung der Spaltbarkeit des Atoms sein Vertrauen in die unverrückbare Absolutheit des Gegenständlichen mit einem Schlag zunichte.

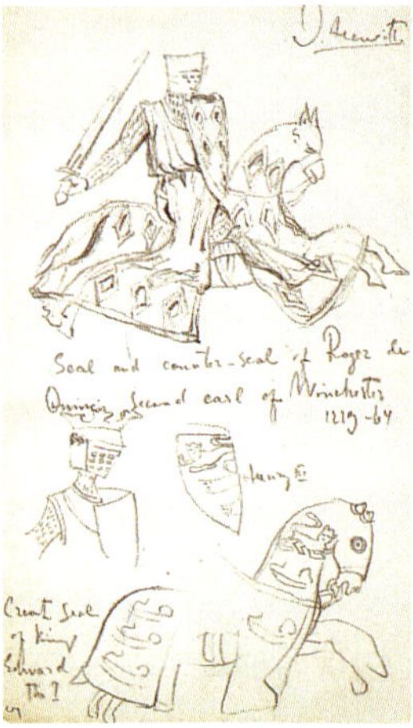

▲ Kandinsky, Studienblatt mit Rittermotiven aus dem Zeichenbuch 341, München, Städtische Galerie im Lenbachhaus. Präzision und außergewöhnlich scharfe Beobachtungsgabe zeigen sich auch in Kandinskys Zeichnungen.

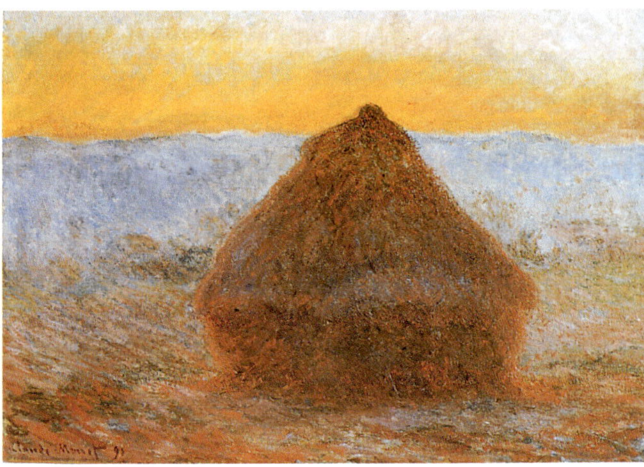

▶ Claude Monet, *Heuschober*, 1890–1891, Musée d'Orsay, Paris. Kandinsky faßte seine Faszination angesichts von Monets *Heuschober*-Serie in die folgenden Worte: »Die Malerei bekam eine märchenhafte Kraft und Pracht. Unbewußt war aber auch der Gegenstand als unvermeidliches Element des Bildes diskreditiert.«

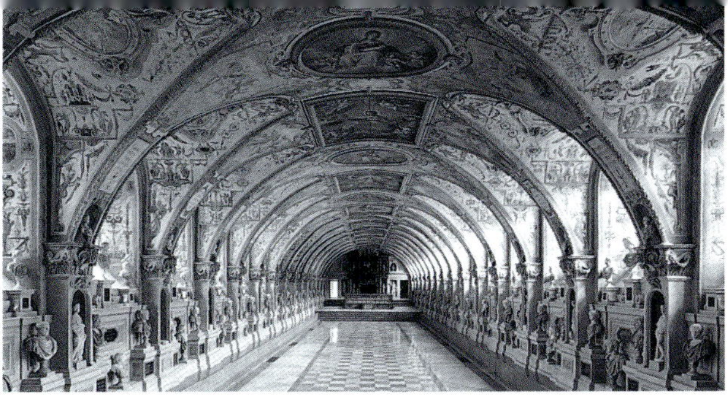

◀ Das Antiquarium der Münchner Residenz, dem ehemaligen Sitz der wittelsbachischen Herzöge. Hier wurde und wird die Sammlung römischer Kaiserporträts präsentiert.

▶ Rembrandt, *Das Gleichnis vom törichten Reichen,* 1627, Berlin, Staatliche Museen. Die vollendete Harmonie der Farbgebung in Rembrandts Werk erschloß Kandinsky »die unheimliche Kraft, die den Farben innewohnt«.

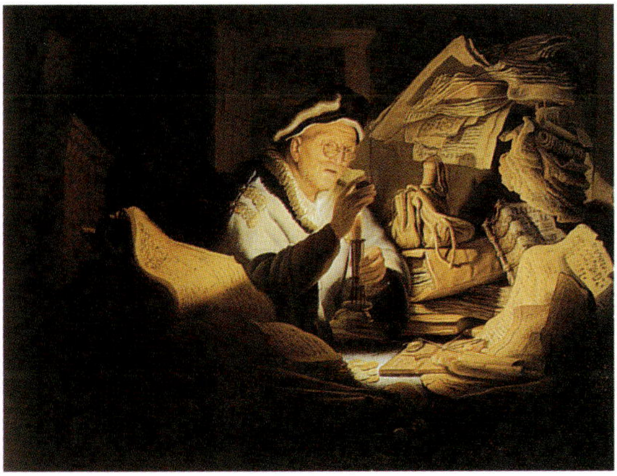

▼ Odilon Redon, *Druidin,* um 1893, New York, Woodner Family Collection. In diesem Werk ist Blau als symbolische Farbe von außerordentlich visionärer Kraft eingesetzt.

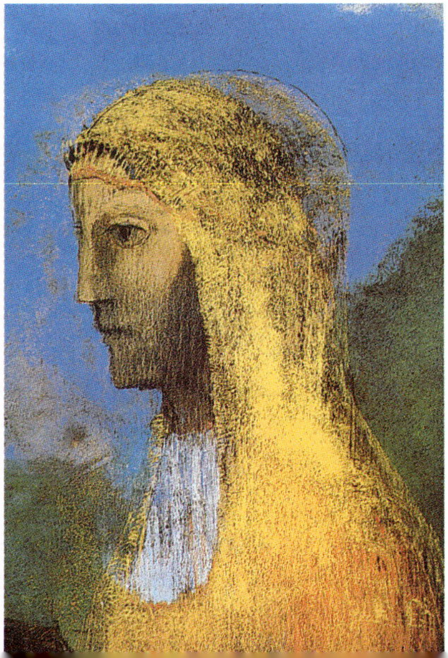

▶ Kandinsky, Plakat für die Firma Abrikosow, Farblithographie, 1897, Berlin, Staatliche Museen. Dieser Plakatentwurf in der Art des Jugendstils bleibt einzigartig in Kandinskys Gesamtwerk.

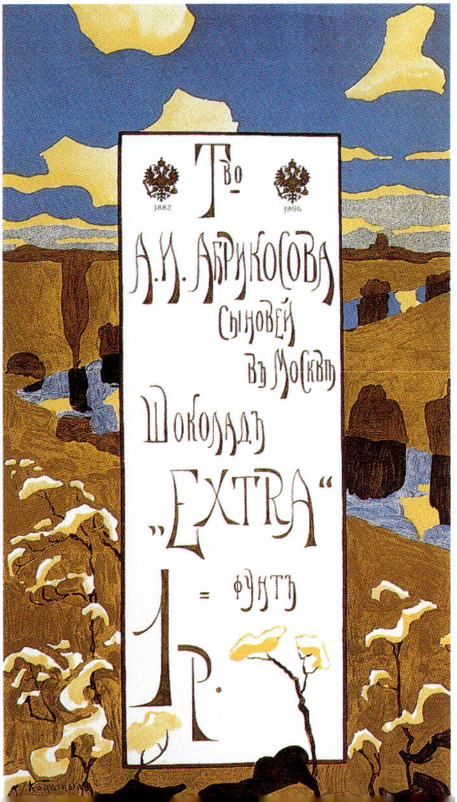

Parallelwelten

Das 19. Jahrhundert endet unruhig. In München, Wien und Berlin, drei der großen Kulturmetropolen Europas, sagen einzelne Künstlergruppen den Akademien offen den Kampf an. Diese sogenannten Sezessionen öffnen den Raum für künstlerische Alternativen der unterschiedlichsten Art. Der Symbolismus ist die beherrschende Strömung, in der Literatur ebenso wie in der bildenden Kunst. Nachdem die Phase des Realismus überwunden ist, macht sich der »neue Mensch« daran, jene Parallelwelt zur Realität, jene nichtkörperliche Dimension zu ergründen, die eine unerschöpfliche Vielzahl neuer Ausdrucksmöglichkeiten bereithält – eine Dimension, die dem Auge verborgen bleibt, die aber der menschliche Geist erfassen kann. Eine Schlüsselrolle kommt dabei der Philosophie und den Naturwissenschaften zu. Gerade im Bereich der Optik gewinnt man tiefe Einblicke in grundlegende physiologische Vorgänge des Sehprozesses. Darüber hinaus geben die Erkenntnisse der Farbenlehre den Malern wertvolle Anregungen. Neben den Symbolisten gewinnen auch die Pointillisten an Bedeutung, etwa der Franzose Georges Seurat oder der Italiener Giovanni Segantini.

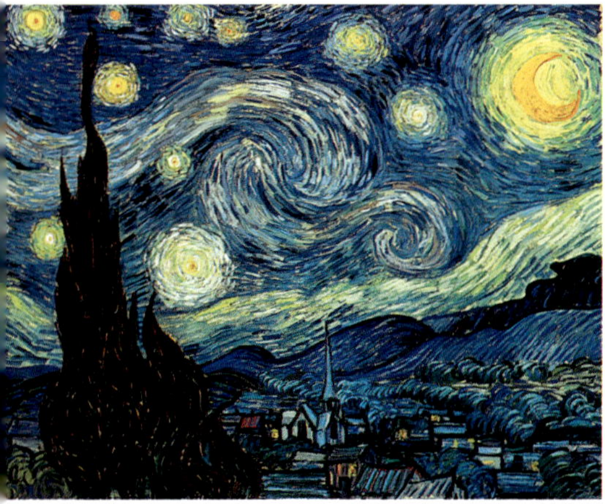

Vincent van Gogh, *Die Sternennacht,* 1889, New York, The Museum of Modern Art.

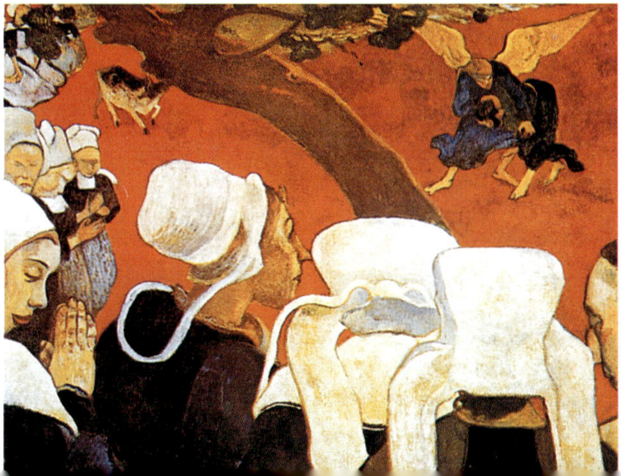

Paul Gauguin, *Vision nach der Predigt,* 1888, Edinburgh, National Gallery of Scotland. Gauguin stand dem Symbolismus nahe und eröffnete ihm ungeahnte Perspektiven. Er entwickelte die sogenannte synthetistische Formgebung und übte damit einen außerordentlichen Einfluß auf nachfolgende Künstlergenerationen aus.

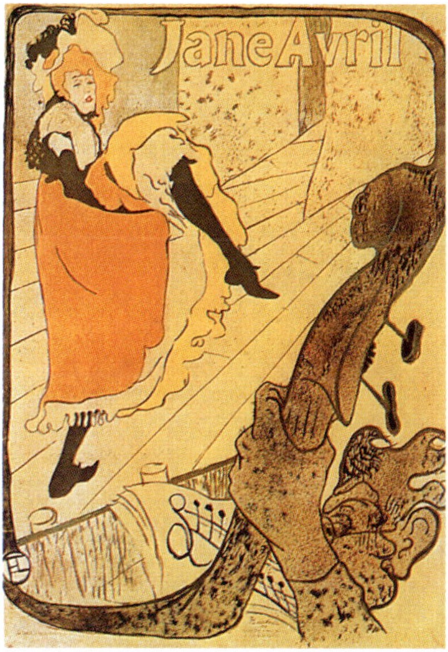

▲ Henri de Toulouse-Lautrec, *Jardin de Paris: Jane Avril,* Plakat, 1893.

Toulouse-Lautrec war ein Pionier auf dem Gebiet der Plakatkunst.

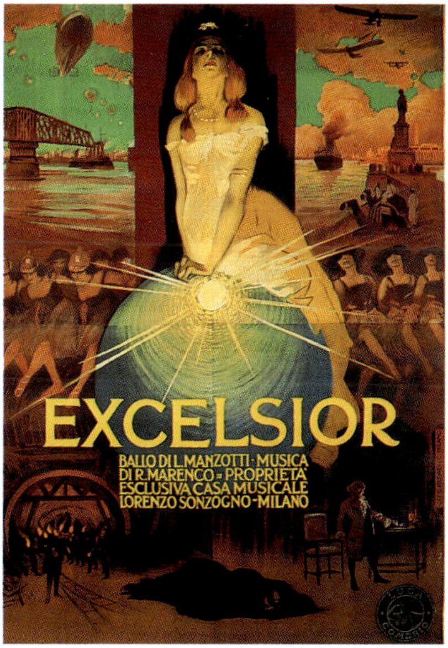

▲ *Ball »Excelsior«,* Plakat, 1880–90, Treviso, Museo Civico Luigi Bailo.

Dieser berühmte Ball fand am 31. Dezember 1899 in Paris statt.

▶ John Parry, *Träumereien eines Plakatanklebers,* 1855, London, Victoria and Albert Museum. Parallel zur Fotografie kam mit der Ausdehnung von Wirtschaft und Handel ab der Mitte des 19. Jahrhunderts auch der Werbung immer größere Bedeutung zu. Bereits während der ersten Hälfte des Jahrhunderts war man dazu übergegangen, öffentliche Bekanntmachungen oder Plakate auf städtischen Verkehrsmitteln oder Häuserwänden zu plazieren. Zunächst war allein der Text Träger der Botschaft, später kam auch das Bild hinzu. Möglichst große Lettern sollten als Blickfang dienen. Dieses Mitte des 19. Jahrhunderts entstandene Bild stellt ein Szenario dar, das binnen kürzester Zeit Realität werden sollte.

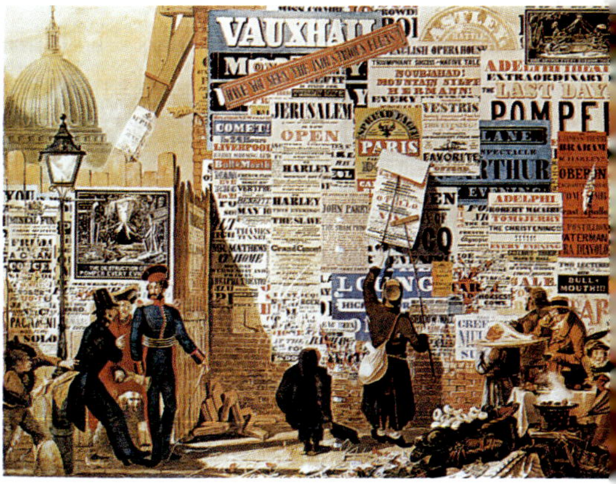

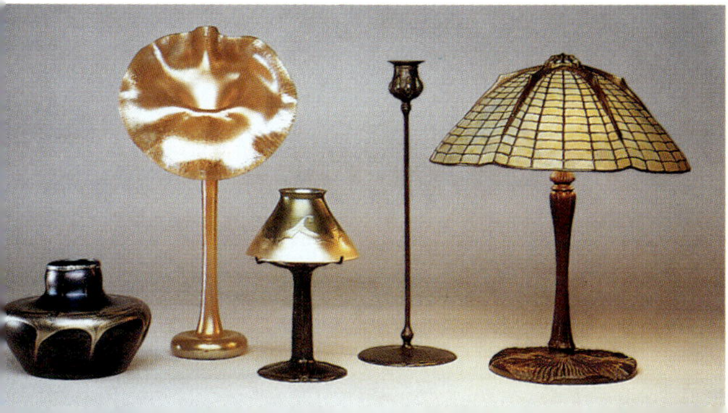

◀ Vasen und Lampen von Louis Comfort Tiffany, 1896–1906, London, British Museum. Der amerikanische Maler und Glaskünstler entwikkelte ein opalisierendes Fensterglas und das sogenannte Favrile-Glas.

1900–1907

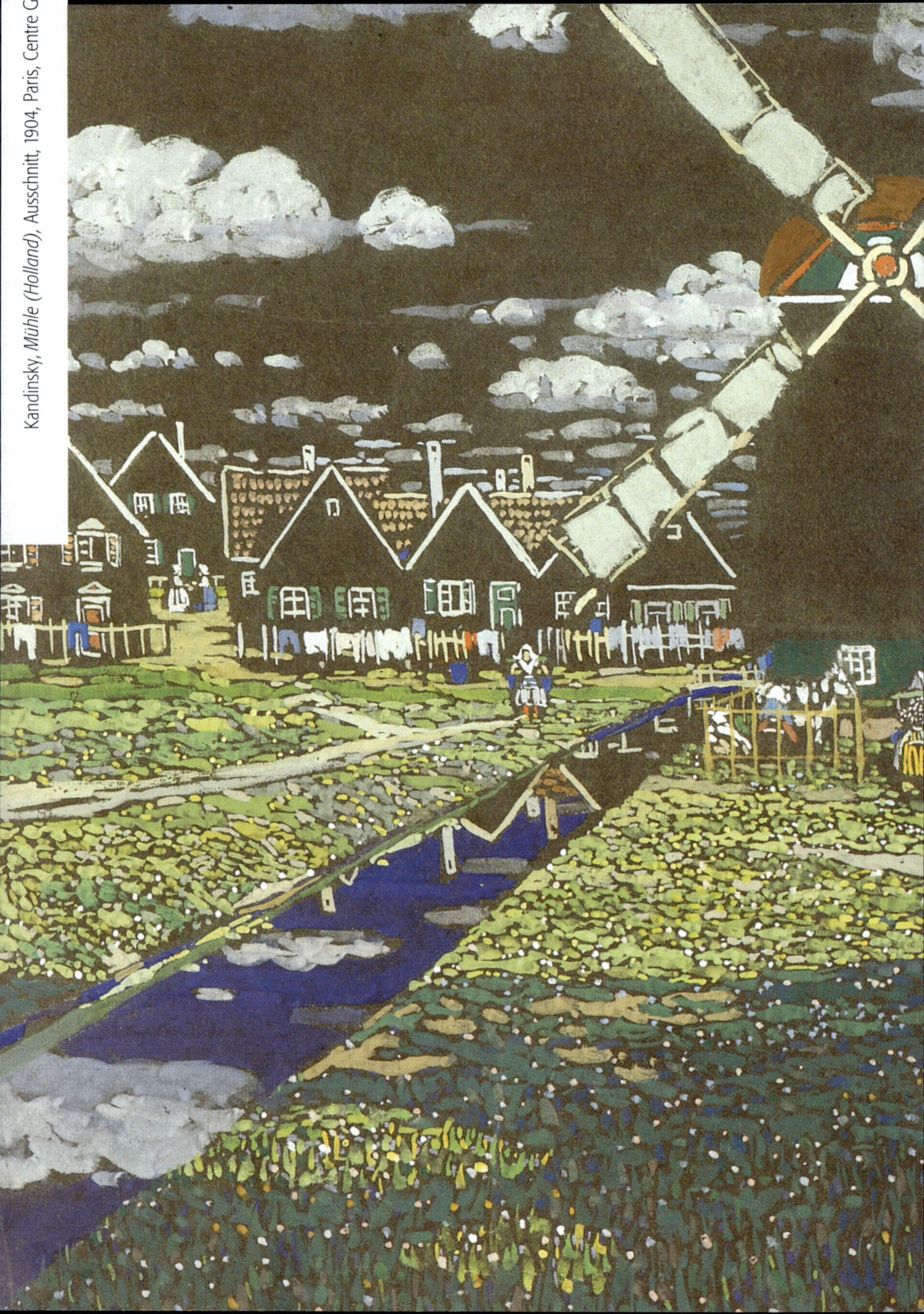

Kandinsky, *Mühle (Holland)*, Ausschnitt, 1904, Paris, Centre Georges Pompidou

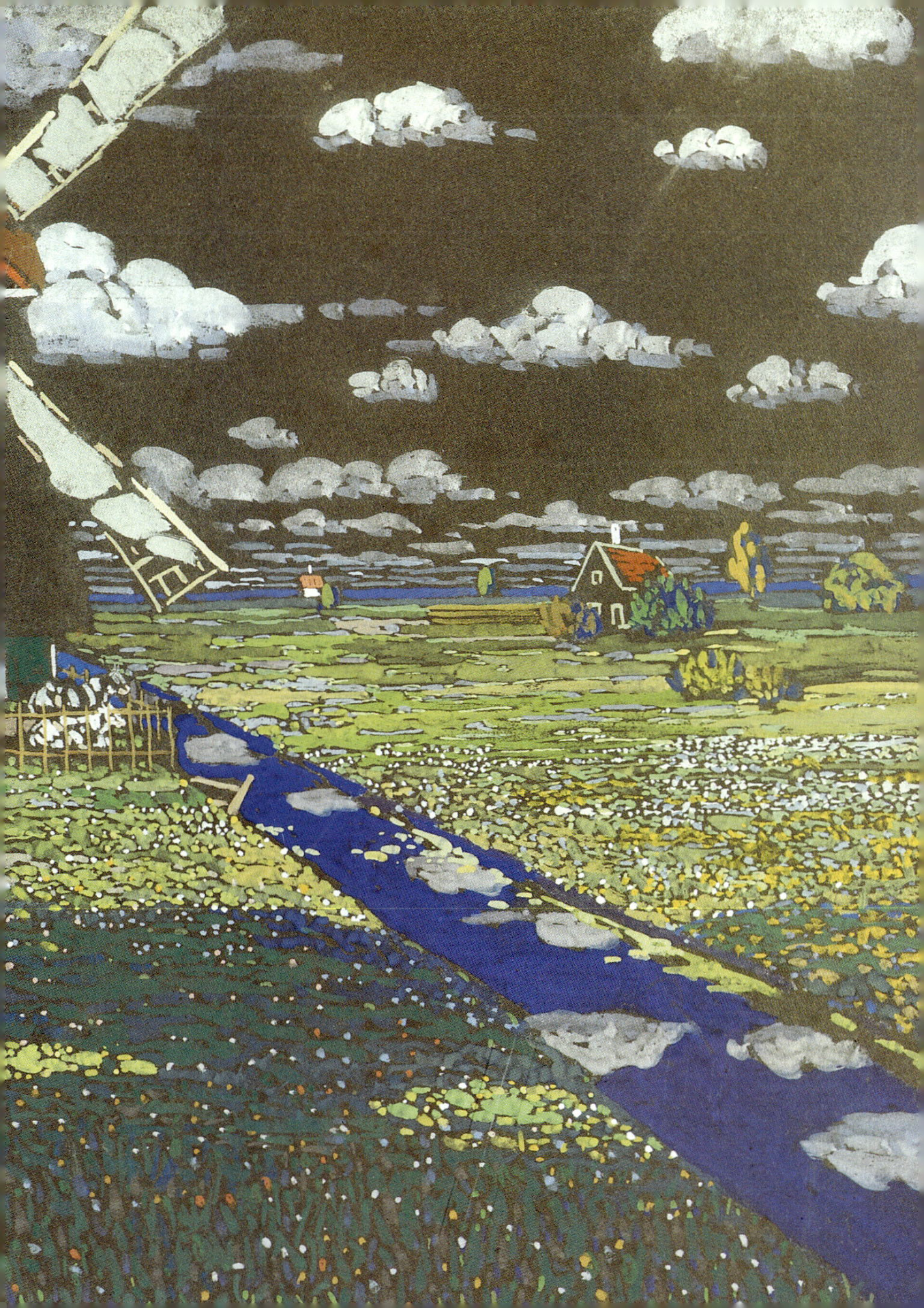

Ankunft in München

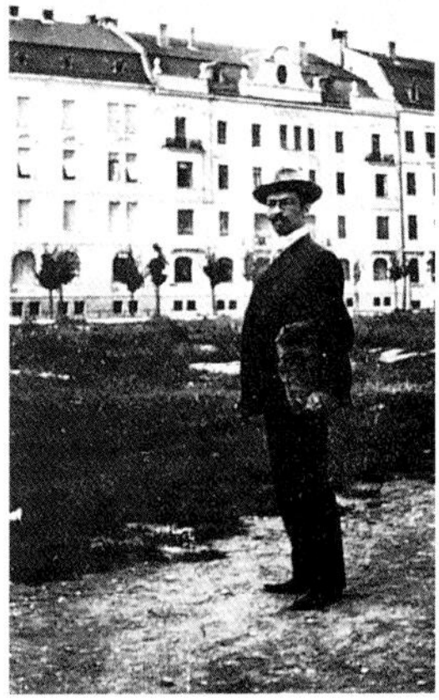

▲ Kandinsky während seiner Münchner Studienzeit (etwa nach 1890). Das Zeichnen nach dem Modell sagte ihm wenig zu, er billigte es aber als eine wirksame Methode. Kandinskys Leben und Arbeiten in München waren prägend für seine weitere künstlerische Entwicklung (Fotografie, Paris, Centre Georges Pompidou).

Mit Unterstützung des Vaters, der seine Wünsche respektiert, verläßt Kandinsky nicht ohne ein gewisses Widerstreben Moskau und bricht gemeinsam mit seiner Braut nach München auf. Wegen der traditionell guten kulturellen Beziehungen zwischen Rußland und Deutschland gibt er München den Vorzug vor Paris. Hinzu kommt, daß die lebendige Stadt an der Isar seit 1892 Schauplatz der ersten künstlerischen Sezession ist. In München angekommen, schreibt Kandinsky sich in die Malschule von Anton Ažbè ein, der ihn vor allem in den Methoden der Graphik unterweist. Darüber hinaus nimmt er Mal- und Zeichenstunden an der Akademie bei Franz von Stuck. Er lebt zusammen mit einer Gruppe befreundeter Maler im Künstlerviertel Schwabing. Im Rahmen der von ihm mitbegründeten Künstlervereinigung »Phalanx« veranstaltet er Ausstellungen mit Werken der neuen künstlerischen Strömungen, etwa von Claude Monet, Henri de Toulouse-Lautrec, Paul Signac, Félix Vallotton, Alfred Kubin, Lovis Corinth und Ignacio Zuloaga y Zabaleta. Der »Phalanx« ist auch eine Kunstschule angegliedert, in der Kandinsky mit Vorliebe Malstunden unter freiem Himmel abhält. 1904 löst sich die Vereinigung auf.

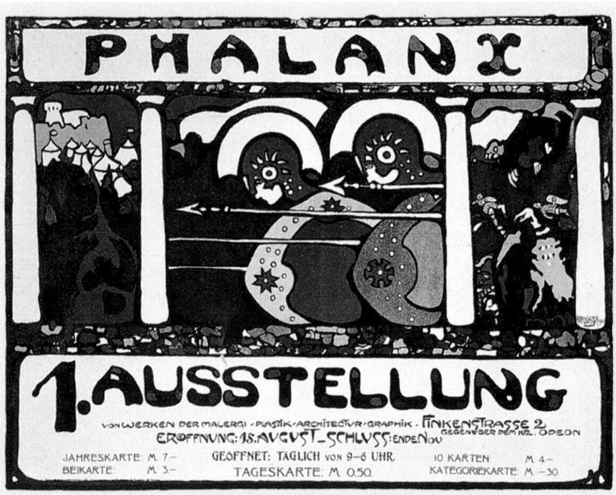
PHALANX
1. AUSSTELLUNG
VON WERKEN DER MALEREI · PLASTIK · ARCHITECTUR · GRAPHIK · FINKENSTRASSE 2
GEGENÜBER DEM KGL. ODEON
ERÖFFNUNG: 15. AUGUST – SCHLUSS: ENDE NOV
JAHRESKARTE: M. 7.–
BEIKARTE: M. 3.–
GEÖFFNET: TÄGLICH VON 9–6 UHR.
TAGESKARTE: M. 0.50.
10 KARTEN: M. 4.–
KATEGORIEKARTE: M. –.30

◀ Kandinsky entwarf dieses Plakat für die erste »Phalanx«-Ausstellung im Jahr 1901. Lanzen und Schilde sowie die Säulen als antikisierende Motive nehmen Bezug auf den Namen der Vereinigung. Die »Phalanx«, deren Vorsitzender er war, lehnte jeglichen realistischen Einschlag in der Kunst als überholt ab.

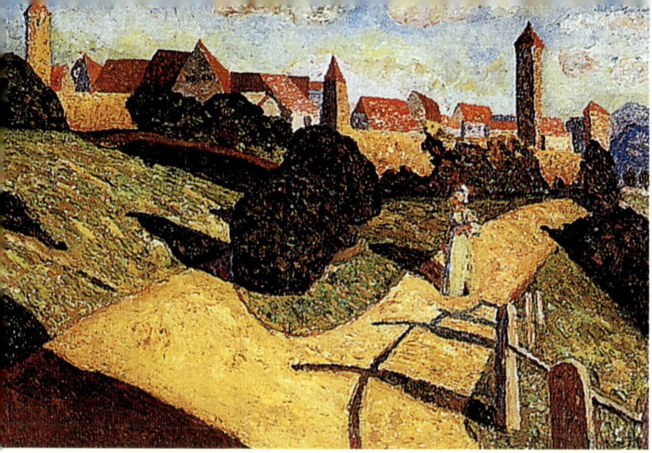

▲ Kandinsky, *Alte Stadt II,* 1902, Paris, Centre Georges Pompidou. Es handelt sich um eine sorgfältig ausgeführte Landschaftsmalerei und gehört somit zu Kandinskys Kategorie der »Bilder«; komponiert aus klar abgegrenzten Flächen in Komplementärfarben mit minimaler Formgebung.

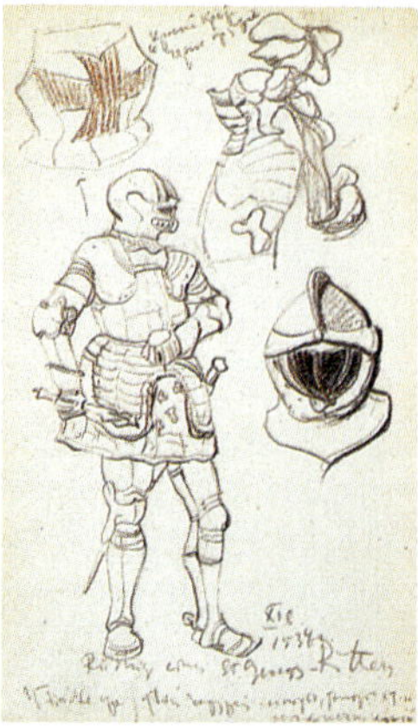

▶ Kandinsky, Studienblatt mit Rittermotiven aus dem Zeichenbuch 341, München, Städtische Galerie im Lenbachhaus.

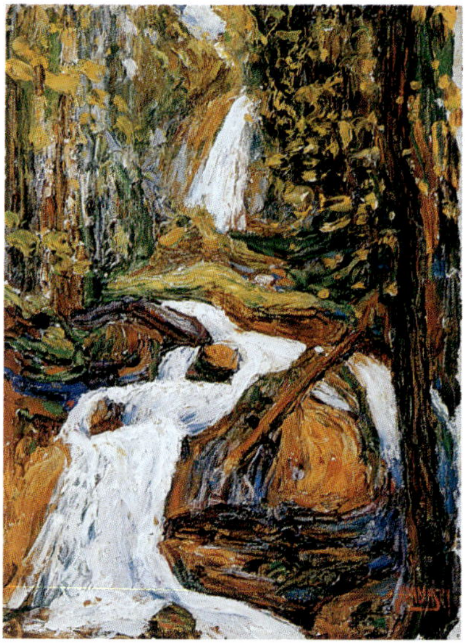

◀ Kandinsky, *Kochel – Wasserfall I,* um 1900, München, Städtische Galerie im Lenbachhaus. In diesem Gemälde zeigt sich deutlich der postimpressionistische Einfluß.

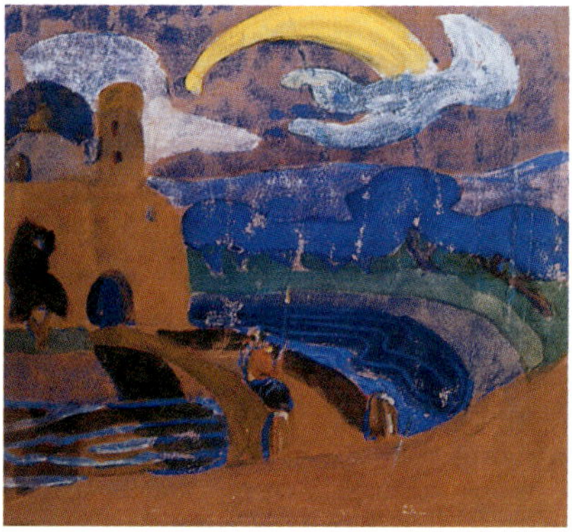

▲ Kandinsky, *Der Komet (Nächtlicher Reiter),* 1900, München, Städtische Galerie im Lenbachhaus. Das Gemälde spielt mit der Suggestivkraft eines Traumbilds.

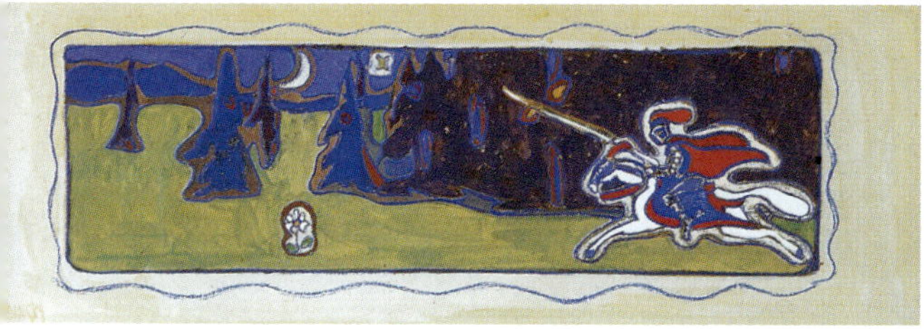

◀ Kandinsky, *Dämmerung,* 1901, München, Städtische Galerie im Lenbachhaus. Ein Ritter galoppiert auf seinem Streitroß durch die Nacht. Sein ganzes Leben lang hegte der Maler eine Vorliebe für solche Motive.

Am Ende einer Epoche

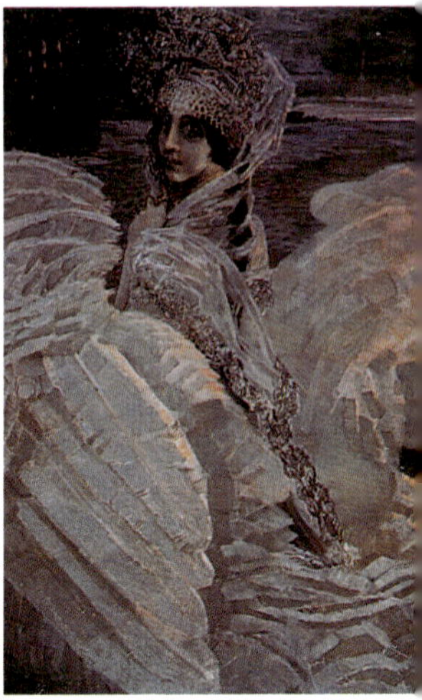

Während Kandinsky entscheidende Weichen für sein Leben stellt, findet auch in der politischen Welt ein Wandel statt. Edward VII. folgt seiner Mutter, Queen Viktoria, auf den englischen Thron, Theodore Roosevelt wird zum Präsidenten der Vereinigten Staaten gewählt, und in Italien übernimmt der Reformpolitiker Giovanni Giolitti die Regierung. Im Jahr 1900 wird erstmals der Davis-Cup ausgerichtet. 1901 ist das Jahr der Verleihung der ersten Nobelpreise für Physik, Chemie, Medizin, Literatur und für den Frieden. 1902 veröffentlicht Benedetto Croce seine ebenso berühmte wie umstrittene Schrift *Estetica*. Zahlreiche Meisterwerke der Literatur erscheinen: im Jahr 1901 zum Beispiel Thomas Manns *Die Buddenbrooks*, Jack Londons *Ruf der Wildnis*, Colettes *Claudine*-Romane sowie Antonio Fogazzaros *Der Heilige*, das allerdings sofort auf den Index gesetzt wird. Ähnlich wie bereits im 18. Jahrhundert erleben in der zweiten Hälfte des 19. Jahrhunderts Kunsthandwerk und Innenausstattung eine Blütezeit, begünstigt durch den Geschmack des Großbürgertums. In den Metropolen des Kontinents, nicht nur in den Hauptstädten, werden Gebrauchsgegenstände der unterschiedlichsten Stilrichtungen hergestellt und vertrieben.

▲ Michail Wrubel, *Die Schwanenprinzessin*, 1900, Moskau, Staatliche Tretjakow-Galerie. Der russische Maler stand dem Symbolismus nahe.

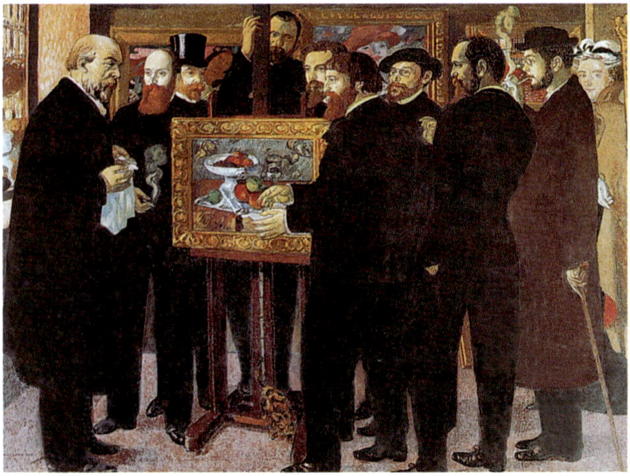

◄ Maurice Denis, *Huldigung an Cézanne*, 1900, Paris, Musée d'Orsay. Denis gehörte zu der Gruppe der »Nabis«, die von Paul Gauguins Werk inspiriert war. Sie folgte der Forderung Cézannes, die Natur nicht lediglich nachzubilden, sondern ihr inneres Wesen zu erfassen. Die Malerei der »Nabis« rückte das Farbempfinden in den Mittelpunkt, und nahm so bereits in Teilen Stilmerkmale der Avantgarde-Bewegungen vorweg.

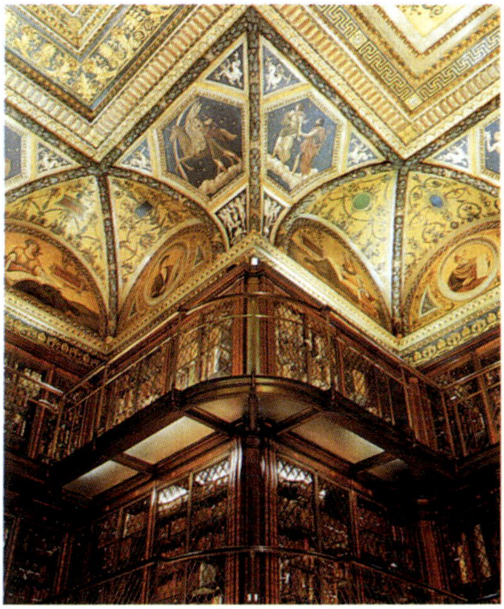

◀ Innenansicht der Pierpont Morgan Library in New York. Im späten 19. Jahrhundert setzte sich auch in den Vereinigten Staaten der Historismus durch. Das von 1903 bis 1906 errichtete Gebäude wurde im Inneren im Stil der italienischen Hochrenaissance ausgestattet.

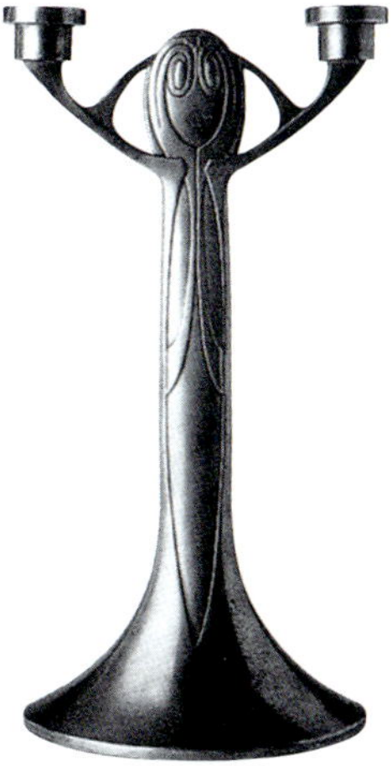

▶ Ejnar Nielsen, Kandelaber aus Hartzinn und Gußeisen, 1901–02, London, British Museum. Jugendstil par excellence.

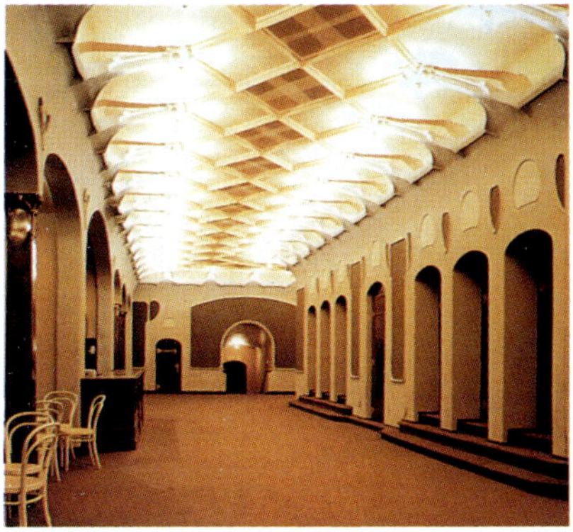

◀ Ein Zeugnis des Jugendstils in der Münchner Architektur bietet diese Innenansicht der Kammerspiele, die 1900 bis 1901 von Max Littmann errichtet und von Richard Riemerschmid ausgestattet wurden.

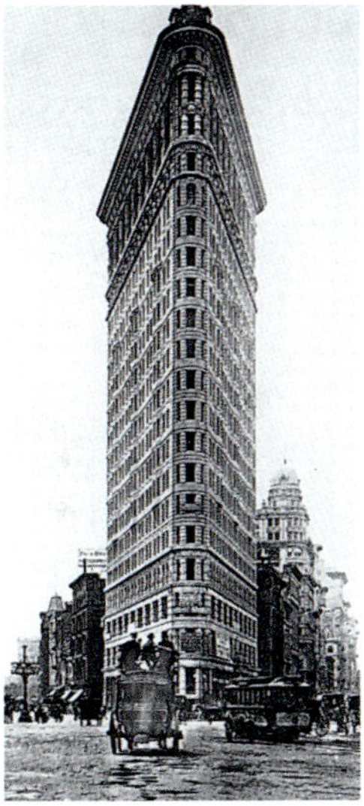

▶ Das Flat Iron Building in New York (1902), errichtet an einem der wichtigsten Verkehrsknotenpunkte des pulsierenden Stadtteils Manhattan, ist der älteste Wolkenkratzer der Metropole. Das leichte, dynamische Metallgerüst zeugt von der Effizienz der neuen Ideen.

▼ Die Creole Jazz Band von Joe »King« Oliver. Der Jazz mit seinen synkopischen »Disharmonien« hatte sich in Amerika endgültig durchgesetzt.

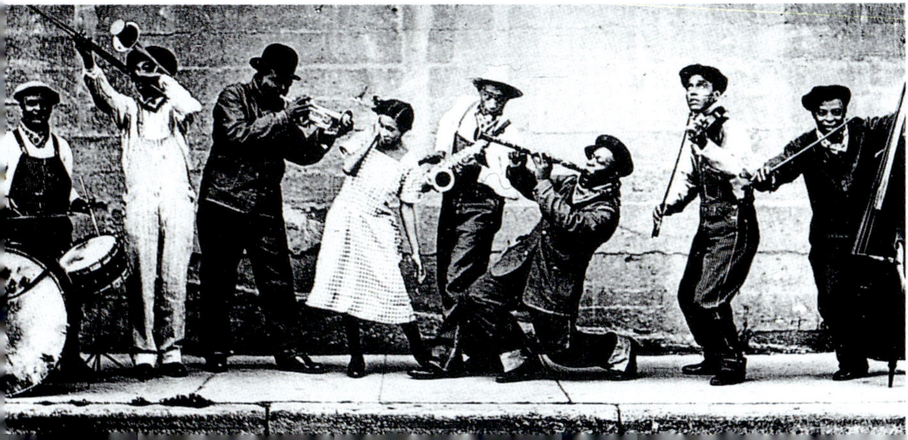

Skizze für Achtyrka – Herbst

Das um 1901 entstandene Werk zeigt das Anwesen von Kandinskys Cousins. Das Gemälde ist im Besitz des Münchner Lenbachhauses, das eine der bedeutendsten Sammlungen von Werken des russischen Malers beherbergt.

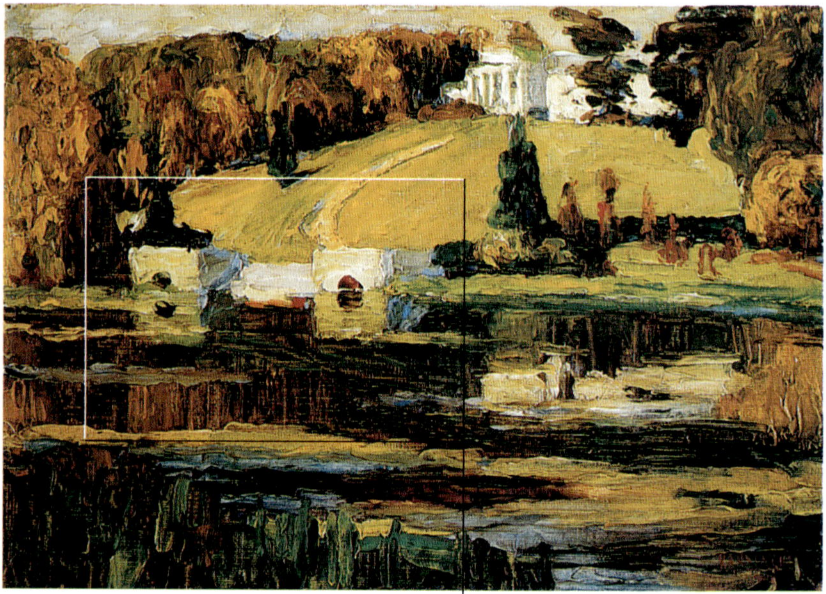

☑ Dieser ukrainische Landstrich diente Kandinsky als Motiv für viele Gemälde. Die wirkungsvolle Spiegelung wird durch die Verwendung klarer, pastos aufgetragener Farben erzielt.

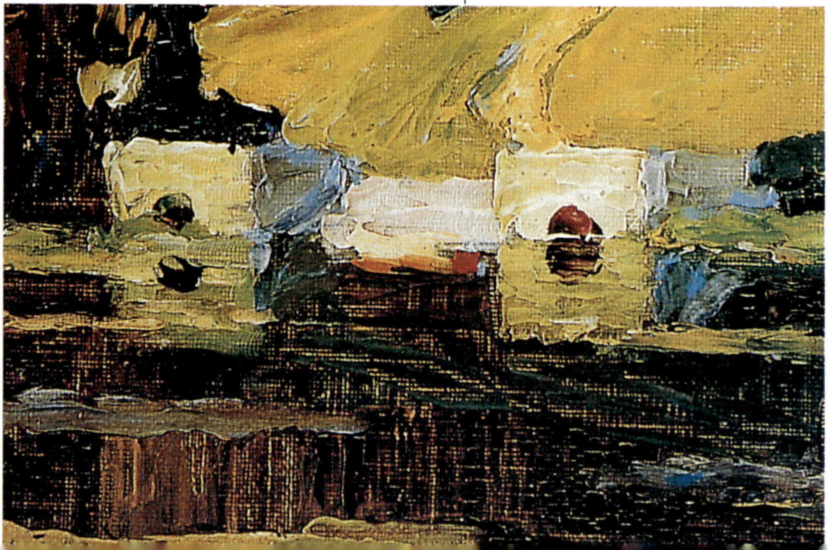

▶ Claude Monet, *Vétheuil,* 1901, Moskau, Puschkin-Museum. Das meisterhafte Zusammenspiel von Licht- und Farbeffekten zeichnet den Stil des französischen Malers aus. Die Uferlinie ist verhältnismäßig hoch angelegt, während das quadratische Format den Blick unmittelbar auf das Bildganze lenken soll. Dargestellt ist eine Gegend an der Seine, die Monet ganz außerordentlich fasziniert hatte. Die Farben sind in kurzen Pinselstrichen aufgetragen und entwickeln eine flirrende Leuchtkraft. So entsteht eine regelrechte Orgie aus Rosa-, Grün- und Blautönen, die, nur in Spuren nebeneinandergesetzt, den Eindruck einer greifbaren Kompaktheit erwecken. Die Darstellung von Wasser stellte für Monet stets eine besondere Herausforderung dar.

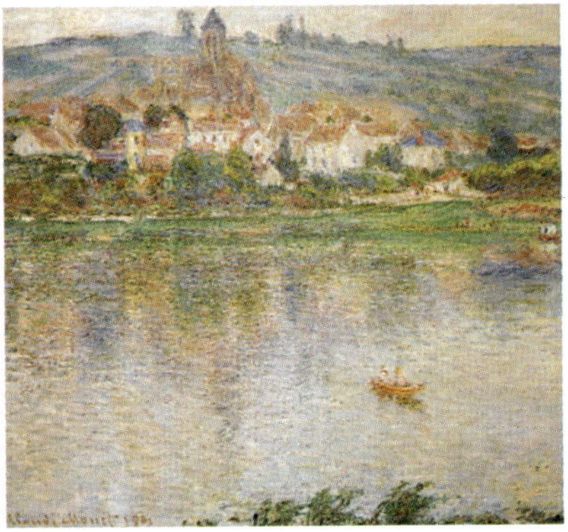

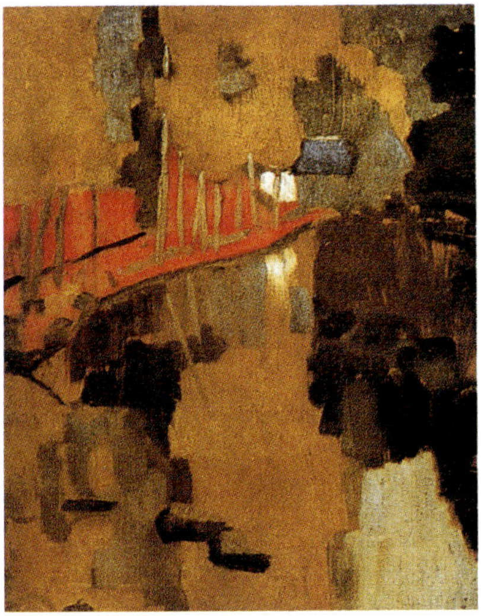

◀ Paul Sérusier, *Der Talisman,* 1888, Paris, Musée d'Orsay. Dieses kleinformatige Bild (27 x 22 cm) gilt als Manifest der Malerei der »Nabis«-Gruppe. Es entstand unter Anweisung Gauguins nach der Natur. Der deutlich erkennbare Wasserspiegel besteht ganz und gar aus großflächigen Farbaufträgen in Tönen, die die Natur verfremdend wiedergeben. Von Maurice Denis, dem theoretischen Kopf der »Nabis«, ist der Ausspruch überliefert: »Ein Bild ... ist vor allen Dingen und in erster Linie eine ebene, in einer bestimmten Ordnung mit Farbe bedeckte Fläche.« Eine solche Anschauung, die den Einfluß Gauguins widerspiegelt, läßt bereits in der zweiten Hälfte des 19. Jahrhunderts die Grundidee der abstrakten Kunst erkennen.

▶ Gustav Klimt, *Schloß Kammer am Attersee I,* 1908, Prag, Národní Galerie. Auch der Wiener Maler hatte eine Vorliebe für das quadratische Format. Er verwendete es für seine Serie von Landschaftsbildern aus dem Salzburger Land, wo er sich häufig aufhielt. Der Betrachter erhält den Eindruck einer Nahaufnahme, Klimt verkürzt die Distanzen und verunklärt das tiefenräumliche Gefüge. Durch den flächenhaften Pflanzenbewuchs werden die Gegenstände in eine Ebene gebannt. Die Farben sind in äußerst minuziöser Manier aufgetragen und lassen eine beinahe magisch verklärte Atmosphäre entstehen, eine Welt zwischen Wirklichkeit und inneren Seelenlandschaften.

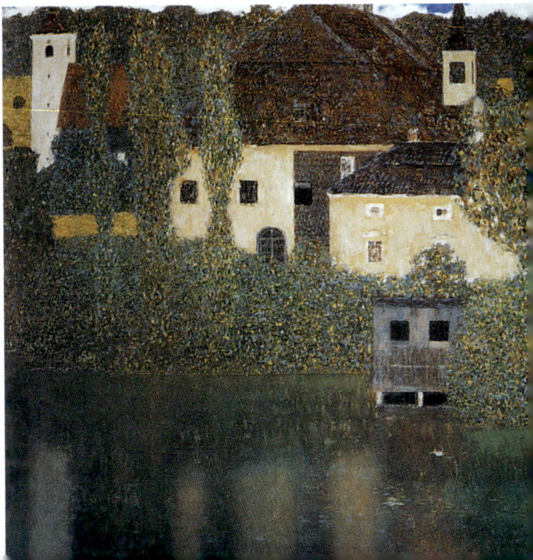

Erste experimentelle Studien

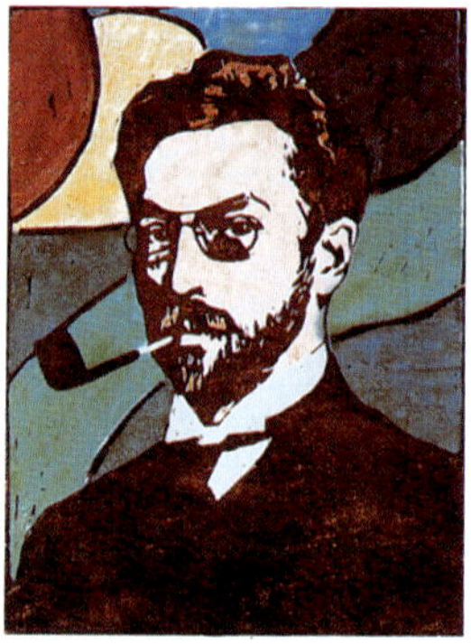

In den Jahren von 1901 bis 1904 verfolgt Kandinsky vier verschiedene Projekte: In seinen »kleinen Ölstudien« trägt er die Farben mit dem Spachtel auf mit Leinwand bespannten Karton auf; seine »farbigen Zeichnungen« führt er in Temperafarben auf stabilem schwarzem Karton kleinen Formats aus, meist mit mittelalterlich anmutenden Motiven; bei seinen »Bildern« handelt es sich um umfassendere Leinwandarbeiten; die mehr als vierzig »Holzschnitte« schließlich gehören zu seinen ersten druckgraphischen Arbeiten. Kandinsky ist vor allem daran gelegen, die Beschränktheit des realistischen Stils zu überwinden, er möchte aber auch die Fesseln der räumlichen Darstellung abstreifen. Ständig auf der Suche nach neuen Impulsen, konzentriert er sich auf die russischen Symbolisten der zweiten Hälfte des 19. Jahrhunderts; daneben gilt sein Interesse dem deutschen Mittelalter, zu dem Kandinsky eine Wesensverwandtschaft fühlt, aber auch der byzantinischen Malerei mit ihrem antinaturalistischen und spirituellen Ausdruck. Anzumerken ist hier, daß sich auch Sergej Diaghilew und Léon Bakst in der Zeitschrift »Mir Iskusstwa« (Welt der Kunst) für eine Rückbesinnung auf die Volkskunst und die russische Kultur des Mittelalters ausgesprochen hatten. Kandinsky entwickelt einen Stil, der das romantische Streben nach Überwindung der Grenzen der Realität mit einer entschiedenen Fokussierung auf die Farbwirkung verbindet. Er unternimmt Reisen, unter anderem nach Paris, wo er ein Jahr lang bleibt, und nach Berlin, das er im September 1907 erreicht.

▲ Gabriele Münter, *Bildnis Kandinsky,* 1911, München, Städtische Galerie im Lenbachhaus. Kandinsky lernte Münter kennen, als sie Schülerin an der Kunstschule der »Phalanx« war, und verliebte sich in sie.

■ Die Fotografie links unten zeigt Kandinsky im Dezember 1904 während eines Aufenthalts in Odessa (Yavorovsky, Paris, Centre Georges Pompidou). Einen Ruf als Dozent an die Düsseldorfer Kunstgewerbeschule hatte der zu dieser Zeit in München lebende Maler im Jahr zuvor abgelehnt.

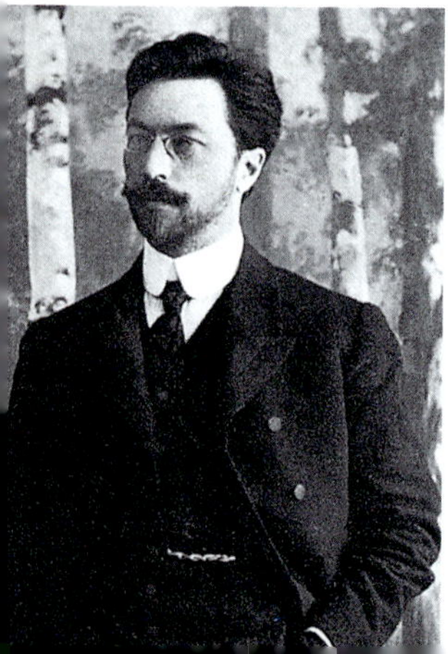

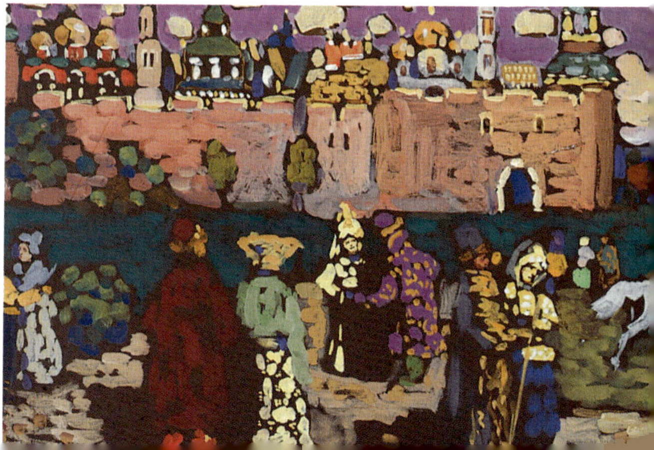

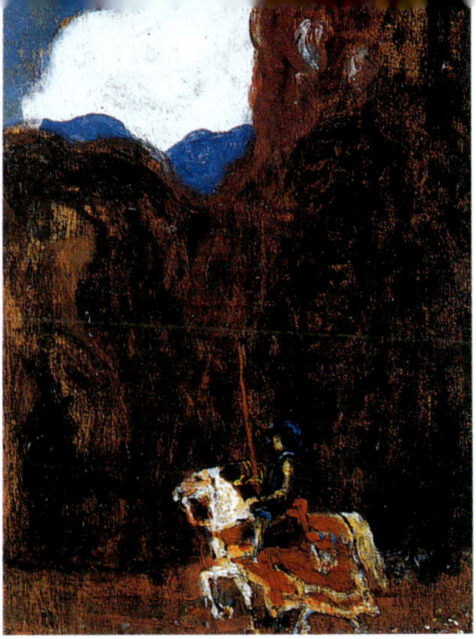

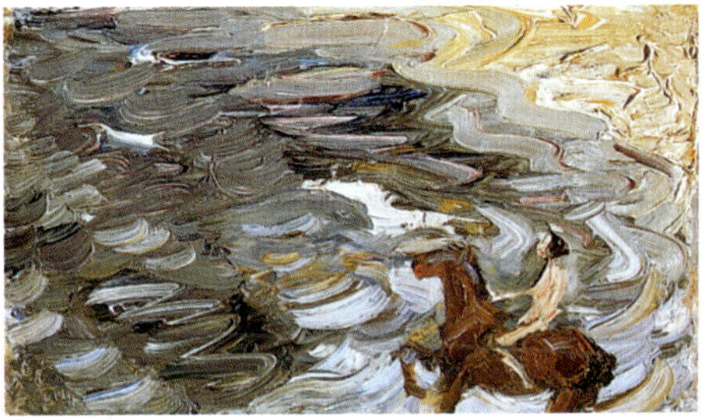

◀ Kandinsky, *Im Walde,* 1904, München, Städtische Galerie im Lenbachhaus. Die Szenerie mit dem einsamen Ritter, der durch einen verwunschenen Wald reitet, ist in irreales Licht getaucht, was ihr eine geheimnisvolle Note gibt. Die verwendeten Blau- und Grüntöne vertiefen noch den traumähnlichen Eindruck.

▲ Franz Marc, *Reiter am Meer,* 1907, Essen, Museum Folkwang. Pferde gehörten zu Marcs bevorzugten Sujets. Charakteristisch für seinen Stil ist die freie, der Wellenbewegung folgende Pinselführung sowie die Kompaktheit der Farben, die an einigen Stellen eine pastose Konsistenz aufweisen.

▼ Kandinsky, *Arabische Stadt,* 1905, Paris, Centre Georges Pompidou. Auf einer Reise nach Tunesien lernte Kandinsky die scharf kontrastierende Wirkung des nordafrikanischen Lichts kennen. Alle Formen treten überdeutlich hervor.

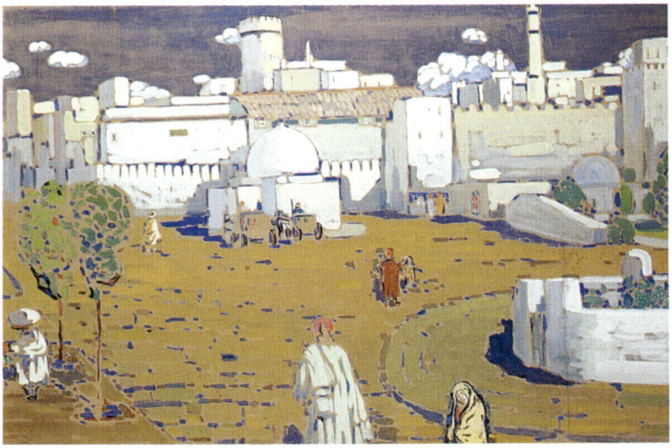

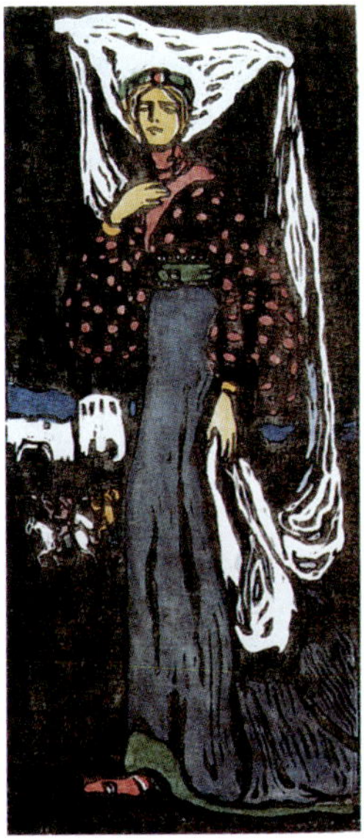

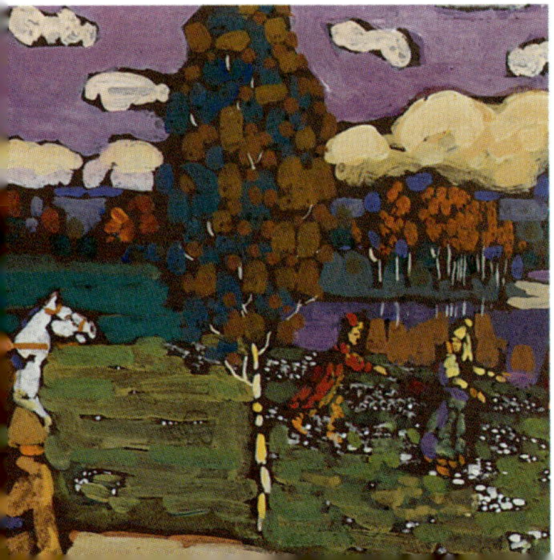

◀ Kandinsky, *Altrussisches,* 1904, Paris, Centre Georges Pompidou. Dies ist eines der bedeutendsten Werke aus Kandinskys früher Schaffensperiode. Die antinaturalistischen Farben, die keinen Eindruck von Tiefe vermitteln, wie auch die reduzierte Formensprache verleihen der Szenerie etwas Verwunschenes.

▲ Kandinsky, *Die Nacht,* 1903, München, Städtische Galerie im Lenbachhaus. Eine der zahlreichen Märchengestalten, die die Gemälde aus Kandinskys Münchner Zeit bevölkern.

1900–1907

Die Geburtsstunde der Avantgarde

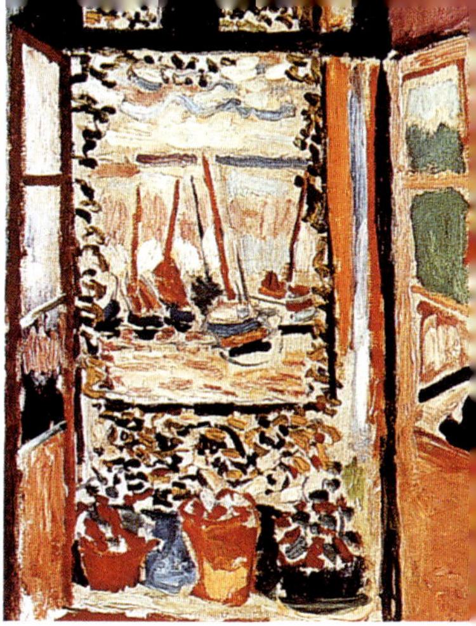

Henri Matisse, *Das geöffnete Fenster,* 1905, New York, Privatsammlung. Matisse gehörte zu den Begründern der ersten künstlerischen Avantgarde-Bewegung in Europa, den »Fauves«.

Anfang des 20. Jahrhunderts beginnen sich die ersten Avantgarde-Bewegungen durchzusetzen. Viele der jungen Künstler suchen in außereuropäischen Kulturen eine Inspirationsquelle für ihre Kreativität. Denn dort weiß man nichts von dem kanonischen Schönheitsprinzip im klassischen Sinne, von dem sich Geschmack und Kultur Europas schon viel zu lange haben einengen lassen. Auch in Rußland, vor allem in den zwanziger Jahren, erlangen Avantgarde-Bewegungen wachsende Bedeutung. Sie sind vom europäischen Kubismus und Futurismus beeinflußt, entwickeln allerdings ein Eigenleben, geprägt durch die sprunghafte Entwicklung des industriellen Zeitalters und die epochale Umbruchsituation der Revolutionszeit. Der technische Fortschritt setzt sich nach der Jahrhundertwende ebenfalls ungebrochen fort. Verdis Oper *Ernani* ist als erstes Musikwerk auf Schallplatte erhältlich; die Gebrüder Wright starten zu ihrem ersten Flug mit einem Motorflugzeug; bei der Herstellung von Synthetikfasern macht man entscheidende Fortschritte; der Simplontunnel wird für den Eisenbahnverkehr freigegeben, und unzählige eisenverarbeitende Fabriken nehmen in den Industrienationen die Produktion auf.

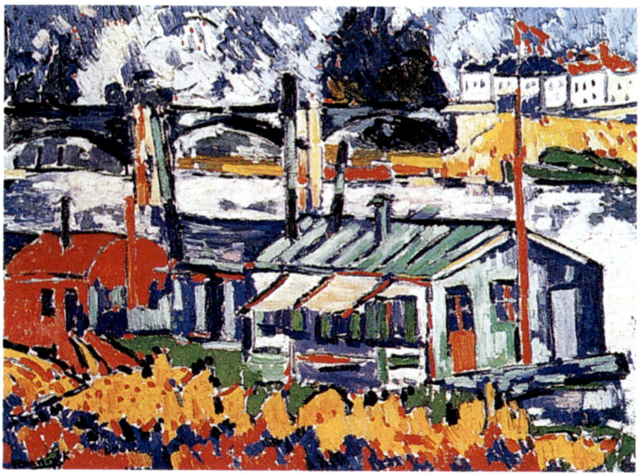

Maurice de Vlaminck, *Die Brücke von Chatou,* 1906, Saint Tropez, Musée de l'Annonciade. De Vlaminck gehörte ebenfalls zur Gruppe der »Fauves«, die 1905 aus einer Ausstellung im Salon d'Automne heraus entstand. Ihr erklärtes Ziel war es, der akademisch geprägten Kunst mit einem Stil entschieden antirealistischer Farbwirkung zu begegnen, der in erster Linie provokante und expressive Züge trug.

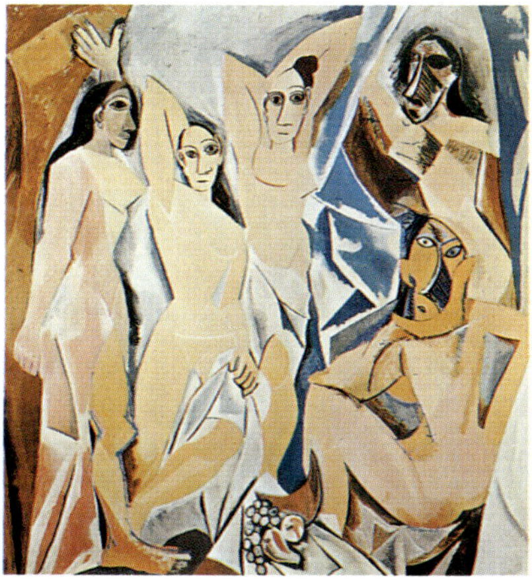

▲ Pablo Picasso, *Les Demoiselles d'Avignon,* 1907, New York, The Museum of Modern Art. An diesem Gemälde wird für gewöhnlich der Beginn des Kubismus festgemacht. Mit der Verzerrung der Figuren wurde ein Prozeß der fortschreitenden Auflösung der realen Objekte innerhalb des räumlichen Gefüges eingeleitet. Als zweiter wichtiger Vertreter des Kubismus muß Georges Braque genannt werden; später stieß auch der Spanier Juan Gris dazu.

▼ *Betsi,* Holzplastik der Fang, Gabun. Zahlreiche künstlerische Strömungen des 20. Jahrhunderts waren von der Kunst der Naturvölker beeinflußt.

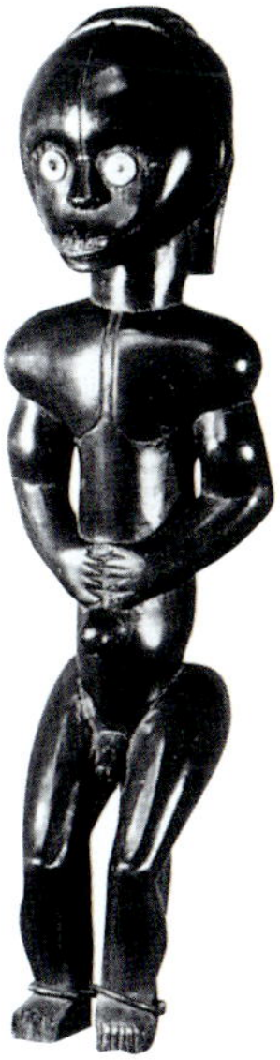

▼ Der österreichische Neurologe Sigmund Freud (1856–1939) wurde berühmt durch seine Forschungen auf dem Gebiet des Unbewußten. Er begründete einen völlig neuen Zweig der Medizin, die Psychoanalyse.

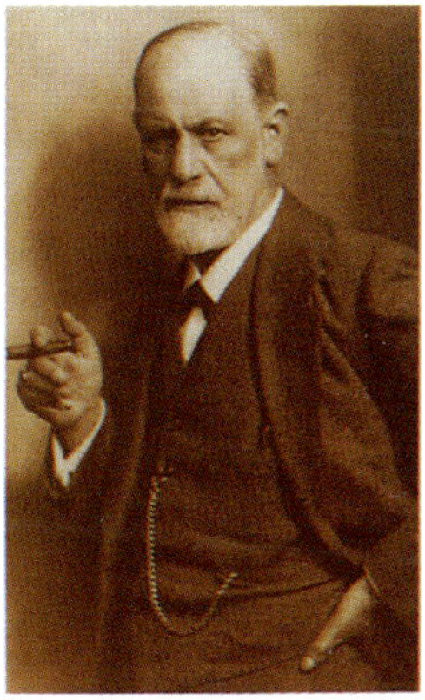

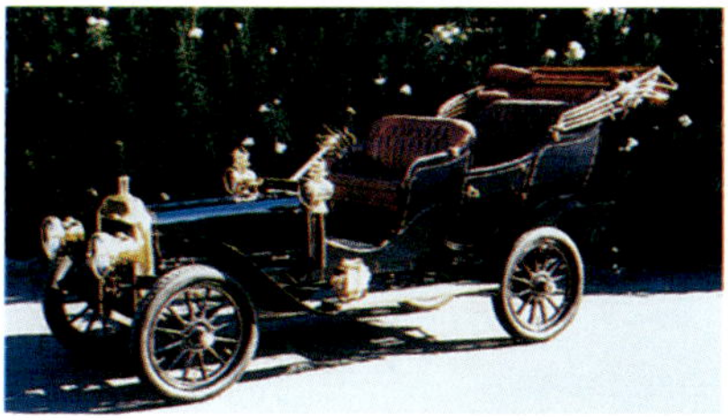

◀ Der legendäre Ford K Touring aus dem Jahr 1906. Die Automobilindustrie entstand am Ende des 19. Jahrhunderts; ihre weitere Entwicklung vollzog sich in rasantem Tempo.

▶ Auch das weibliche Schönheitsideal wandelte sich um die Jahrhundertwende. Nebenstehend eine von Walter Crane entworfene Vase, die sich an die griechische Vasenmalerei anlehnt, ganz rechts eine Schneiderwerkstatt zu Beginn des 20. Jahrhunderts. Der Zeitgeschmack bevorzugte zarte Frauengestalten in prächtigen Roben.

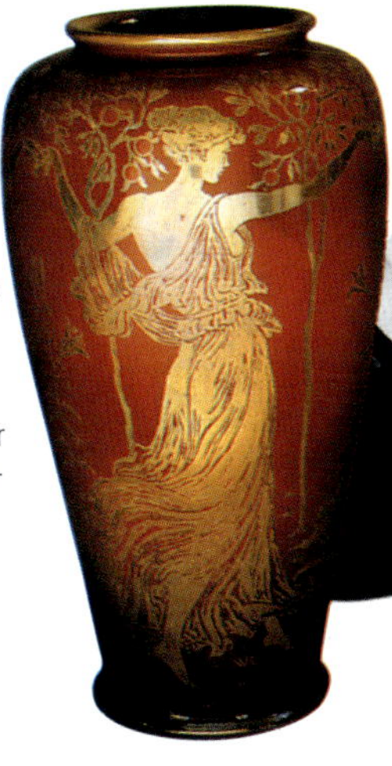

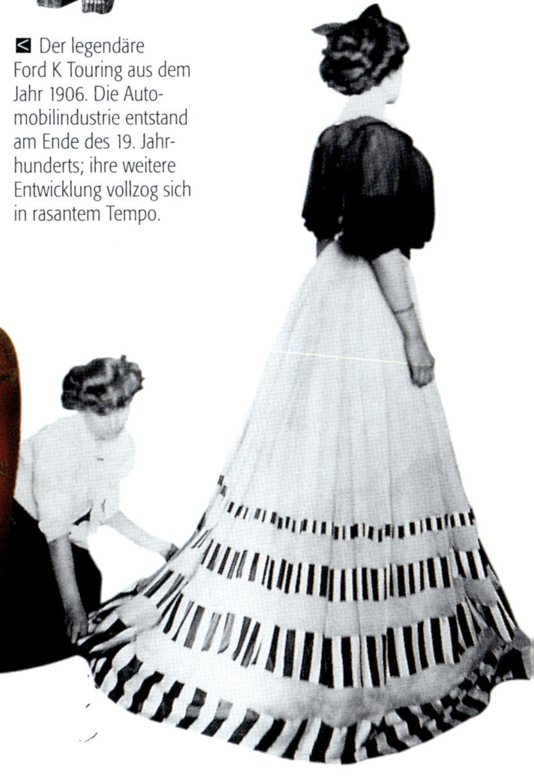

Mühle (Holland)

Kandinsky malte diese Gouache 1904 nach Skizzen von einer im selben Jahr unternommenen Hollandreise (Paris, Centre Pompidou).

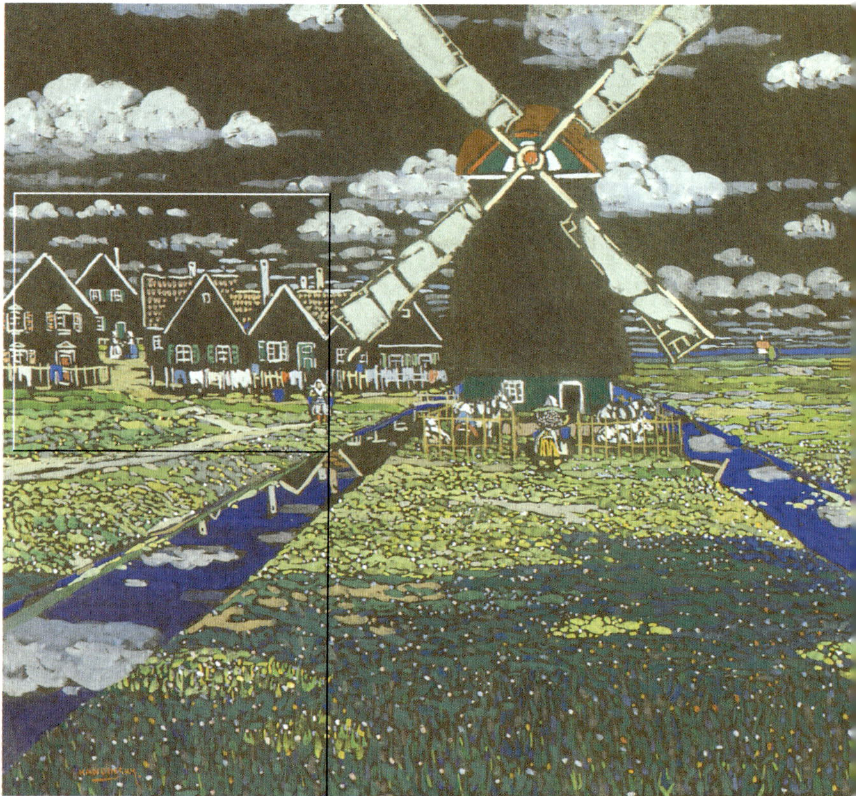

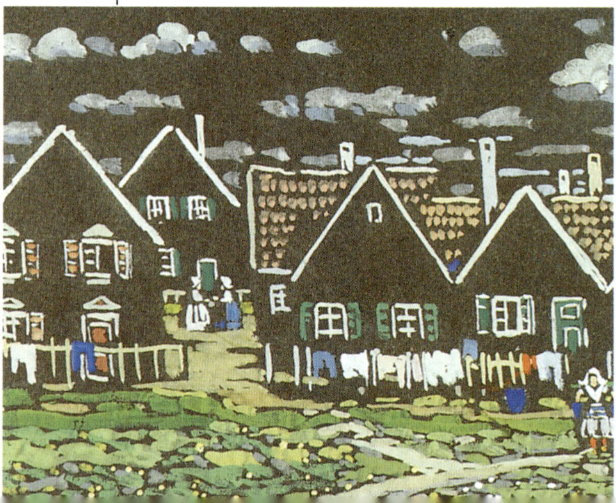

Stilistisch läßt das Werk Einflüsse des zu dieser Zeit in Europa herrschenden künstlerischen Klimas erkennen. In der Komposition folgt Kandinsky keinem überkommenen Schema, womit er sich völlig im Einklang mit der antiakademischen Kunstauffassung des späten 19. Jahrhunderts befindet.

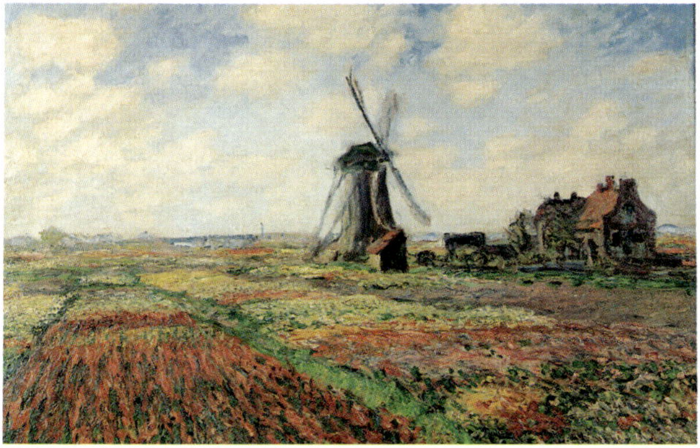

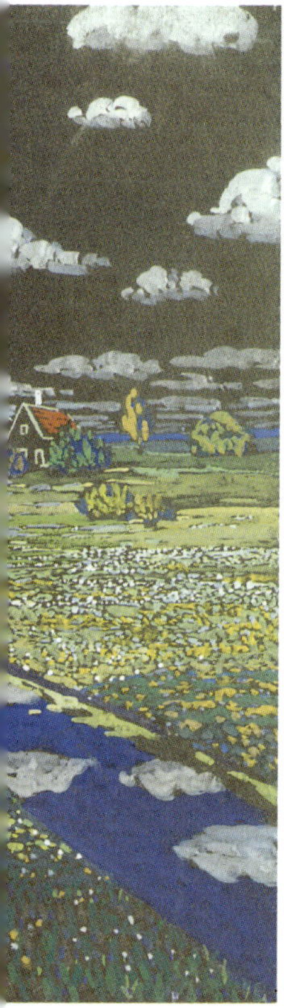

▲ Claude Monet, *Tulpenfeld (Holland),* 1886, Paris, Musée d'Orsay. Dieses lichtdurchflutete Gemälde ist das Zeugnis einer Reise nach Holland, die Monet im Frühjahr 1886 unternahm. Deutlich spürbar wird hier die aufrichtige Sensibilität des Malers für den ureigenen Charakter einer Gegend, die sich sehr von seinem Heimatland Frankreich unterschied. Unter einem von vorübereilenden Wolkenfetzen bedeckten Himmel, einem Wechselspiel aus Licht und Schatten, erstreckt sich ein weites Panorama von strahlender Farbigkeit. Die obere Bildhälfte wird von kühlen Farben beherrscht, in der unteren dominieren eher warme Töne. Der Bildaufbau besteht aus nur zwei Grundlinien, der horizontalen und der diagonalen: Die vertikalen Linien bleiben auf das Nötigste beschränkt.

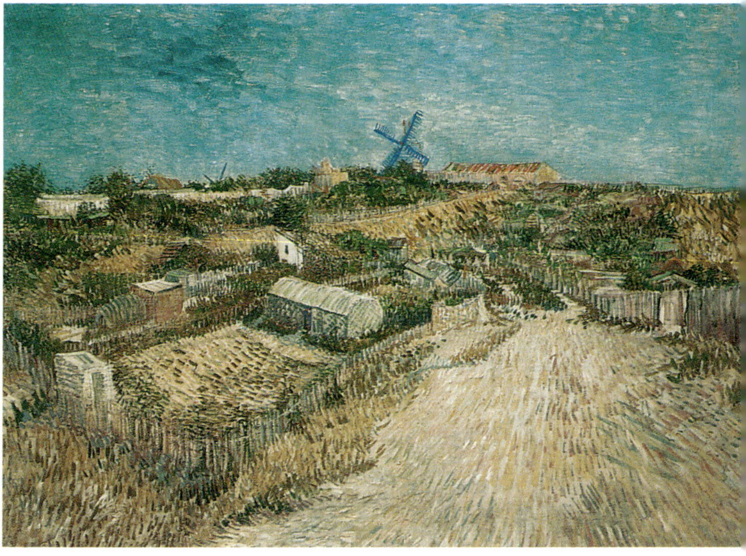

▶ Vincent van Gogh, *Gemüsegärten am Montmartre,* 1887, Amsterdam, Stedelijk Museum. Eines der gelungensten Pariser Bilder des niederländischen Malers. Die Absicht des Künstlers, der sein Motiv genau studiert hatte, lag weniger in der naturgetreuen Wiedergabe, sondern in dem Bestreben, sich dem Gegenstand innerlich so weit wie möglich anzunähern.

1908 – 1914

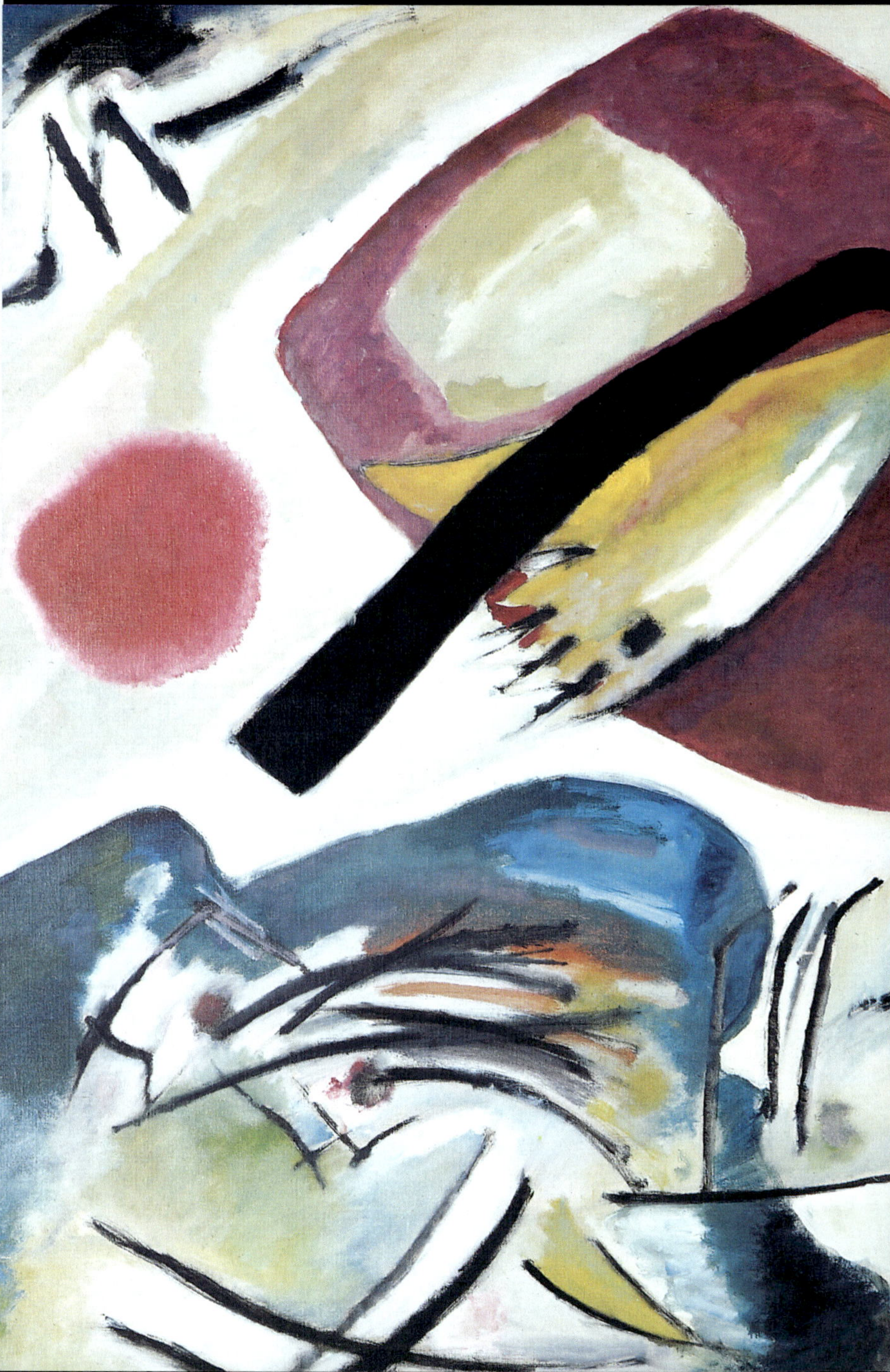

Kandinsky, *Mit dem schwarzen Bogen*, Ausschnitt, 1912, Paris, Centre Georges Pompidou, Schenkung Nina Kandinsky

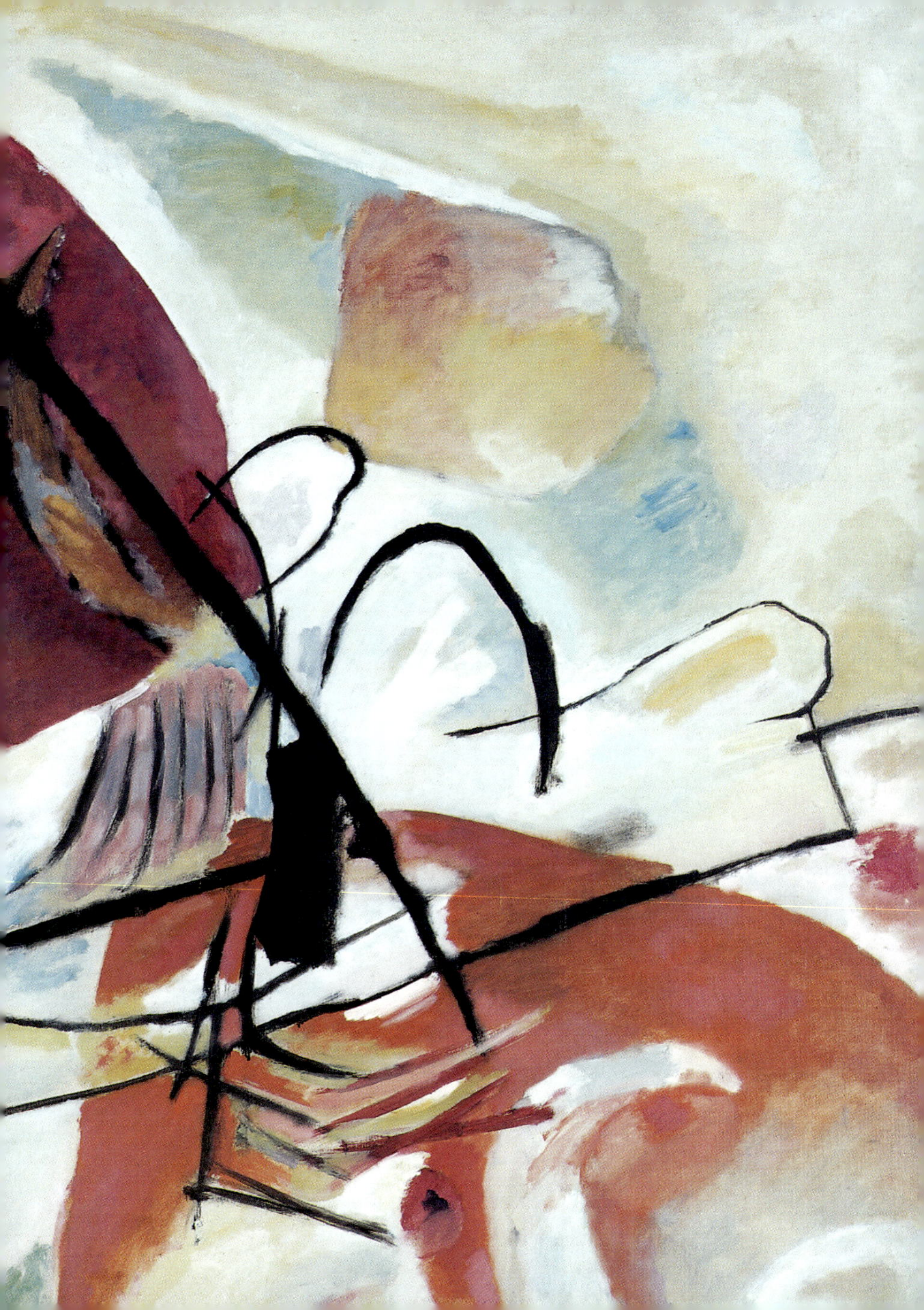

Der Weg zur Abstraktion

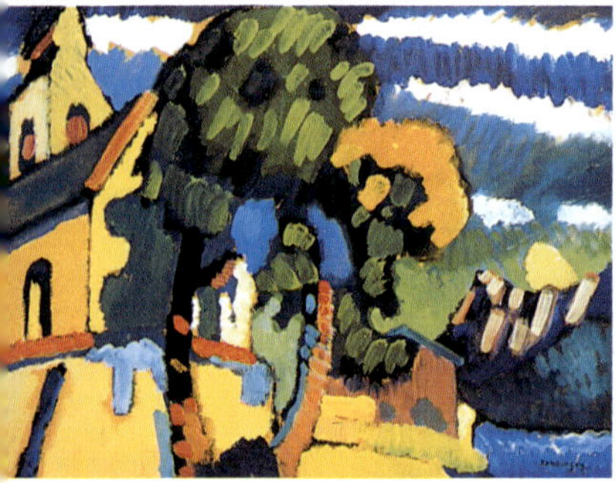

▲ Kandinsky, *Riegsee – Dorfkirche,* 1908, Wuppertal, Von der Heydt-Museum.

Noch wichtiger als sein Aufenthalt in Paris ist für Kandinskys künstlerische Entwicklung die Reise nach Berlin, die er von September 1907 bis April 1908 unternimmt. Hier lernt er im Oktober Rudolf Steiner kennen, den Begründer der Anthroposophie. Anthroposophisches Gedankengut fließt beispielsweise in Kandinskys Schrift *Über das Geistige in der Kunst* ein. Auf Einladung seines Freundes Alexej von Jawlensky hält sich Kandinsky eine Zeitlang in Murnau auf, einem kleinen Ort in Oberbayern. In seinen Bildern zeigt sich nun keine Spur mehr vom dekorativen Charakter des Jugendstils, statt dessen entlädt sich die Urkraft der Farben wie in einem Feuerwerk. Auch Kandinskys Maltechnik verändert sich, sie nähert sich dem Stil der »Fauves« an, der ihn während seiner Parisreise 1906 stark beeindruckt hatte. Angeregt durch zahlreiche Kontakte mit Gleichgesinnten gründet er 1909 die »Neue Künstlervereinigung München«. Diese Gruppe strebt nach einem lyrischen Expressionismus der Farben und der Empfindungen – nach einer Synthese der aus der Natur empfangenen äußeren Eindrücke mit den Erlebnissen der inneren Welt.

▶ Kandinsky, *Gesellschaft in Krinolinen,* 1909, New York, The Solomon R. Guggenheim Museum. Hier beschäftigt sich Kandinsky nicht mit der Natur, sondern mit der Eitelkeit der »besseren Gesellschaft«. Der Übergang in eine andere stilistische Ebene ist deutlich erkennbar. Bestimmend für Kandinskys Entwicklung zu dieser Zeit war seine musikalische Neigung. Viele seiner Arbeiten sind der Wechselwirkung zwischen Farben und Klängen gewidmet.

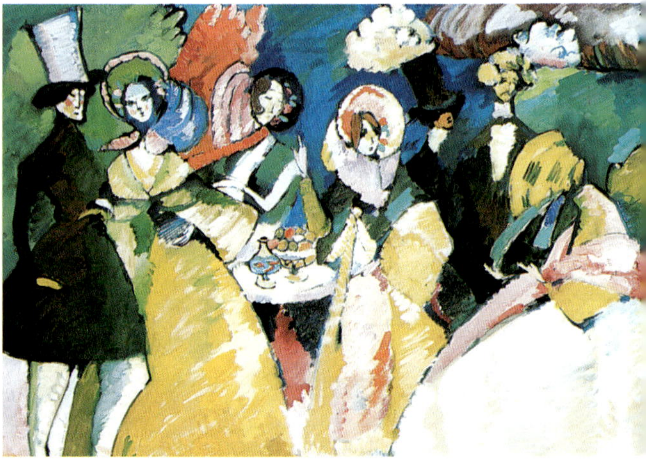

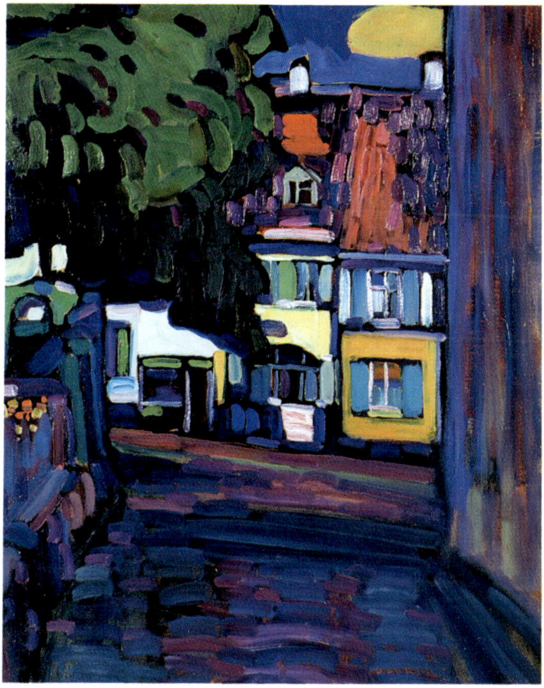

◀ Kandinsky, *Murnau – Häuser am Obermarkt,* 1908, Lugano, Sammlung Thyssen-Bornemisza. Blau- und Schwarztöne verleihen dem Bild eine gewisse Dramatik und einen Hauch sehnsuchtsvoller Melancholie.

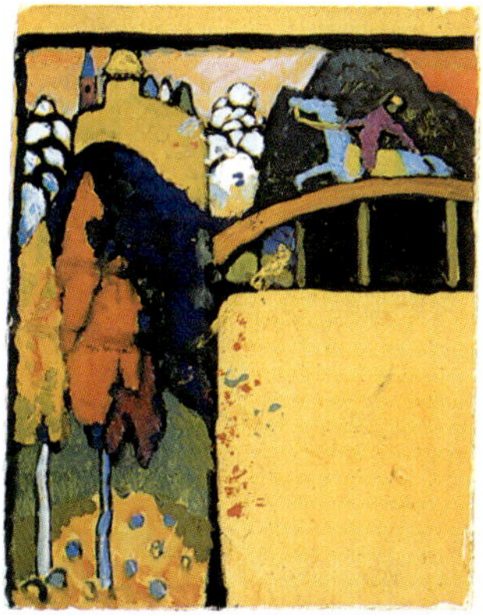

▼ Kandinsky, *Der blaue Berg,* 1908–09, New York, The Solomon R. Guggenheim Museum. Der Dichter Novalis sah in der Farbe Blau die Farbe des Geistes, da sie die Materie in unendlichen Stufen bis hin zur Transzendenz erhebe. Die wie in Zeitlupe dargestellte Bewegung läßt noch den Einfluß des Symbolismus erkennen.

▼ Kandinsky, *Improvisation 7,* 1910, Moskau, Staatliche Tretjakow-Galerie. Entscheidend ist hier die Diagonalkomposition und die Verfremdung der Formen.

▲ Kandinsky, *Landschaft mit Reiter auf Brücke,* 1908–09, München, Städtische Galerie im Lenbachhaus. Wenig erinnert hier noch an Kandinskys frühe Reiterbilder.

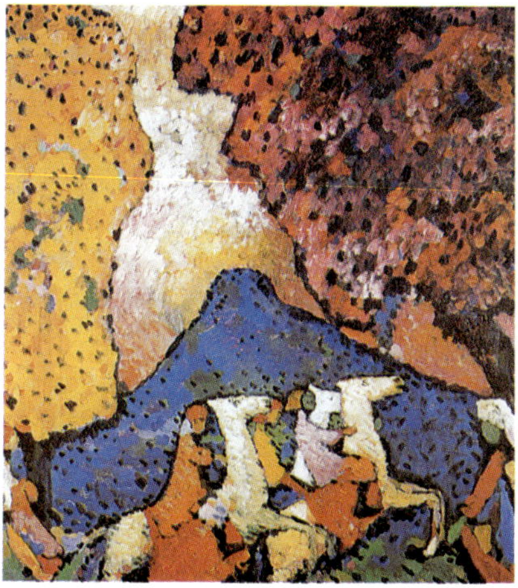

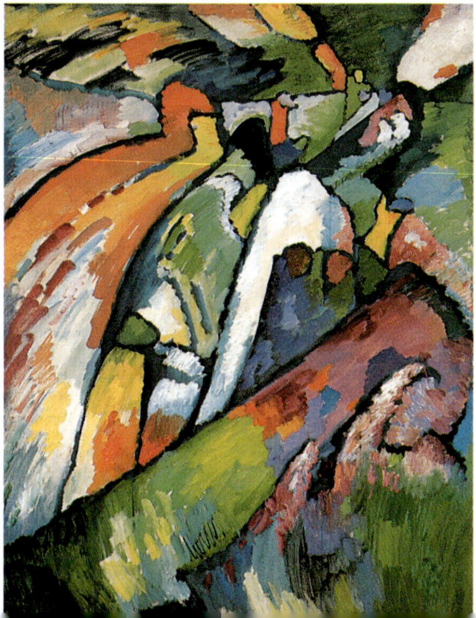

Einzug der Moderne

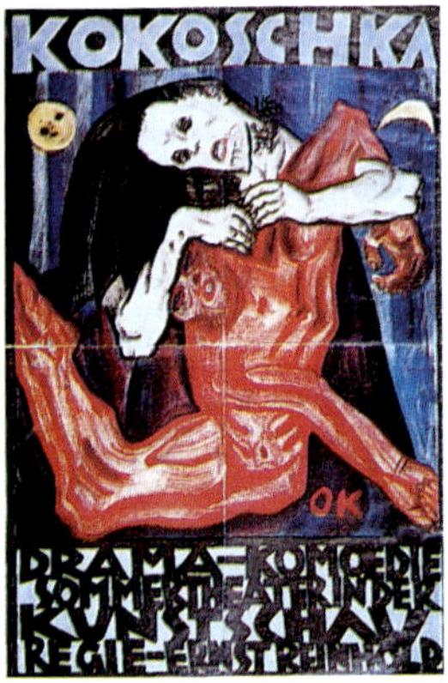

Oskar Kokoschka, *Pietà. Plakat für die Kunstschau Wien,* 1909, Wien, MAK, Österreichisches Museum für Angewandte Kunst.

Während Kandinsky seine sogenannte Geniezeit erlebt, machen sich auch andere Russen weltweit einen Namen. Iwan Pawlow etwa erhält den Nobelpreis für Medizin, und Sergej Diaghilew feiert mit seinem berühmten Tanzensemble, den Ballets Russes, in Paris Triumphe. In Rußland selbst kommt es zu einschneidenden politischen Veränderungen: Im Oktober 1905 wird die konstitutionelle Monarchie eingeführt, am 10. Mai 1906 tagt zum ersten Mal das neue Parlament, die Duma. Auch in Literatur und Philosophie werden Meilensteine gesetzt, gleichzeitig bilden sich in der Musik radikal neue Tendenzen heraus. Arnold Schönberg veröffentlicht seine *Harmonielehre*, während in Paris die Uraufführung von Igor Strawinskys Ballett *Der Feuervogel* stattfindet. Der den Symbolisten nahestehende Philosoph Henri Bergson entwickelt in Schriften wie *Materie und Gedächtnis* oder *Die schöpferische Entwicklung* die These, das Leben könne an die Stelle der Materie treten als »reine Tätigkeit, die sich immer wieder aus sich selbst heraus neu erschafft und bereichert«. Wilhelm Worringer erklärt in seiner 1907 entstandenen Dissertation *Abstraktion und Einfühlung,* der ursprüngliche schöpferische Impuls habe nichts gemein mit der Nachbildung der Natur, sondern ziele ab auf die reine Abstraktion. Das vor allem in Künstlerkreisen vielbeachtete Werk gilt als maßgebliche theoretische Fundierung der Moderne.

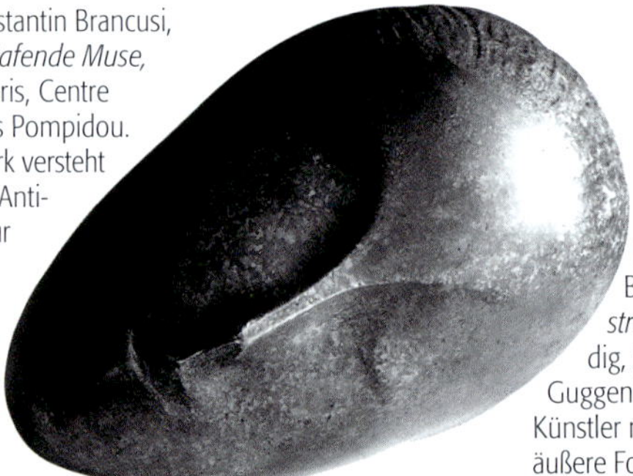

Constantin Brancusi, *Die schlafende Muse,* 1910, Paris, Centre Georges Pompidou. Das Werk versteht sich als Antithese zur antiken Klassik.

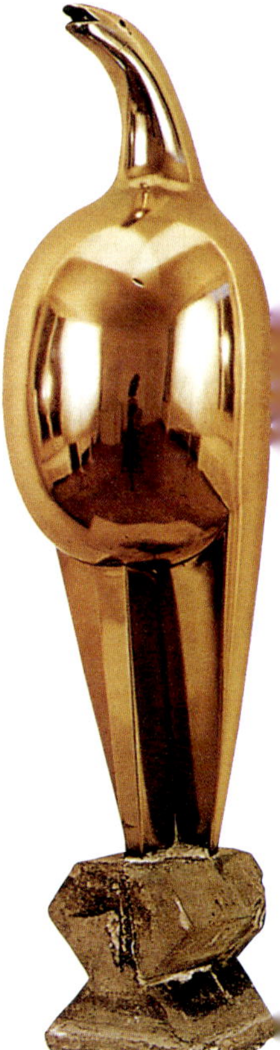

Constantin Brancusi, *Maiastra,* 1912, Venedig, Stiftung Peggy Guggenheim. Für den Künstler macht nicht die äußere Form, sondern der innere Gehalt das Wesen der Dinge aus.

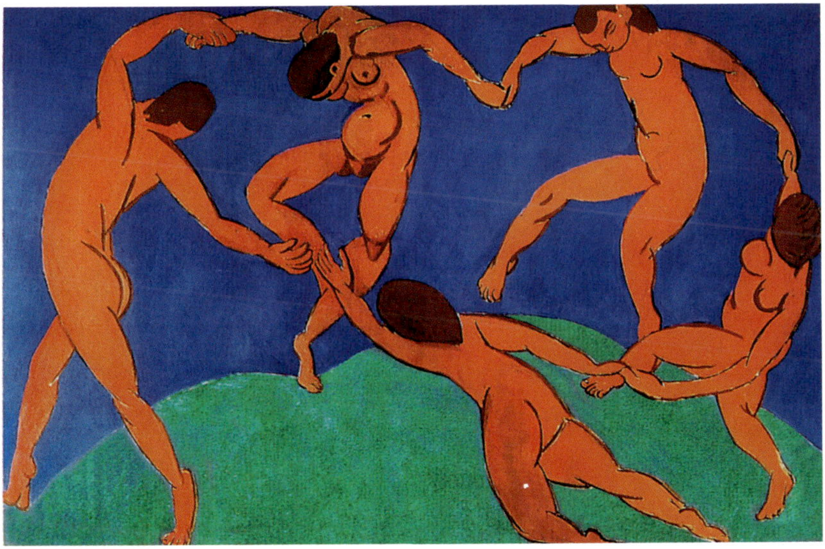

▲ Henri Matisse, *Der Tanz,* 1910, St. Petersburg, Eremitage. Rhythmus und Harmonie dieses lautlosen Tanzes entsprechen dem Rhythmus und der Harmonie der Bildkomposition. Der rhythmisch fließende Charakter der Bewegung hatte Matisse schon immer in seinen Bann gezogen.

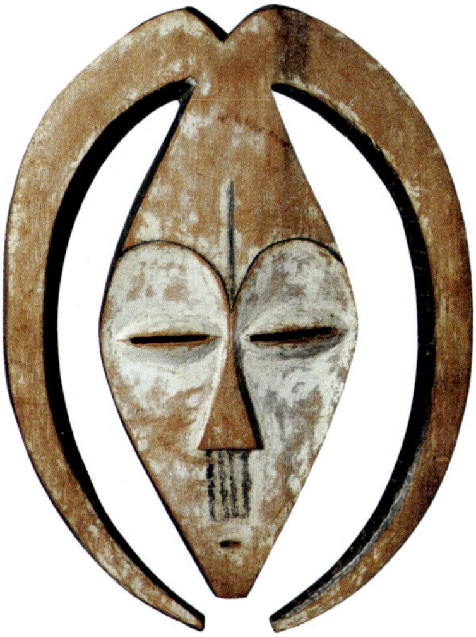

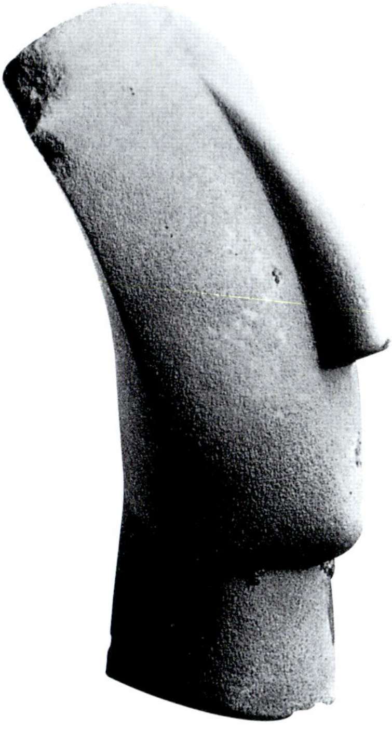

◄ *Kykladisches Idol,* 2000 v. Chr. Die handwerklichen Techniken wie auch die begrenzte Fähigkeit zur Wiedergabe natürlicher Formen zwangen den Bildhauer dieses Idols, sich auf das Wesentliche zu beschränken. Auf diese Weise kommt die Form in ihrer ganzen Reinheit zur Geltung.

▲ Kunst der Kwele (Kongo), *Maske,* Mailand, Privatsammlung. Unbewußt nähert sich die hier erkennbare Synthese aus Form und Linie dem modernen Begriff der Abstraktion an. Die primitive Kunst übte entscheidenden Einfluß auf die Avantgarde-Bewegungen des 20. Jahrhunderts aus.

Landschaft mit Turm

Dieses Gemälde ist eines der Meisterwerke aus Kandinskys Murnauer »Geniezeit«. Es gehört zu einer Folge von Ölgemälden auf Karton, in denen er sich bereits größeren Formaten zuwandte (1908, Paris, Centre Pompidou).

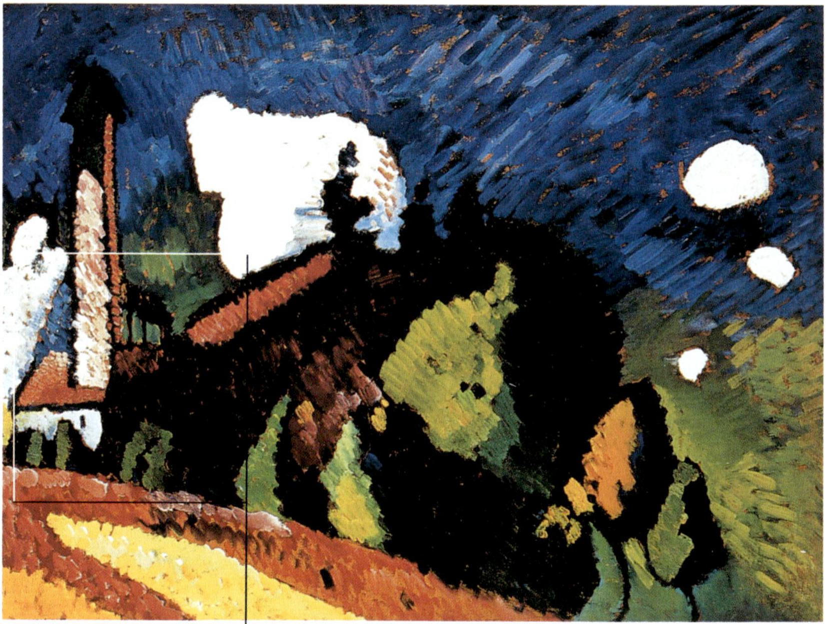

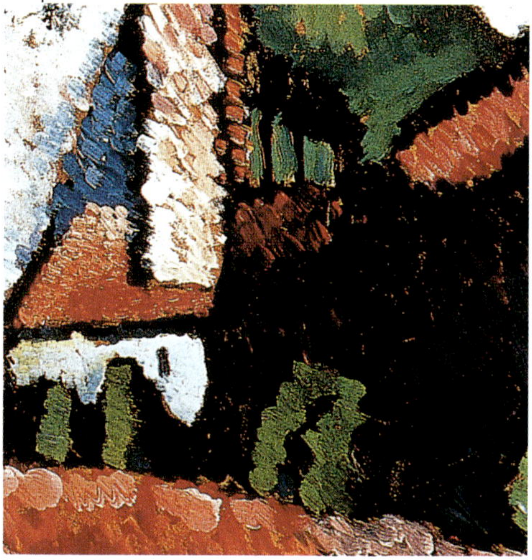

➢ Unter einem tiefblauen, von Wattewölkchen durchzogenen Himmel erstreckt sich ein Wald, den Kandinsky in allen Grüntönen erstrahlen läßt. Hinter den Bäumen schaut ein kleines Gebäude mit einem überproportional hohen Schornstein hervor. Die Farbe beherrscht den Gesamteindruck des Werks, erzeugt aber auch Licht und Schatten, Raum und Volumen. Das Gemälde läßt sich zugleich als realistisch und antinaturalistisch bezeichnen, und eben darin liegt der Schlüssel zur Abstraktion.

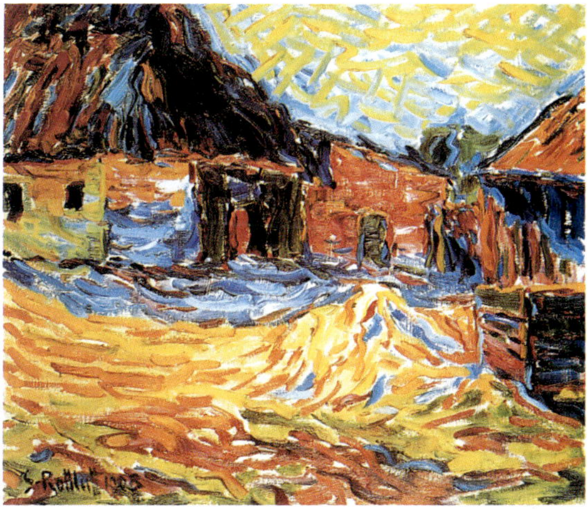

Karl Schmidt-Rottluff, *Mittag im Moor,* 1908, Oldenburg, Landesmuseum. In diesem Werk treten die Grundprinzipien des expressionistischen Stils besonders deutlich hervor. Die Natur erscheint stark verfremdet, Volumen und Begrenzungen lassen sich nicht mehr ausmachen, und die natürlichen Farben werden durch Töne einer leuchtenden, unwirklich anmutenden Farbpalette ersetzt, in der ein kräftiges Rot vorherrscht.

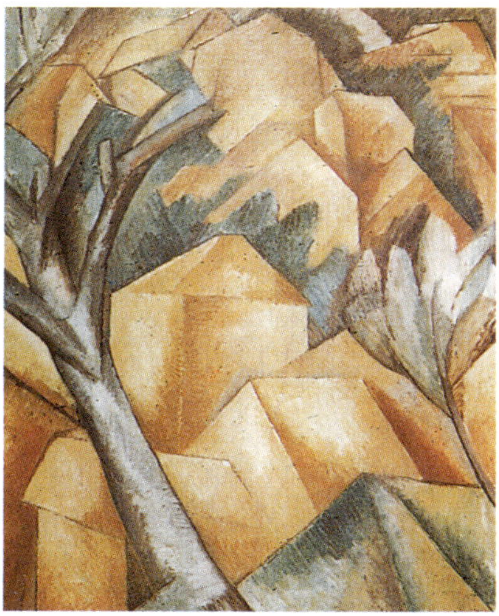

Georges Braque, *Häuser in l'Estaque,* 1908, Bern, Kunstmuseum. Der Kubismus, als dessen herausragender Vertreter Braque gilt, geht in seiner Deutung der Wirklichkeit anders vor als der Expressionismus. Die kubistische Kunst verzichtet ganz auf Emotionalität und beruht statt dessen auf geometrisch-mathematischen Konzeptionen. Ihre beinahe asketisch zu nennende Farbpalette besitzt starke plastische Ausdruckskraft. Kubistische Werke vermitteln einen Eindruck völliger Reglosigkeit. Beinahe unmerklich vollzieht sich darin der Prozeß der Verwandlung der Natur. Die Schattierungen sind in Grautönen gehalten und unterscheiden sich deutlich von den farbigen Schattierungen, deren sich etwa Kandinsky bediente. Den Schritt zur Abstraktion vollzogen die Kubisten allerdings nicht. Obgleich sie stets nach immer neuen formalen Möglichkeiten suchten, lösten sie sich dennoch niemals ganz vom Gegenständlichen.

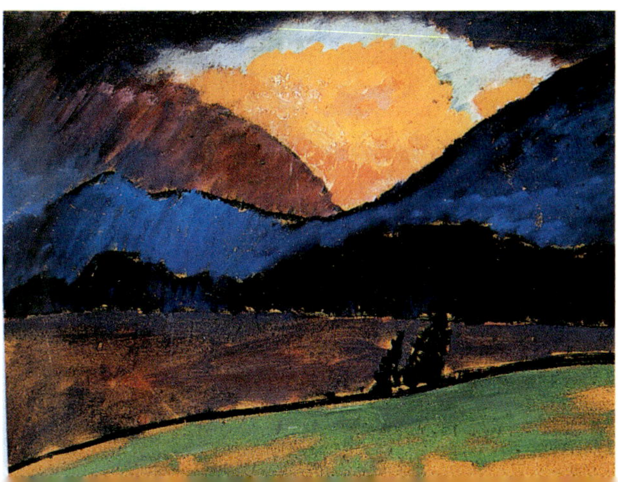

Alexej von Jawlensky, *Sommerabend in Murnau,* 1908–09, München, Städtische Galerie im Lenbachhaus. Auch Jawlensky tendierte zur Abstraktion, doch im Vergleich zu den Expressionisten ist seine Auffassung großflächiger und zeugt von einer ruhigen Sensibilität. In jedem Fall war auch für ihn die Farbe das vorrangige Ausdrucksmittel.

Die Kunst als geistiger Wert

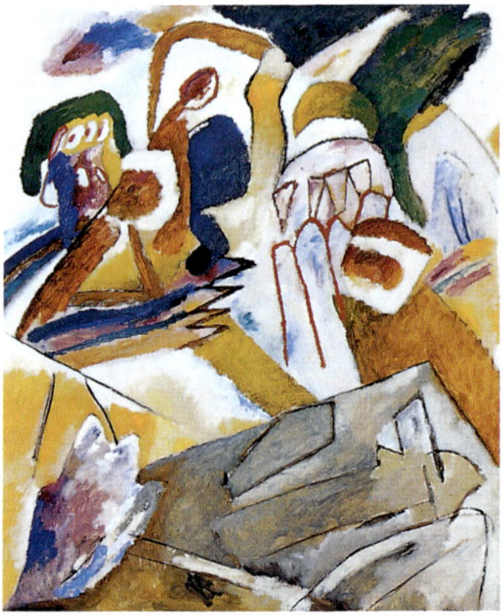

Von 1909 an unterteilt Kandinsky seine Arbeiten in die Kategorien *Improvisation*, *Impression* und *Komposition*, die er als verschiedene Etappen auf dem Weg zur Abstraktion betrachtet. Mehr und mehr gelangt der Maler jetzt zu der Überzeugung, daß die äußere Form der geistigen Erhebung des Menschen nur hinderlich sei. Von ihr gelte es sich also loszusagen, damit der Geist an der vollkommenen Freiheit des Lebensflusses teilhaben könne, der die Phantasie mit seinem unendlichen Reichtum an Klängen und Farben immer wieder aufs neue beflügele. Kandinsky nimmt an Ausstellungen teil und arbeitet für diverse Zeitschriften, darunter auch russische. In erster Linie schreibt er allerdings an seiner Abhandlung *Über das Geistige in der Kunst*, einer Sammlung kunsttheoretischer Betrachtungen, die zu seinen wichtigsten Schriften gehört und in der er den Grundstein zu seiner Farbenlehre legt. Die gleiche Konzentration und Überzeugung zeichnen auch seine Arbeiten zur Bühnenmusik aus. Komponisten wie Beethoven und Schönberg gilt Kandinskys ganze Bewunderung.

▲ Kandinsky, *Improvisation 18 (Mit Grabstein)*, 1911, München, Städtische Galerie im Lenbachhaus. Von 1909 an verwendete Kandinsky häufig den Bildtitel *Improvisation*, während alle seine *Impressionen* 1911 entstanden sind.

▼ Kandinsky, *Lyrisches*, 1911, Rotterdam, Museum Boymans-van Beuningen.

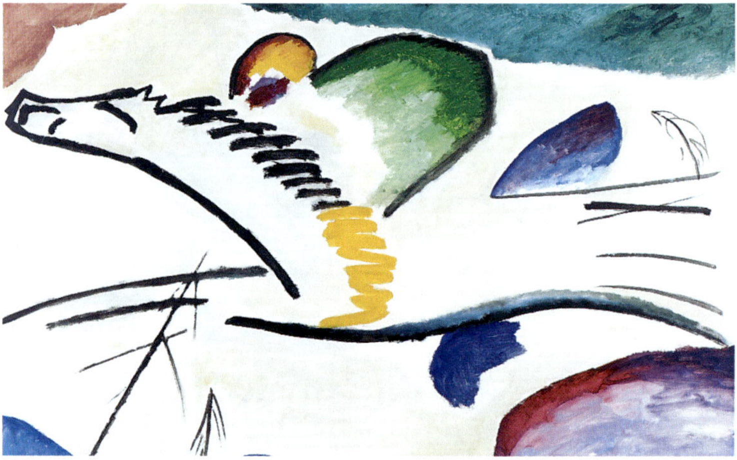

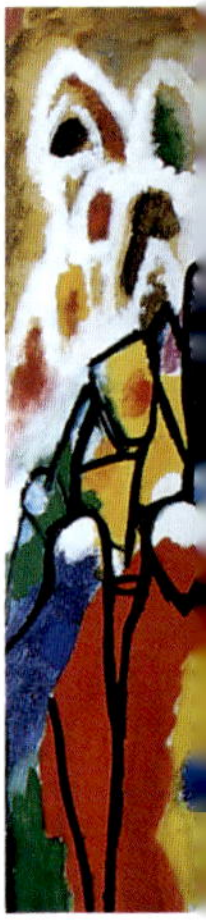

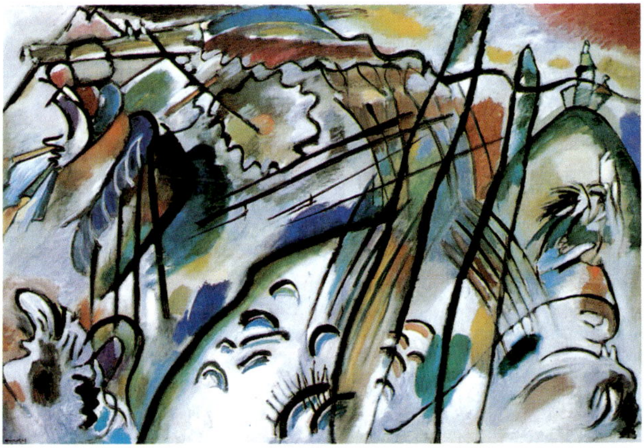

◄ Kandinsky, *Improvisation 28 (Zweite Fassung),* 1912, New York, The Solomon R. Guggenheim Museum. Kandinsky sah seine *Improvisationen* als »hauptsächlich unbewußte ... Ausdrücke der Vorgänge inneren Charakters, also Eindrücke von der ›inneren Natur‹«.

► Kandinsky, *Dame in Moskau,* 1912, München, Städtische Galerie im Lenbachhaus. Der schwarze Fleck schwebt unheilschwanger über der azurblauen Aura der Frau.

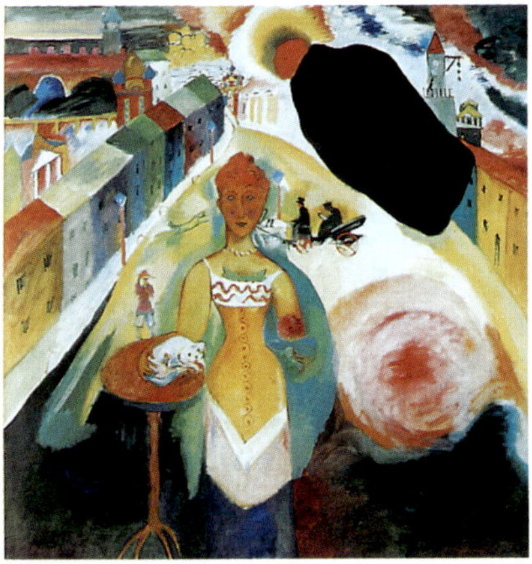

▼ Kandinsky, *Improvisation 19,* 1911, München, Städtische Galerie im Lenbachhaus. Hier wird offenbar ein Kampf zwischen Materie (dem Rot) und Geist (dem Blau) gezeigt. Die fünf Riesen rechts weigern sich, daran teilzunehmen.

▼ Kandinsky, *Impression VI (Sonntag),* 1911, München, Städtische Galerie im Lenbachhaus. Als *Impression* bezeichnete Kandinsky den »direkten Eindruck von der ›äußeren Natur‹, welcher in einer zeichnerisch-malerischen Form zum Ausdruck kommt«. Im Vergleich mit seinem Werk *Gesellschaft in Krinolinen* (Seite 36) hat der Künstler hier das Bildmotiv um einige Details reduziert. Kandinsky nimmt der menschlichen Figur ihr persönliches Moment und verwandelt die Körper zunächst in Farbeindrücke, schließlich in reine innere Impulse.

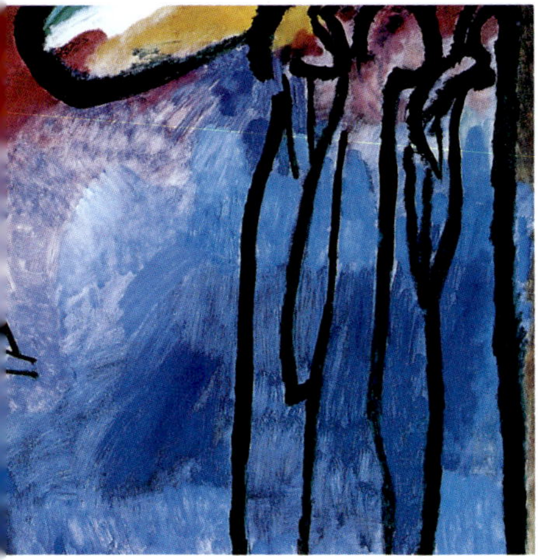

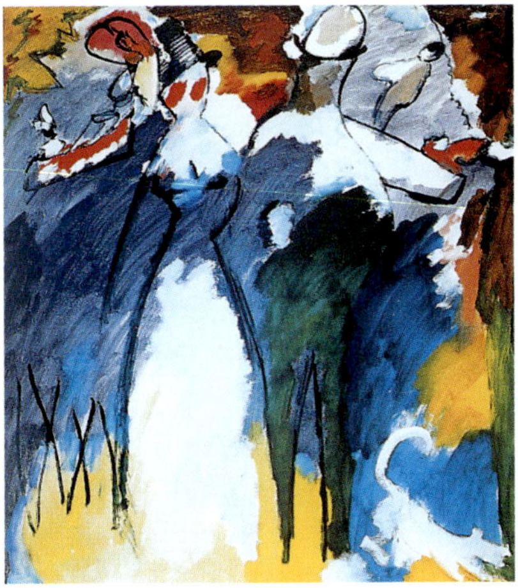

Der Blaue Reiter

Im Oktober 1911 rufen Kandinsky und Franz Marc in München die Künstlergruppe »Der Blaue Reiter« ins Leben. Die Kunstgeschichte betrachtet dies heute als eines der bedeutendsten Ereignisse des 20. Jahrhunderts. Ausschlaggebend für die Namensgebung sind zwei Leitmotive: Pferde und die Farbe Blau. Ein Almanach gleichen Namens wird herausgegeben, in dem Bilder der Volkskunst und zeitgenössische Werke abgedruckt werden, aber auch theoretische Passagen, die nicht nur die Standpunkte der beiden Gründer wiedergeben, sondern auch von Goethe, Schiller, Delacroix, Chevreul, Wagner, Steiner und Worringer übernommene Gedanken enthalten. Kandinsky drückt sich in seiner Schrift *Über das Geistige in der Kunst* wie folgt aus: »Unsere Seele erwacht aus einer langen materialistischen Periode ..., doch sie ist noch stark unter dem Eindruck dieses Alpdruckes ..., der aus dem Fehlen eines Glaubens entspringt.« Dieser Glaube finde seinen Ausdruck in dem Streben nach Innerlichkeit, die nur dann erreichbar werde, wenn man mit dem »Hauch der platonischen Weltseele« in Kontakt trete. Aufgabe des Künstlers sei es nun, diesen Kontakt herzustellen, ohne sich in den Fallstricken der Äußerlichkeit zu verfangen. Die künstlerische Avantgarde verdankt dem »Blauen Reiter« ein in sich geschlossenes theoretisches Programm, in dem der Natur stets ein hoher Stellenwert beigemessen wird.

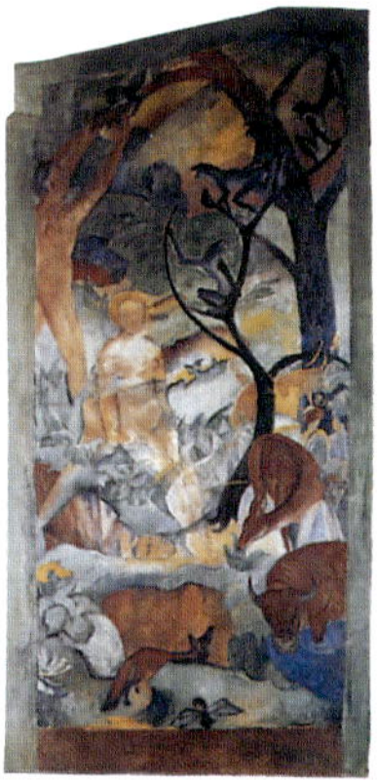

▲ Franz Marc und August Macke, *Paradies*, 1912, Münster, Westfälisches Landesmuseum. Dieses großformatige, in Ölfarben auf Feinputz gemalte Werk (400 x 200 cm) erinnert an Gauguin und seinen antinaturalistischen, synthetistischen Symbolismus. Später entwickelten sich Marc und Macke stilistisch in unterschiedliche Richtungen weiter.

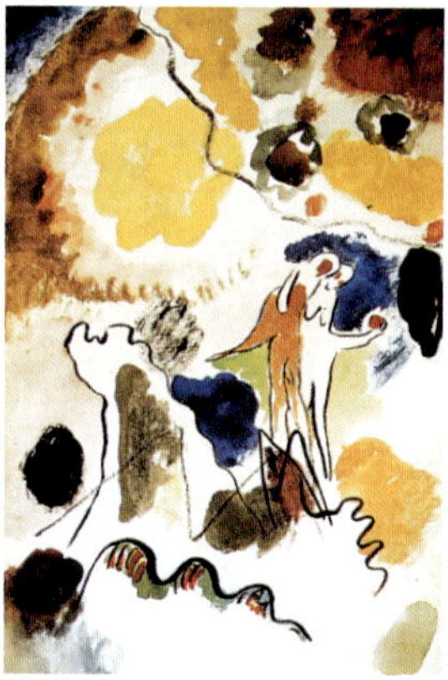

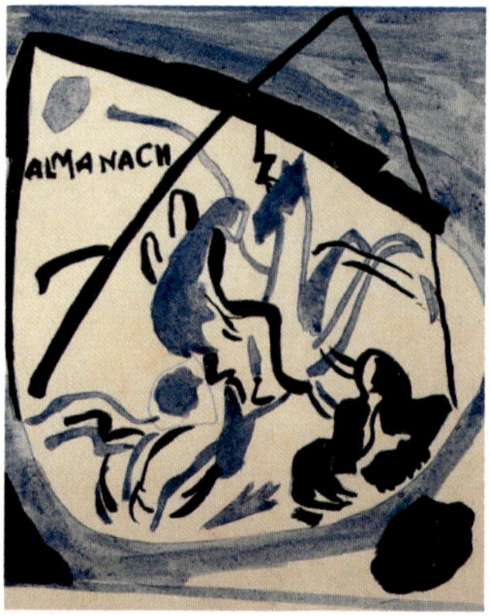

■ Ganz links: Kandinsky, *Paradies*, 1911–12, München, Städtische Galerie im Lenbachhaus. Die schwarzen Flecke stehen für negative Gedanken.

◀ Kandinsky, *Entwurf für den Umschlag des Almanachs ›Der Blaue Reiter‹*, 1911, München, Städtische Galerie im Lenbachhaus. Die Veröffentlichung des Almanachs rief bei der offiziellen Kunstkritik beinahe zornige Reaktionen hervor.

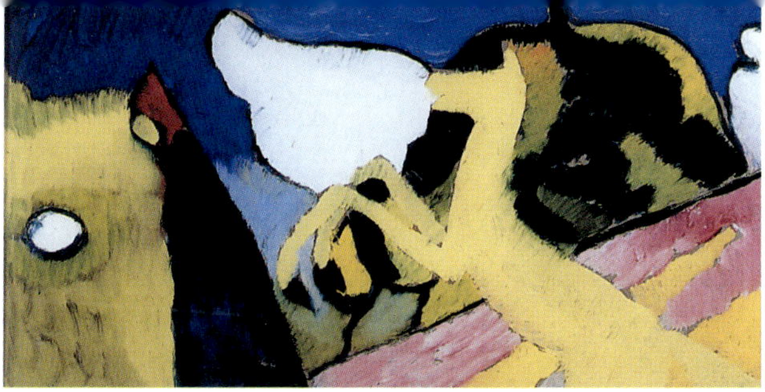

◀ Kandinsky, *Mit gelbem Pferd,* 1909, München, Städtische Galerie im Lenbachhaus. Gemeinsam mit Franz Marc arbeitete Kandinsky an einer Theorie des Abstrakten und organisierte Ausstellungen.

▶ Franz Marc, *Der Traum,* 1912, Lugano, Sammlung Thyssen-Bornemisza. Das schlafende Mädchen ist in einem glückseligen Traum befangen. Ein bedrohlicher, in Gelb dargestellter Löwe spürt, daß er nichts ausrichten kann, denn das Mädchen wird von den beiden Pferden rechts im Bild beschützt, Sinnbilder des Guten, Überirdischen und Ewigen.

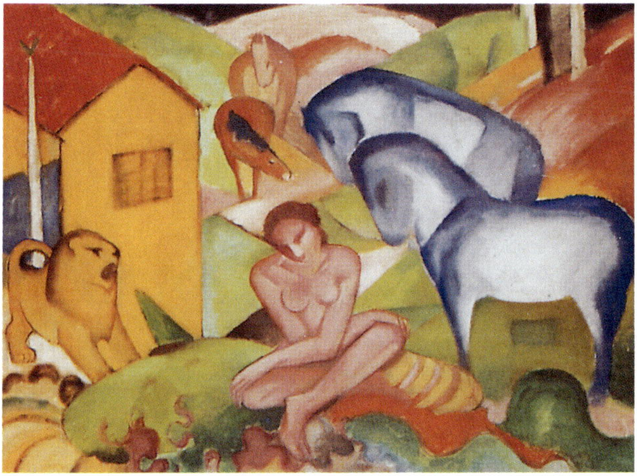

▼ Kandinsky, *Die Kuh,* 1910, München, Städtische Galerie im Lenbachhaus. Auch dies ist ein bekanntes Hauptwerk aus Kandinskys Münchner Zeit. Der Bildgegenstand läßt die Anteilnahme des Künstlers an seiner Umgebung spürbar werden. Weiß und Gelb sind die dominierenden Farben, die dem Gemälde seine Leuchtkraft verleihen. Unter den flächigen, pastosen Pinselstrichen verschwindet der Eindruck von Raumtiefe.

▼ Franz Marc, *Gelbe Kuh,* 1912, München, Städtische Galerie im Lenbachhaus. Dieses Gemälde ist sicherlich eines der außergewöhnlichsten Werke der modernen Malerei. Das riesige bayerische Rind, das ungeachtet seiner Körpermasse leichtfüßig umherspringt wie ein Reh, versprüht unbändige Heiterkeit. Das Bild ist mit flächigem Farbauftrag ausgeführt und vermittelt dennoch einen bemerkenswert plastischen Eindruck.

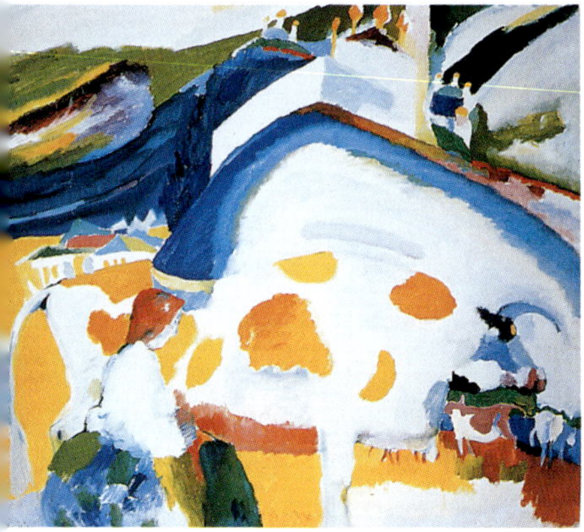

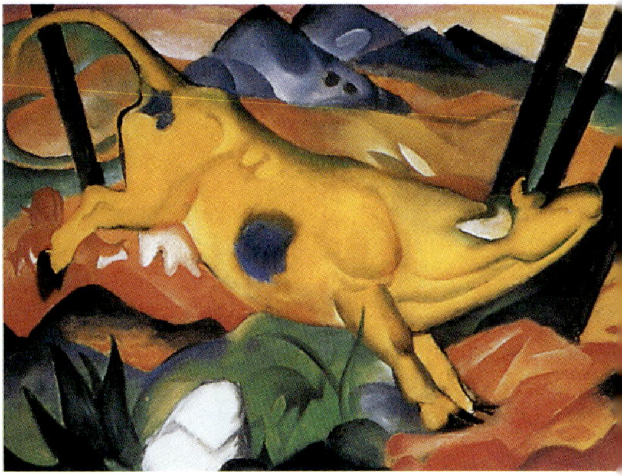

Impression V (Park)

Das 1911 entstandene Gemälde zählt zu den Hauptwerken aus Kandinskys kreativster Phase. Dieser Fassung in Öl auf Leinwand waren einige Bleistiftstudien vorausgegangen (Paris, Centre Georges Pompidou).

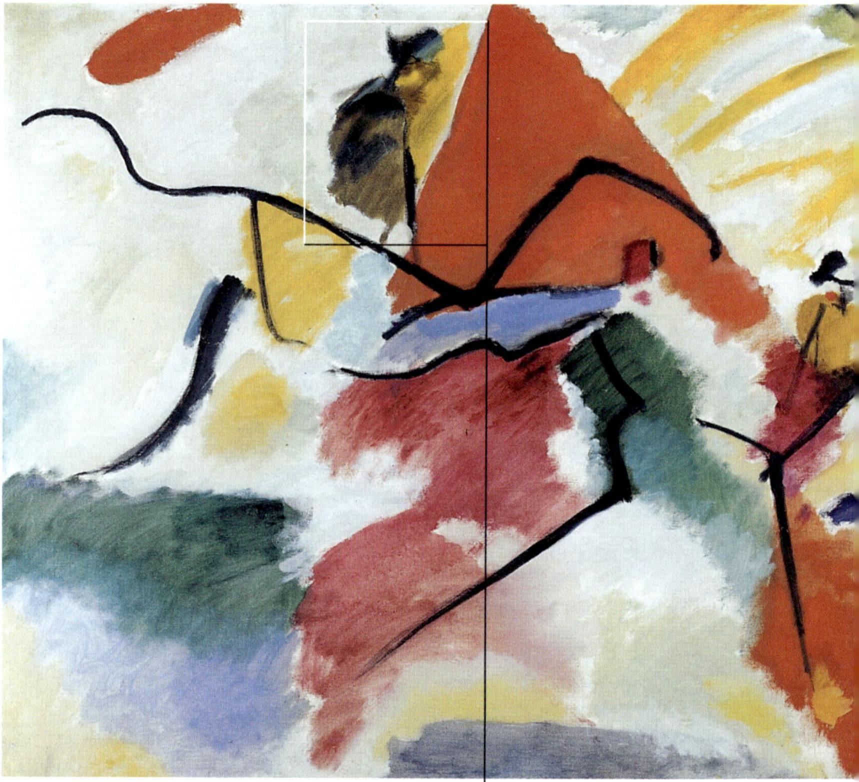

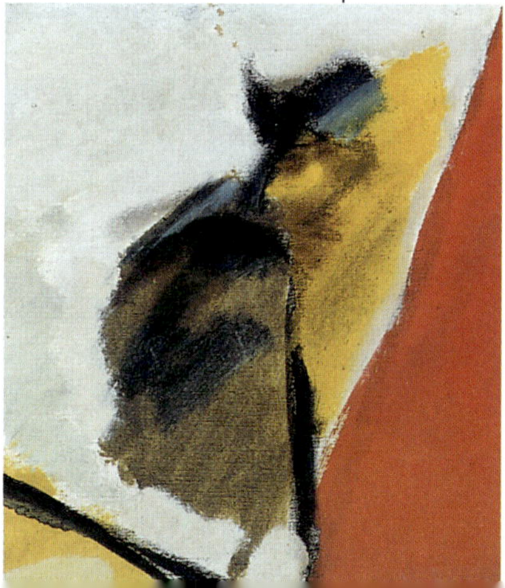

▶ Die materielle Realität ist inzwischen fast vollständig in Auflösung begriffen. Als einziger Anhaltspunkt dient die schwarze Linie, die nur andeutungsweise einige der Grundkonturen des Gegenständlichen an dieser Stelle des Parks wiedergibt. Hier ragt ein einzelner Baum aus einem rötlichen Hügel hervor.

▼ Alexej von Jawlensky, *Einsamkeit,* 1912, Dortmund, Museum am Ostwall. Das Werk sagt viel über Jawlenskys poetische, schwermütige Malerei aus. Erdrückende Konturen lasten auf den Formen der Natur und verbreiten eine düstere Stimmung, ein Gefühl der Entfremdung. Nicht einmal das üppige Weiß kann Gelassenheit vermitteln und die leise Beunruhigung besänftigen, die man beim Anblick des Bildes verspürt. Landschaften waren neben dem menschlichen Gesicht das Hauptmotiv des Künstlers, den eine enge Freundschaft mit Kandinsky verband. Jawlensky gehörte auch den Sezessionen von München und Berlin an.

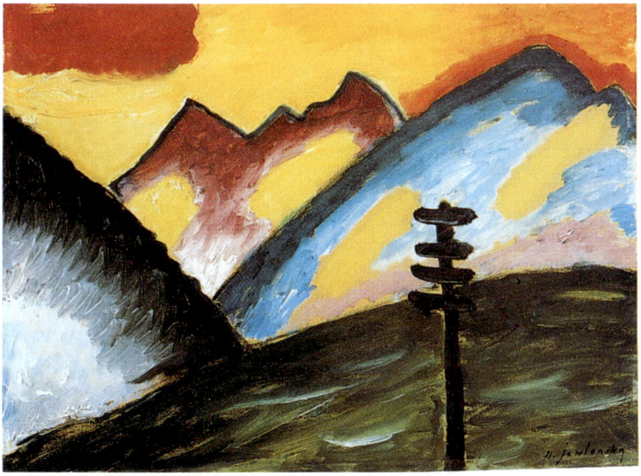

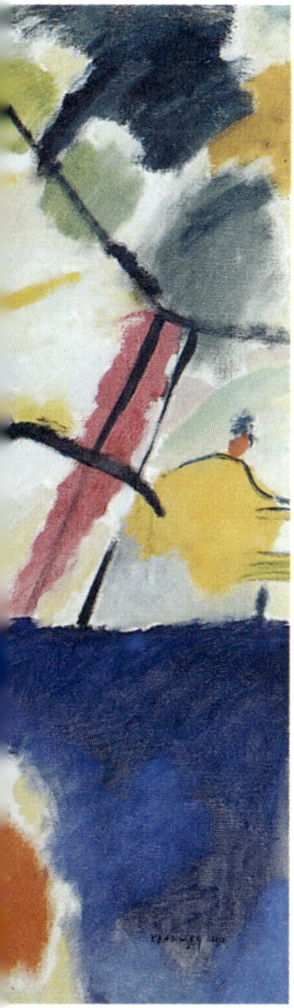

▶ August Macke, *Der Sturm,* 1911, Saarbrücken, Saarland Museum. 1911/12 schloß sich August Macke dem »Blauen Reiter« an. Er bevorzugte Landschaftsmotive und verknüpfte Elemente der Theorien Kandinskys mit Anregungen von Matisse zu einem weniger spirituell geprägten, eher dekorativen Stil.

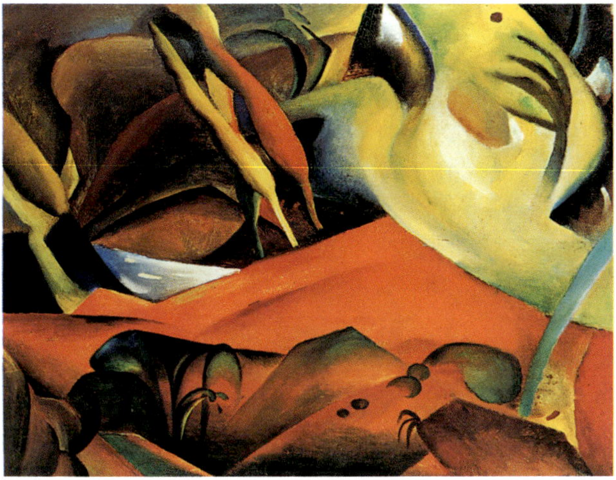

Neue philosophische Strömungen

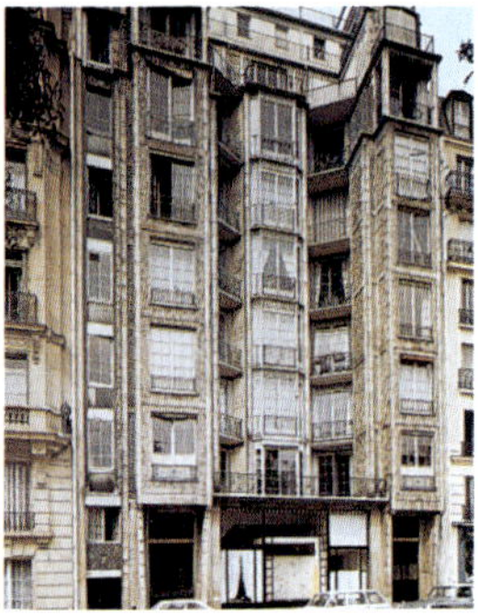

▲ Auguste Perret, Haus in der Rue Franklin 25 in Paris, 1903. Ein architektonisches Manifest des Anti-Modernismus.

Das ausgehende 19. Jahrhundert ist von politischen Spannungen gekennzeichnet. Die Industrienationen bemühen sich, ihre Vormachtstellung in der Welt zu behaupten, während die Entwicklungsländer große Mühe haben, einen Platz auf der internationalen Bühne zu erobern. Imperialismus und Expansionspolitik sind die Maximen der Politik. Gleichzeitig gerät das Sozialgefüge aus dem Gleichgewicht. Sozialistische und kommunistische Gedanken finden immer weitere Verbreitung und fließen auch in die erstarkenden Frauenbewegungen ein. Auf dem alten Kontinent bilden die Großmächte verschiedene Allianzen, die in zunehmend scharfe Konfrontation zueinander geraten. Eine Reihe von kriegerischen Auseinandersetzungen findet in den Balkankriegen 1912/13 ihren vorläufigen Höhepunkt. Die maßgeblichen philosophischen Begriffe heißen Vitalismus, Relativismus und Spiritualismus. Es geht um eine neue Sicht des Bewußtseins, dessen Rolle ebenso im Wandel begriffen ist wie das gesamte Weltbild. Dem Instinkt als einem rein irrationalen Moment wird ein neuer Stellenwert beigemessen, und unter dem Postulat der Relativität aller Erkenntnis stellt man – im Gegensatz zur sinnlichen und geistigen »Realität« – den Begriff der »absoluten Wahrheit« in Frage.

■ Links unten: Otto Wagner, Majolikahaus, 1899, Wien. Das große Gebäude an der Wiener Ringstraße ist mit prächtigen Majolika-Dekorationen ausgestattet.

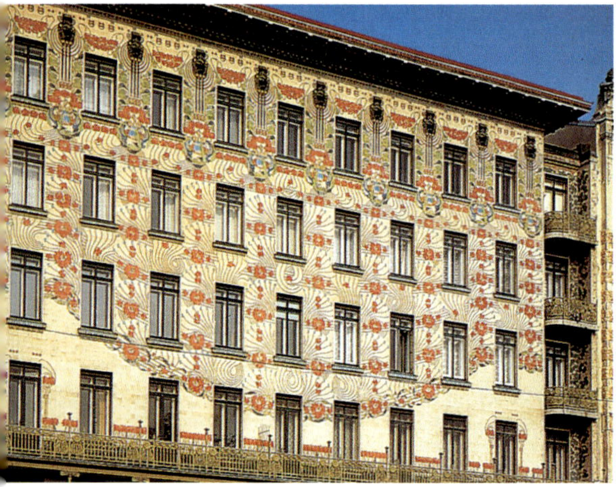

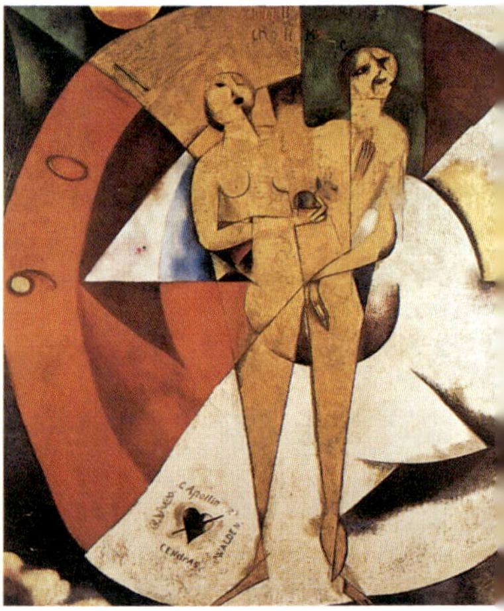

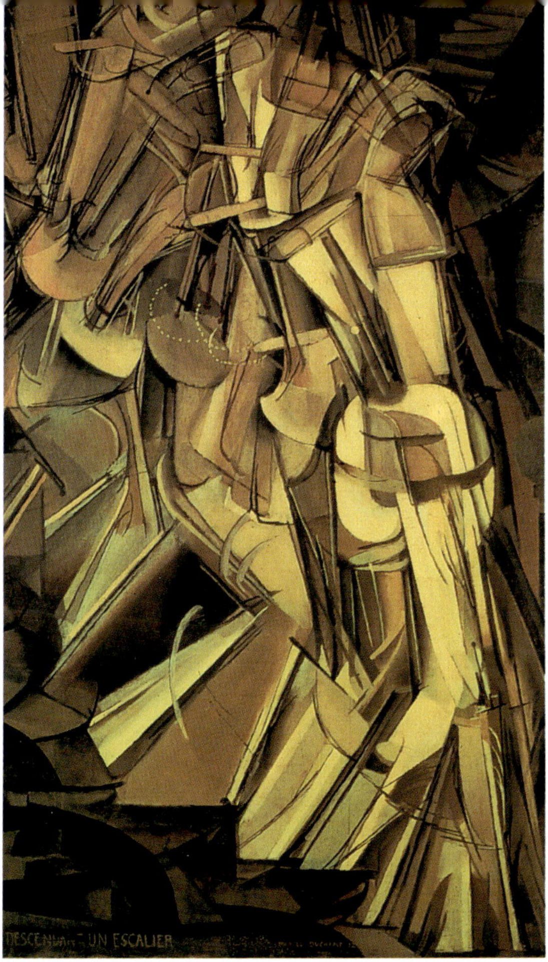

◄ Marcel Duchamp, *Akt, eine Treppe herabsteigend,* 1912, Philadelphia, Museum of Art. 1913 wurde das Werk in New York ausgestellt, wo es das amerikanische Publikum und die konservative Kritik gleichermaßen schockierte. In einem einzigen Gemälde vereinen sich Abstraktion, Dekomposition der Formen und Bewegungsanalyse.

Der Futurismus

Die erste künstlerische Avantgarde-Bewegung Italiens erobert von Mailand aus die Welt. In zahlreichen Manifesten proklamieren die Futuristen ihr künstlerisches Konzept: Auslöschen der Vergangenheit, Verherrlichung der theatralischen, ja geradezu gewaltsamen Geste und des Schreis als Ausdrucksmittel sowie Förderung einer Ästhetik der Bewegung und der Geschwindigkeit – denn der Maschine gehört die Zukunft. Die Futuristen betätigen sich in allen Bereichen der Kunst einschließlich des Kinos.

◄ Marc Chagall, *Hommage à Apollinaire,* 1911–12, Eindhoven, Stedelijk Van Abbe-Museum. Die europäische Kunstszene hat dem Dichter Apollinaire viel zu verdanken.

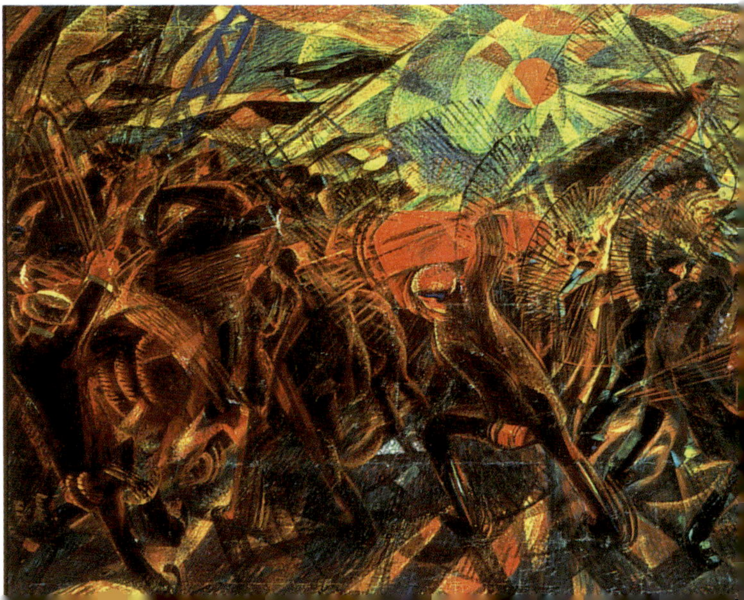

► Carlo Carrà, *Das Begräbnis des Anarchisten Galli,* 1911, New York, The Museum of Modern Art. Das Bild nimmt ein Ereignis des politischen Zeitgeschehens zum Thema, das den Künstler stark beschäftigte.

1908–1914

Die Stadt wird zur Metropole

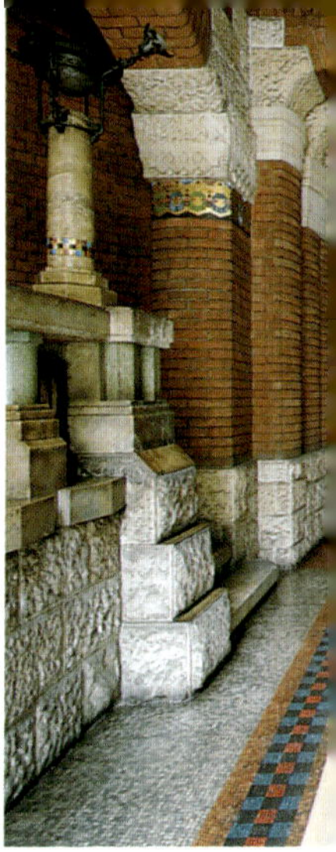

In der zweiten Hälfte des 19. Jahrhunderts hatte der Historismus in Europa wie auch in den Vereinigten Staaten rasche Verbreitung gefunden. Die Erscheinungsformen dieses Stils sind zahlreich, etwa die Rückbesinnung auf die Antike und das Mittelalter, daneben zeigen sich orientalische und exotische Einflüsse. Aber auch einige epochemachende strukturelle Neuerungen in der Architektur fallen darunter, so etwa die tragenden Strukturen aus Eisen oder Gußeisen. Dies sind auch die Jahre des sprunghaften Wachstums der Städte, bedingt durch die Zuwanderung gewaltiger Bevölkerungsmassen in die industriellen Zentren. In den Großstädten Europas beginnt man mit der Durchführung sogenannter Bauleitpläne, das heißt, einer Flächenplanung der städtischen Gebiete am Reißbrett. In den historischen Stadtkernen werden alte Gebäude abgerissen, Straßen und Plätze verschwinden, um Raum für private und öffentliche Neubauten zu schaffen. Ein Nahverkehrsnetz von Untergrundbahnen und Straßenbahnen wird angelegt, und den Automobilen, jenen »Blechungetümen«, die den Futuristen schöner erscheinen »als die Nike von Samothrake«, schafft man freie Fahrt auf breiten Avenuen.

■ Links unten: Antonio Sant'Elia, *Die neue Stadt*, 1914, Como, Museo Civico. Der Entwurf für eine technisierte Stadt der Zukunft von futuristischem Gepräge.

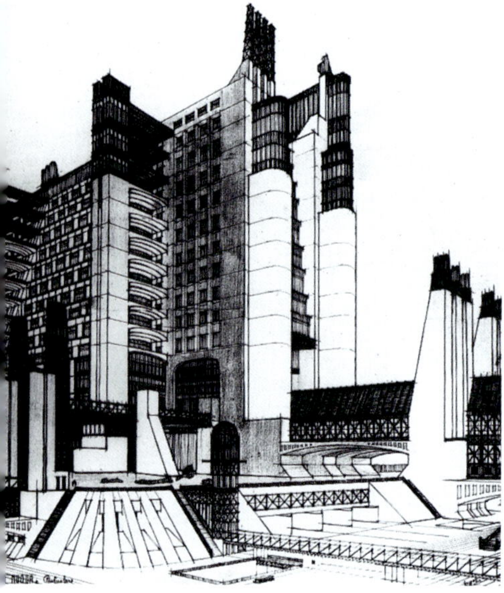

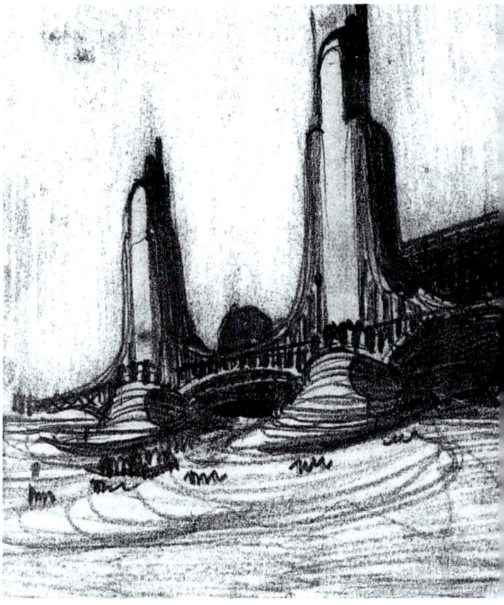

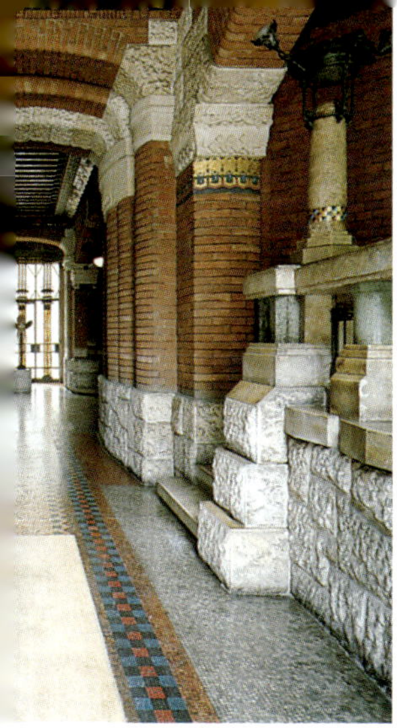

◀ Giulio Ulisse Arata, Haus Berri-Meregalli, 1914, Mailand. Das Gebäude, ein erlesenes Zeugnis des Mailänder Jugendstils, weist in der Innenausstattung überladene Dekorationen auf, die auf die wunderlichsten, ausgefallensten gotischen Vorbilder zurückgehen. Mit dem Ende des zweiten Jahrzehnts des 20. Jahrhunderts verlor der Jugendstil in Italien an Bedeutung, und man kehrte wieder stärker zu klassischen Tendenzen zurück.

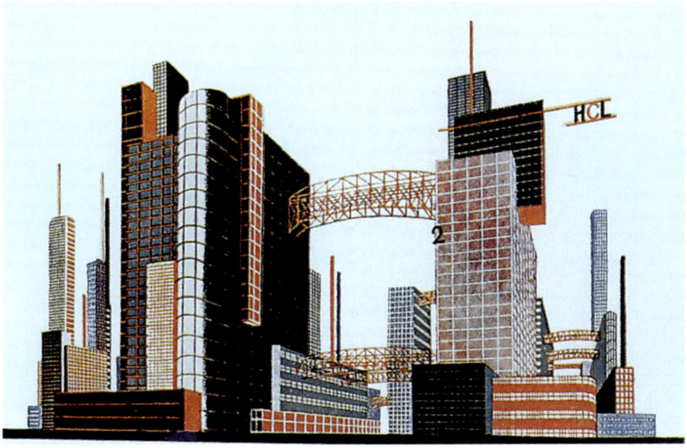

▼ Antonio Sant'Elia, *Entwurf für den neuen Mailänder Hauptbahnhof,* 1913–14, Mailand, Sammlung Monti.

▲ Jakow Tschernichow, *Komposition verschiedener architektonischer Formen,* 1930, Sammlung Tschernichow. Eine Realität gewordene Utopie.

▼ Antonio Sant'Elia, *Gebäudeentwurf,* 1913, Mailand, Sammlung Accetti. Ein allzu innovativer Entwurf, der auf Unverständnis stieß.

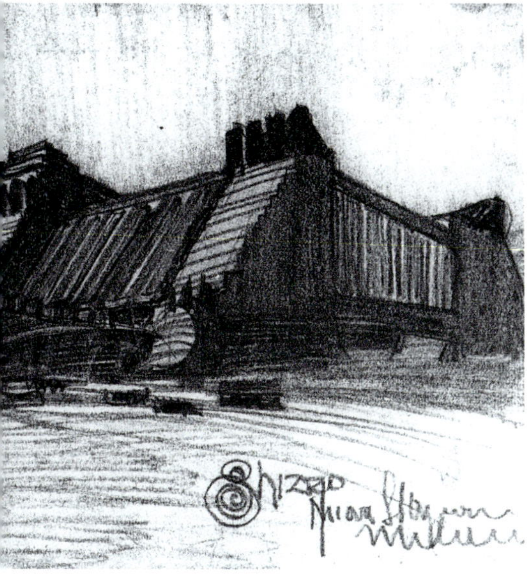

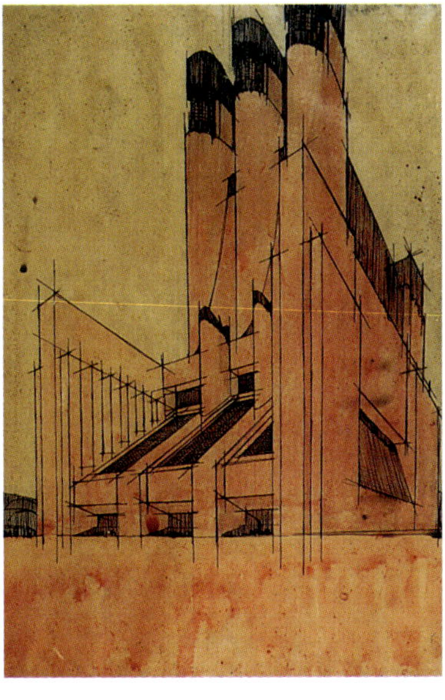

1908–1914

Die letzten Jahre in München

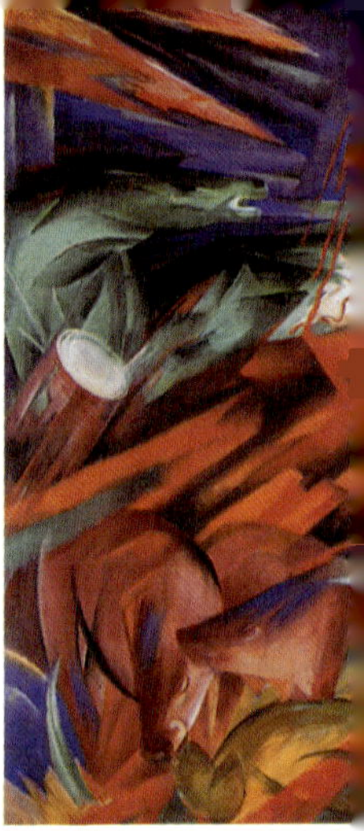

▲ Franz Marc, *Die Bäume zeigten ihre Ringe, die Tiere ihre Adern (Tierschicksale)*, 1913, Basel, Kunstmuseum. Anhand des Gemäldes wird deutlich erkennbar, welche experimentelle Richtung Kandinskys Freund eingeschlagen hatte. Der Einsatz der Diagonalen zur Darstellung der Bewegung sollte für Franz Marc zu einem Charakteristikum werden.

Die letzten Münchner Jahre sind für Kandinsky eine außerordentlich produktive und erfolgreiche Zeit. Sein Werk kann im gleichen Atemzug mit den Arbeiten von Matisse, Picasso oder Boccioni genannt werden und steht in würdiger Nachfolge von Cézanne. Der »Blaue Reiter«, dem sich mittlerweile auch Paul Klee angeschlossen hat, organisiert in München zwei bedeutende Ausstellungen. An der zweiten, gut dreihundert Aquarelle, Zeichnungen und Druckgraphiken umfassenden Schau von 1912 beteiligen sich auch die Künstlervereinigung »Die Brücke«, französische Kubisten und Fauves sowie einige russische Maler. Die Schau wird auch auf der Sonderbundausstellung in Köln präsentiert, anschließend geht sie nach Berlin, wo sie im Rahmen des 1913 von Herwarth Walden gegründeten »Ersten deutschen Herbstsalons« gezeigt wird, eine der bedeutendsten Kunstausstellungen der Avantgarde. Im Juni 1913 vollendet Kandinsky seine *Rückblicke*, ein autobiographisches Werk, in dem er seine künstlerischen Erfahrungen der Jahre 1901 bis 1913 verarbeitet. Als 1914 der Erste Weltkrieg ausbricht, muß der Maler jedoch als Russe – und somit Angehöriger einer gegnerischen Nation – Deutschland verlassen. Im November kehrt er nach Moskau zurück.

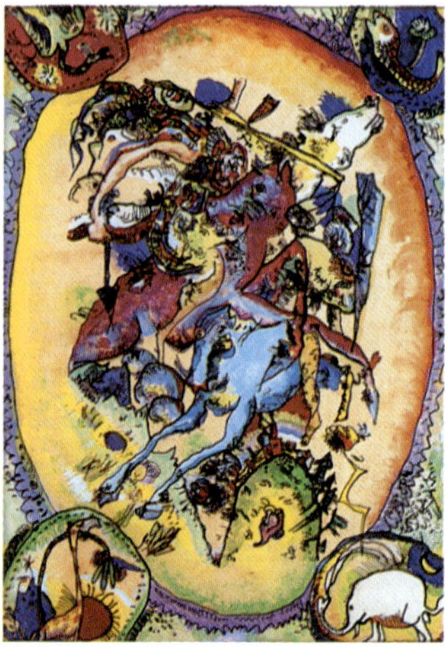

◄ Kandinsky, *Apokalyptische Reiter II*, 1914, München, Lenbachhaus. Biblische Motive berührten Kandinsky in besonderem Maße.

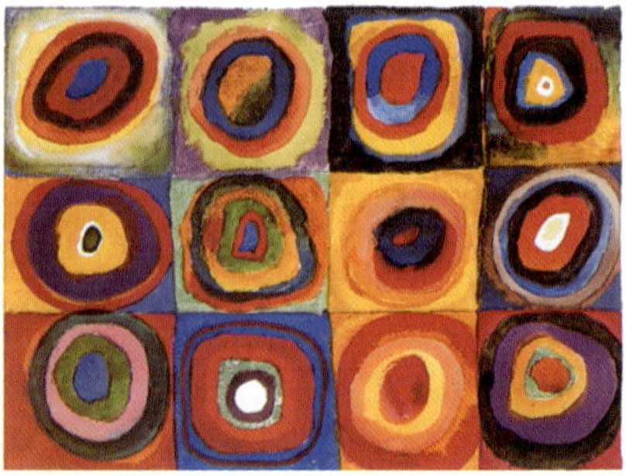

▲ Kandinsky, *Farbstudie – Quadrate mit konzentrischen Ringen*, 1913, München, Lenbachhaus. Eine farbtheoretische Demonstration.

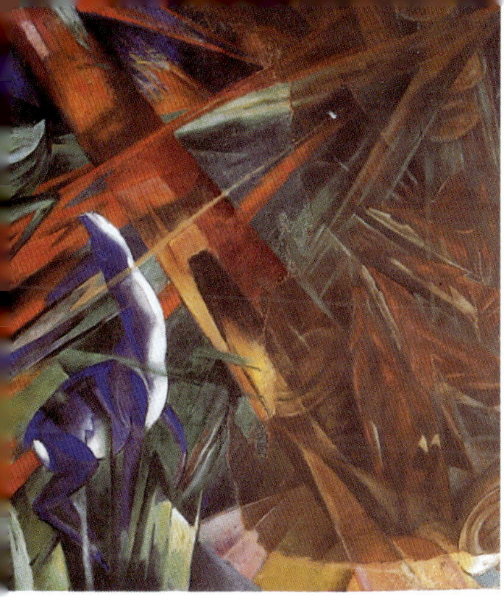

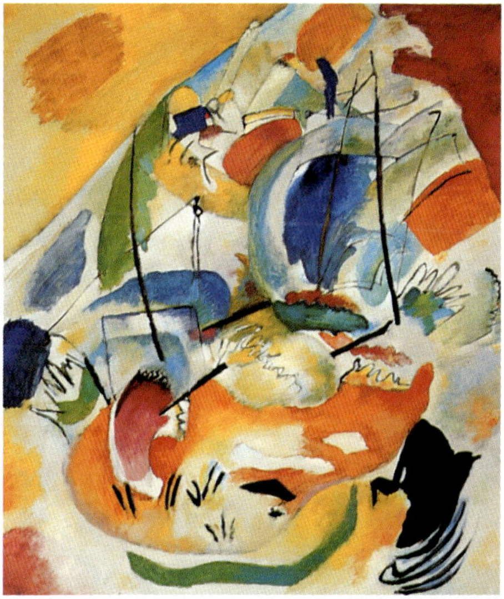

▶ Kandinsky, *Improvisation 31 (Seeschlacht),* 1913, Washington, National Gallery of Art. Diese Farbenschlacht, in der die dunklen Farbtöne die negativen Akzente setzen, läßt den geschichtlichen Hintergrund deutlich spürbar werden.

▼ Kandinsky, *Entwurf zu Bild mit weißem Rand,* 1913, München, Städtische Galerie im Lenbachhaus. Ein Vergleich der ursprünglichen Bildidee mit dem fertigen Werk ist sehr aufschlußreich, da er die verschiedensten Betrachtungen über die Vorgehensweise des Malers ermöglicht.

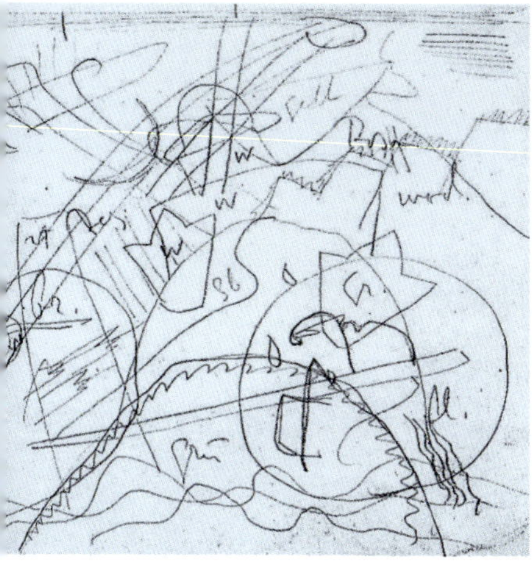

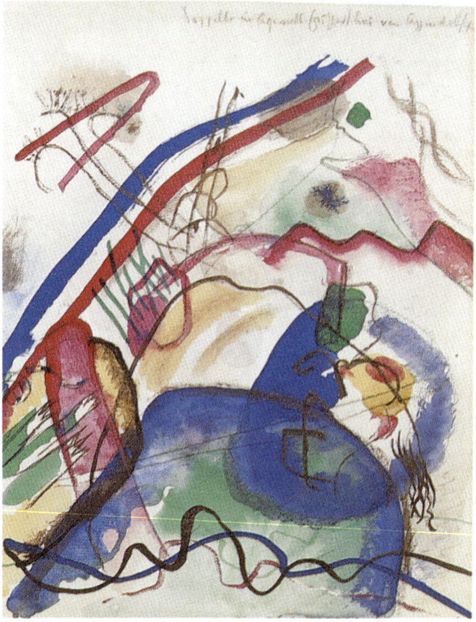

▲ Kandinsky, *Entwurf zu Bild mit weißem Rand,* 1913, München, Städtische Galerie im Lenbachhaus. Angeregt durch seine experimentellen Form- und Farbstudien versuchte sich Kandinsky an einer rein malerischen, nicht darstellenden Komposition, in der »Farbe und Form als solche selbständig existieren ... und zusammen ein Ganzes bilden, welches Bild heißt«.

HISTORISCHER KONTEXT

1908–1914

Zwischen Spiritualismus und Abstraktion

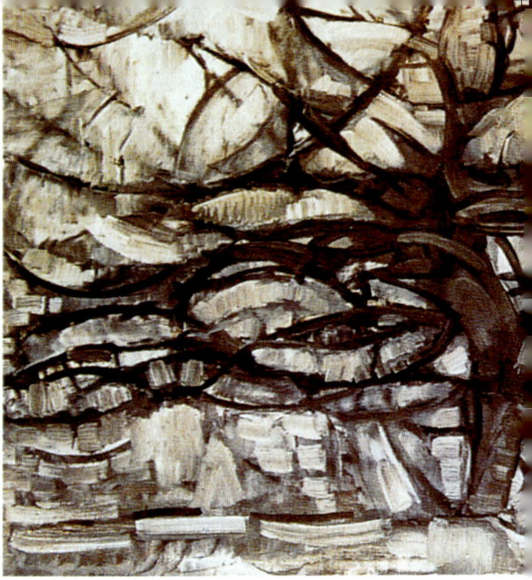

Zu Beginn des Jahres 1914 steht das politische Gleichgewicht in Europa vor seinem Zusammenbruch. Der Erste Weltkrieg kündigt sich an, an dessen Ende ein noch instabileres System stehen wird als zuvor. Auch die Kunstszene – die Kandinsky sehr viel zu verdanken hat – gerät in Bewegung. Neue Impulse gehen etwa von dem österreichischen Philosophen Rudolf Steiner aus, der 1913 die Anthroposophische Gesellschaft gründet. Bis dahin war er Sekretär der Theosophischen Gesellschaft, deren Mitglieder Besant und Leadbeaters die Theorie der stufenweisen Entwicklung der Natur zum Geistigen hin vertraten. Abhängig von der seelischen Befindlichkeit des Menschen nimmt seine persönliche Aura, die unsichtbare geistige Ausstrahlung, die ihn umgibt, unterschiedliche Färbungen an. Teils durch Bezugnahme auf bekanntes Gedankengut, teils durch neue eigene Überlegungen, begründet Steiner seine Lehre der Anthroposophie, die große Wirkung zeigt. Parallel dazu findet der Begriff der Abstraktion allmählich allgemeine Anerkennung und wird von verschiedenen Künstlern individuell unterschiedlich umgesetzt.

▲ Piet Mondrian, *Grauer Baum,* 1911, Den Haag, Gemeentemuseum. In bezug auf den Gegenstand ein realistisches Werk, von einer naturalistischen Ausführung allerdings weit entfernt.

■ Links unten: Piet Mondrian, *Das Meer,* 1912, Basel, Privatsammlung.

▼ Piet Mondrian, *Komposition 10 in Schwarz-Weiß,* 1915, Otterlo, Rijksmuseum Kröller-Müller.

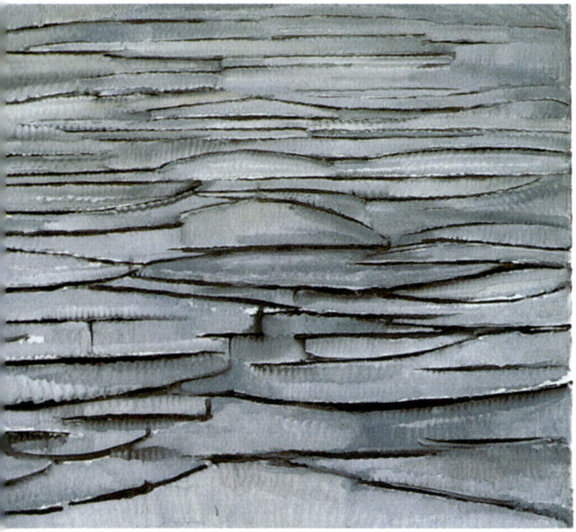

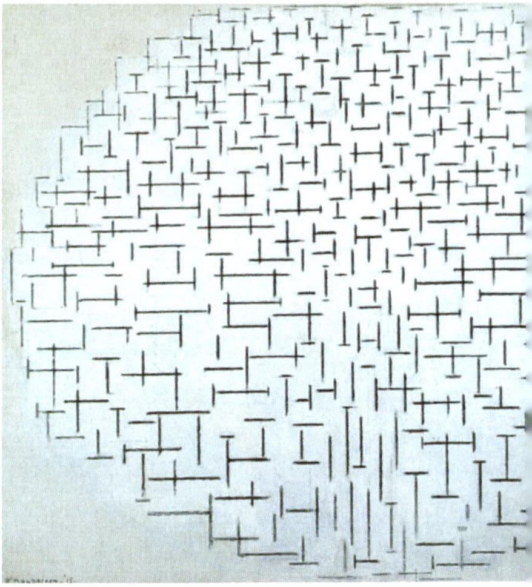

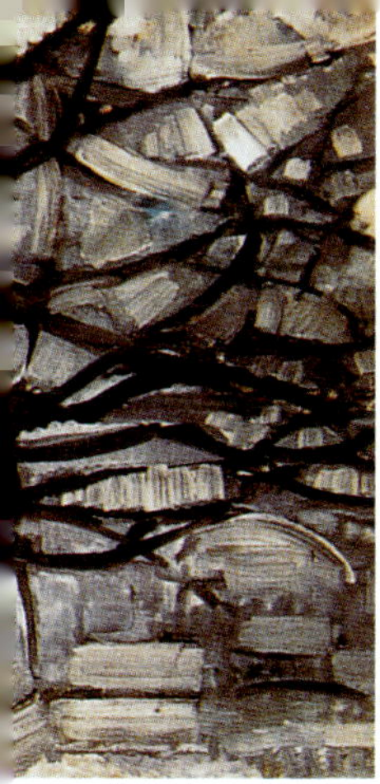

▶ Jackson Pollock, *Augen in der Hitze (Eyes in the Heat)*, 1946, Venedig, Stiftung Peggy Guggenheim.

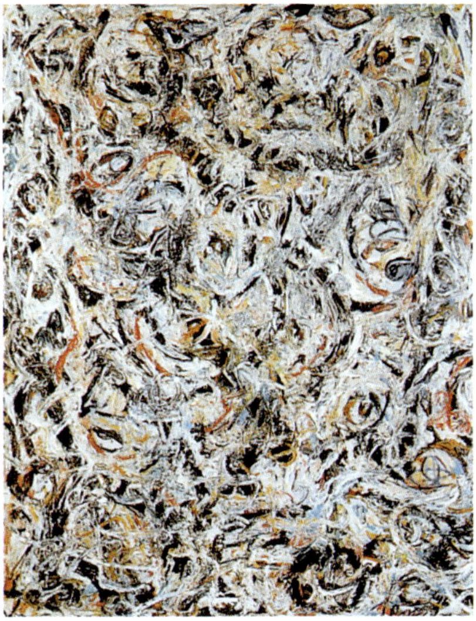

▼ Joseph Stella, *Kampf der Lichter*, 1913, New Haven, Yale University Art Gallery.

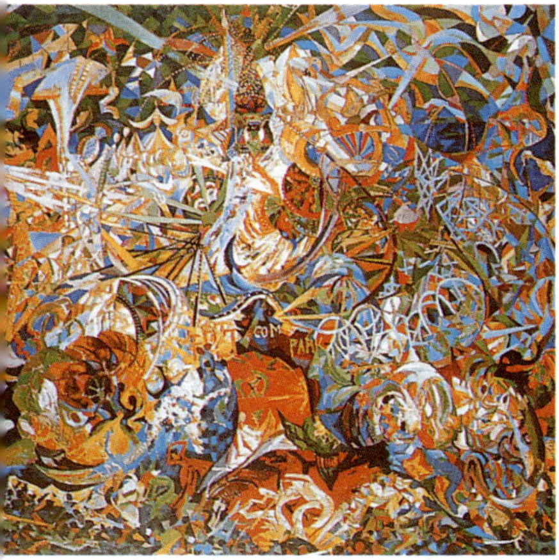

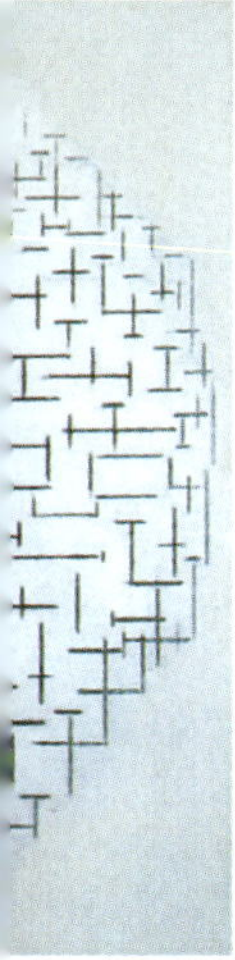

Der Expressionismus

Zwei Bewegungen von ähnlicher Konzeption bilden die Ausgangspunkte des Expressionismus. Zum einen sind die »Fauves« zu nennen, die 1905 in Paris zusammenfinden, zum anderen die Vereinigung »Die Brücke«, die sich im selben Jahr in Dresden formiert. Beider Credo ist der Antinaturalismus, und zu ihren Charakteristika zählen neben der ausdrucksvollen Farbskala eine kritische Haltung gegenüber der Gesellschaft. In Deutschland behält der Expressionismus auch nach dem Ersten Weltkrieg noch Bedeutung.

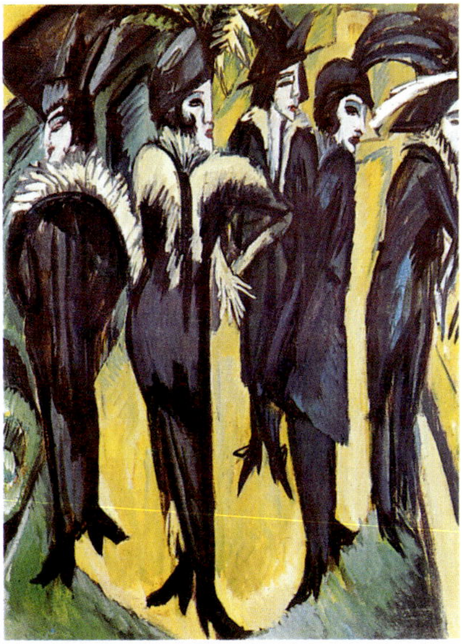

▲ Ernst Ludwig Kirchner, *Fünf Frauen auf der Straße*, 1913, Köln, Wallraf-Richartz-Museum. Ein Manifest des Expressionismus. Durchaus nicht dem üblichen weiblichen Rollenbild entsprechend, erwachsen die Figuren des Bildes, menschlichen Säulen gleich, zu Symbolen einer Gesellschaft, in der die Frau eine immer bedeutendere Position für sich beansprucht.

1914: Kriegsausbruch

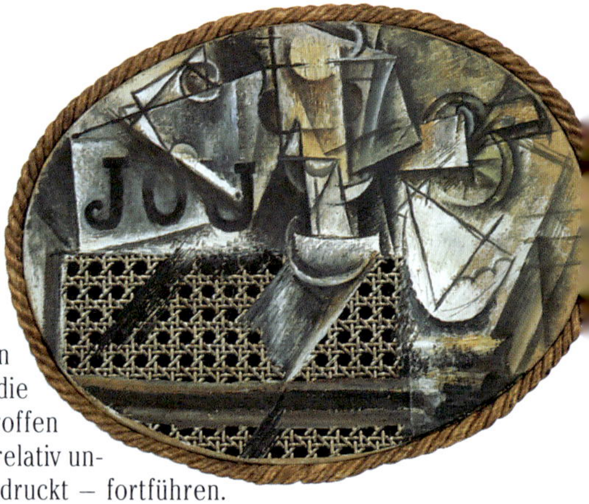

Mit der Ermordung des österreichischen Thronfolgers Erzherzog Franz Ferdinand am 28. Juli 1914 beginnt der Erste Weltkrieg. Trotz der dramatischen Schlachten an den Fronten kann jedoch die Zivilbevölkerung, die nicht direkt von den Kämpfen betroffen ist, ihr »normales« Leben zunächst relativ ungestört – wenn auch nicht unbeeindruckt – fortführen. In diesem entsetzlichen, zermürbenden Kriegsschauspiel stehen sich die Mittelmächte Deutschland und Österreich-Ungarn mit ihren Verbündeten (Italien, Bulgarien und die Türkei) und die Alliierten Frankreich, Großbritannien und Rußland gegenüber. Schlachten ganz anderer Art – unblutig, aber ebenso erbittert – werden in der neuen europäischen Kunstszene geschlagen. Hier hat man seine Lehren aus den Erfahrungen von Realismus und Postimpressionismus des späten 19. Jahrhunderts gezogen und spürt sehr wohl, an einen historischen Wendepunkt gelangt zu sein. Dem politischen Durcheinander dieser Jahre begegnet der Kulturbetrieb auf ganz unterschiedliche Weise. Eine starke Strömung versucht, mit Manifesten und programmatischen Schriften, die in heftiger Opposition zum herrschenden System stehen, ihre Stimme zu erheben.

▲ Pablo Picasso, *Stillleben mit Rohrstuhlgeflecht,* Collage aus Wachstuch, Papier, Ölfarbe auf Leinwand, 1912, Paris, Musée Picasso. Für Picasso bedeutete die Collage-Technik einen innovativen Umgang mit Materialien. Sie kennzeichnet allerdings auch einen Wandel in der Einstellung zum Gegenstand; häufig fanden banale Dinge des täglichen Gebrauchs Eingang in das Kunstwerk.

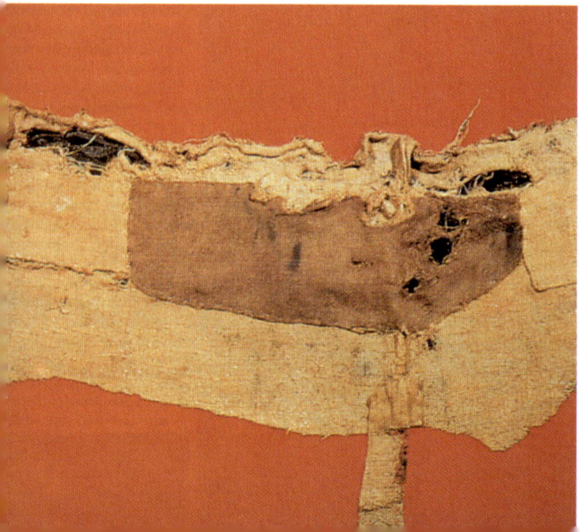

◄ Alberto Burri, *Sack und rot,* 1954, London, Tate Gallery. Von der Collage zum Materialmix. Zum Beweis der außerordentlichen Wirkung, die der Einsatz mehrerer Materialien in ein und demselben Werk entfalten kann, sei hier stellvertretend ein berühmter, von einem italienischen Künstler »verunstalteter« Sack angeführt.

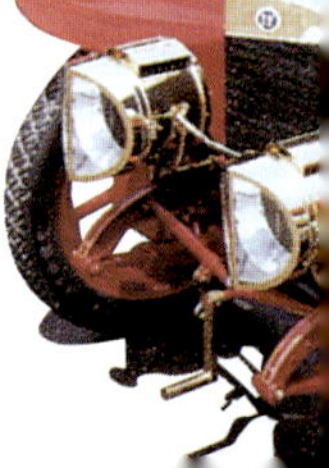

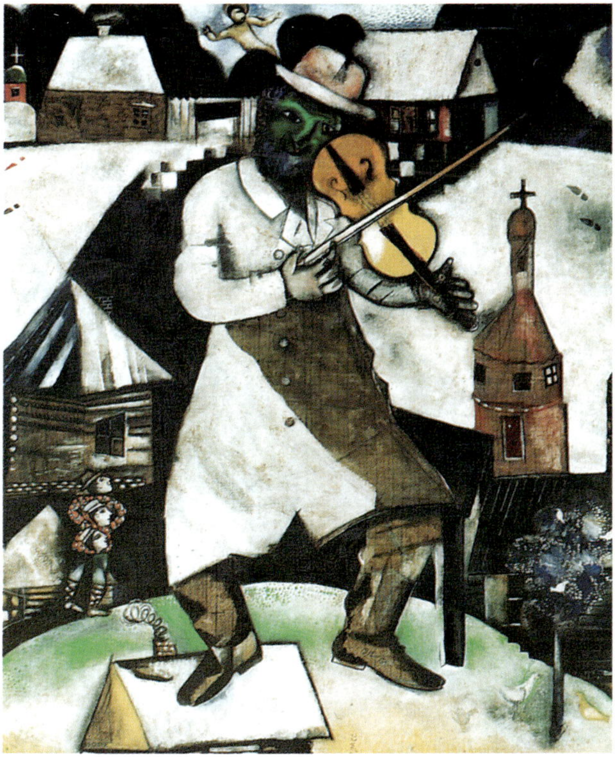

◀ Marc Chagall, *Der Geiger,* 1913, Washington, National Gallery. Chagall war einer der Protagonisten der europäischen Kunstszene des frühen 20. Jahrhunderts. Seine einzigartige, charakteristische Malerei ist eine Synthese aus von Traumvisionen geprägtem Naturalismus und Abstraktion. Sein spezielles Farbempfinden, das fauvistische Züge trägt, rückt ihn in die Nähe der innovativsten künstlerischen Strömungen. Chagall gehörte ebenso wie Amedeo Modigliani und Chaim Soutine der Ecole de Paris an.

▼ Innenansicht des Hauses des Kunstsammlers Morosow in Moskau. Nur wenige Russen hatten zu dieser Zeit ein Gespür für die künstlerische Aufbruchstimmung in Europa. Dennoch entstanden einige außergewöhnliche Sammlungen wie jene von Morosow.

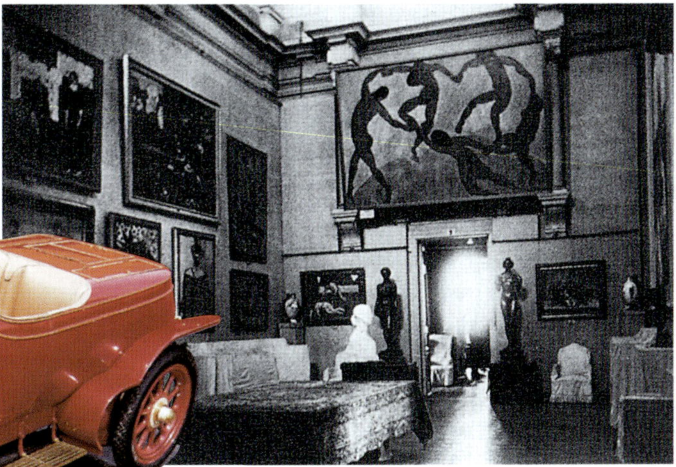

▼ Die legendäre Isotta Fraschini KM von 1914, die sich angesichts einer Höchstgeschwindigkeit von nahezu 130 km/h den Beinamen die »Ungeheuerliche« verdient hatte. Ein Wunderwerk der Technik von internationalem Ruf.

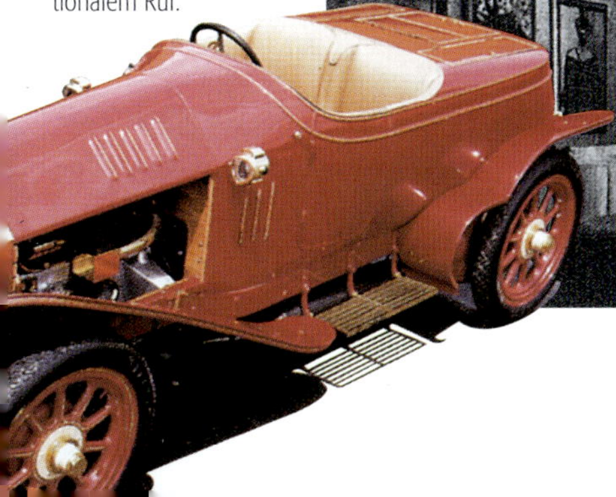

Bild mit rotem Fleck

Dieses Gemälde aus dem Jahr 1914 ist im Besitz des Centre Georges Pompidou in Paris. In der Erkundung der unerschöpflichen Möglichkeiten der abstrakten Malerei hatte Kandinsky mittlerweile ein hohes Niveau erreicht.

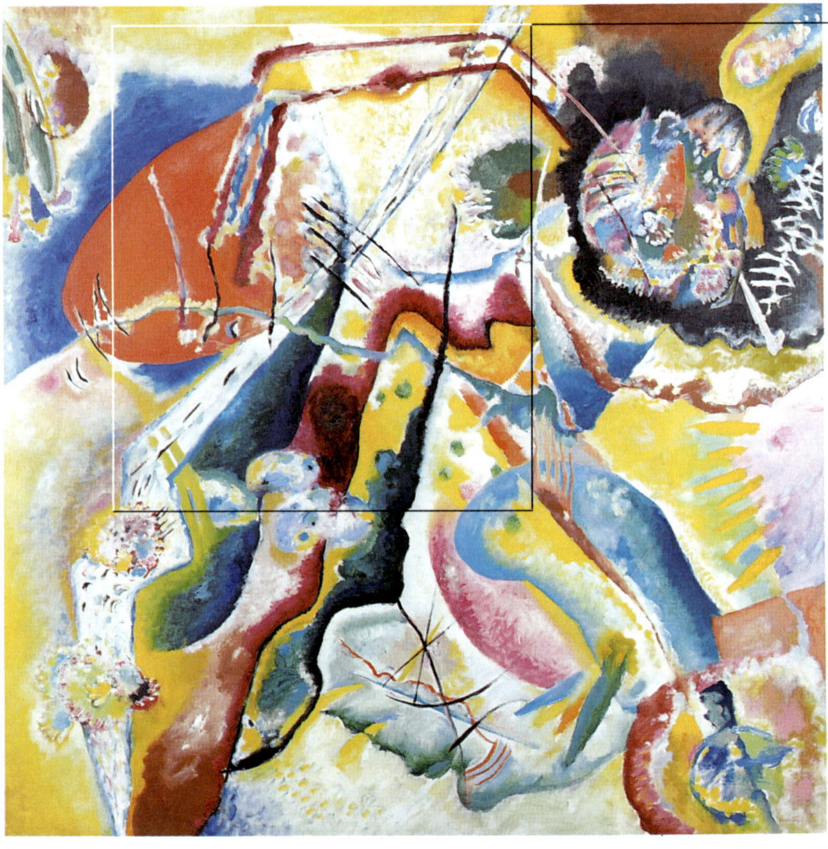

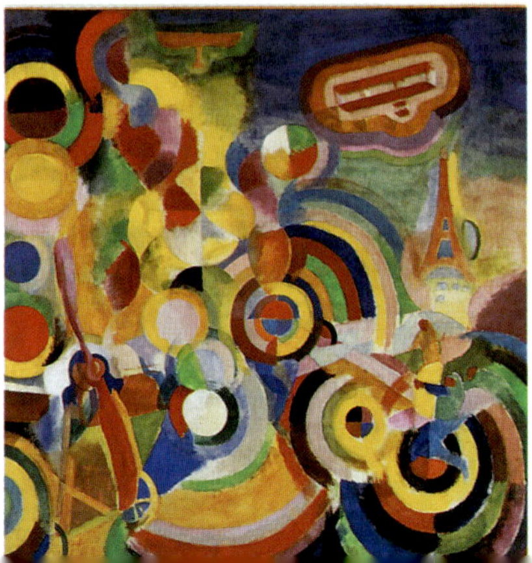

▶ Robert Delaunay, *Hommage à Blériot,* 1914, Basel, Kunstmuseum. Als »Ketzer« des Kubismus, wie der Dichter Guillaume Apollinaire ihn nannte, war Delaunay zwar von den formalen Experimenten eines Braque oder Picasso fasziniert, ging aber nie so weit, die expressive Farbigkeit seiner Bilder aufzugeben, da er der Farbe eine starke Suggestivkraft zuschrieb. Sein Prinzip der formalen Dekomposition machte ihn zum Begründer des Orphismus, einer Strömung, deren künstlerische Bedeutung auch bei Paul Klee und dem »Blauen Reiter« anerkannt war.

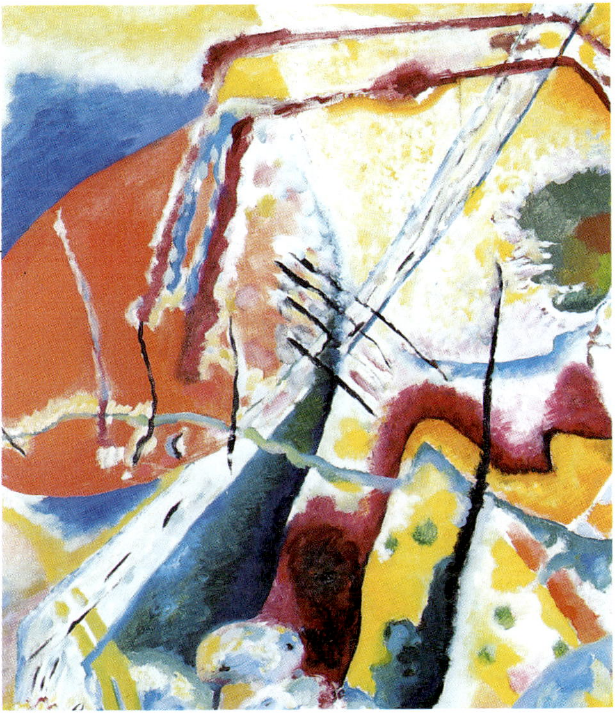

▶ Die abstrakte Kunst hat nichts Willkürliches an sich. In dieser »anderen Dimension« herrscht ganz im Gegenteil eine logische Ordnung, auch wenn sie sich der akademischen Kategorien der Beschreibung oder Naturnachahmung entzieht. Angesichts der spürbaren inneren Spannung wird das quadratische Gemälde mit einer Seitenlänge von 130 cm auch als »beherrschte Improvisation« bezeichnet, übrigens eine Titulierung, die sich auch im Untertitel von Kandinskys 1914 entstandenem Bild *Fuga* wiederfindet. In *Über das Geistige in der Kunst* bemerkt der Maler: »Das Rot ... als grenzenlose, charakteristisch warme Farbe, wirkt innerlich als eine sehr lebendige, lebhafte, unruhige Farbe, die aber nicht den leichtsinnigen Charakter des sich nach allen Seiten verbrauchenden Gelb besitzt, sondern ... eine starke Note von beinahe zielbewußter immenser Kraft« erzeugt. Der rote Fleck sticht aus dem Blau hervor und widersetzt sich einem trotzigen Gelb, der Verkörperung einer unsteten Energie. Verschiedene Blau-, Grün- und Rotnuancen nehmen der Konfrontation etwas von ihrer Schärfe.

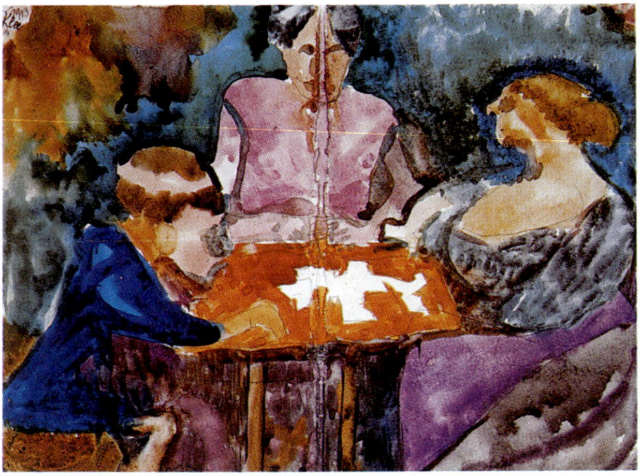

◀ Paul Klee, *Kartenspiel im Garten,* 1913, Privatsammlung. Klee gehört zu den begnadetsten Aquarellmalern der gesamten Kunstgeschichte. Hier befindet er sich noch in einer dem Gegenständlichen verbundenen Phase, teilweise auch im Hinblick auf seine Farbgestaltung. Die Auflösung der Formen deutet allerdings darauf hin, wie weit er sich bereits von den traditionellen Sehgewohnheiten entfernt hatte.

1915 – 1921

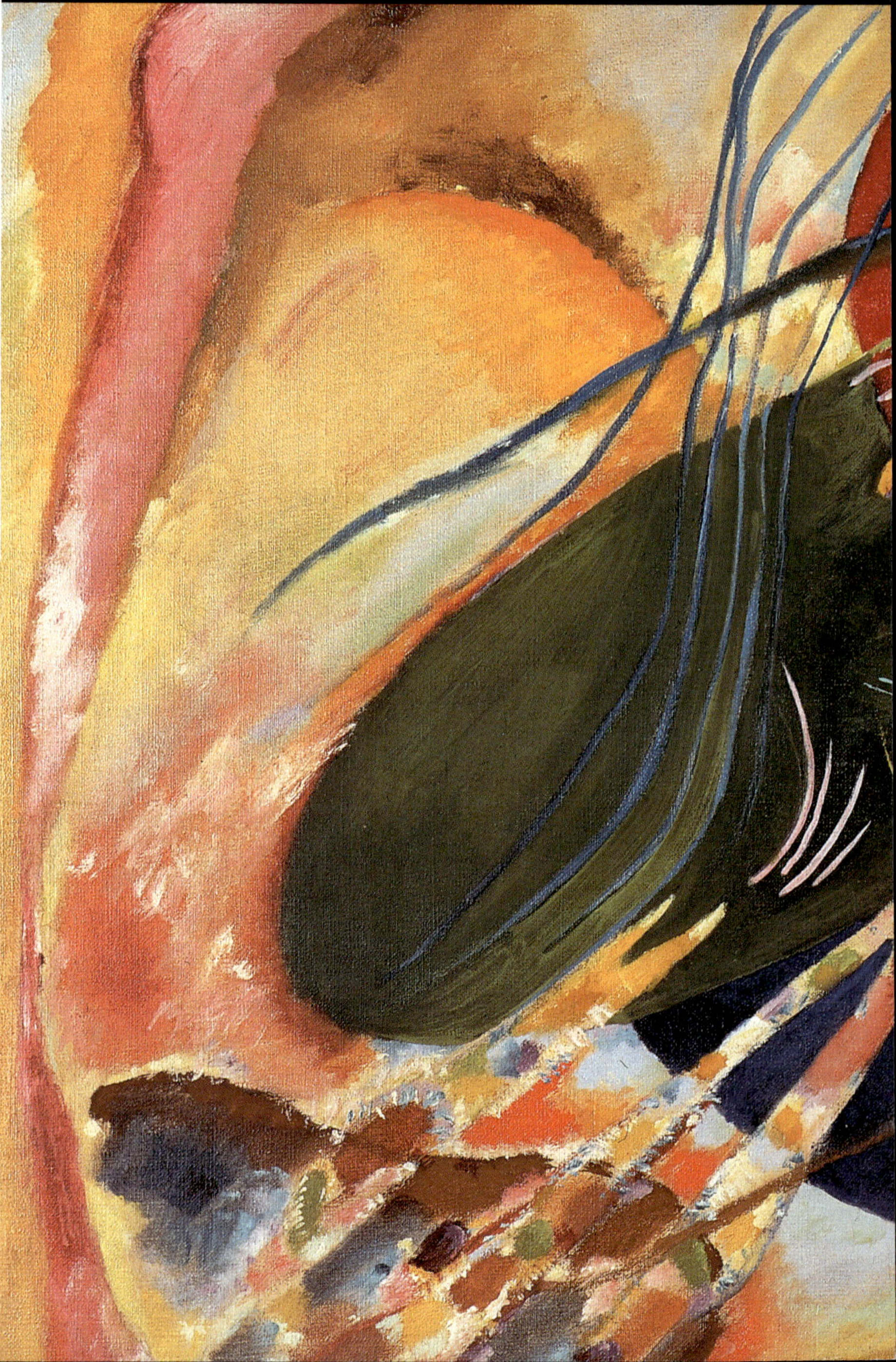

Kandinsky, *Bild mit drei Flecken*, Ausschnitt, 1914, Madrid, Sammlung Thyssen-Bornemisza

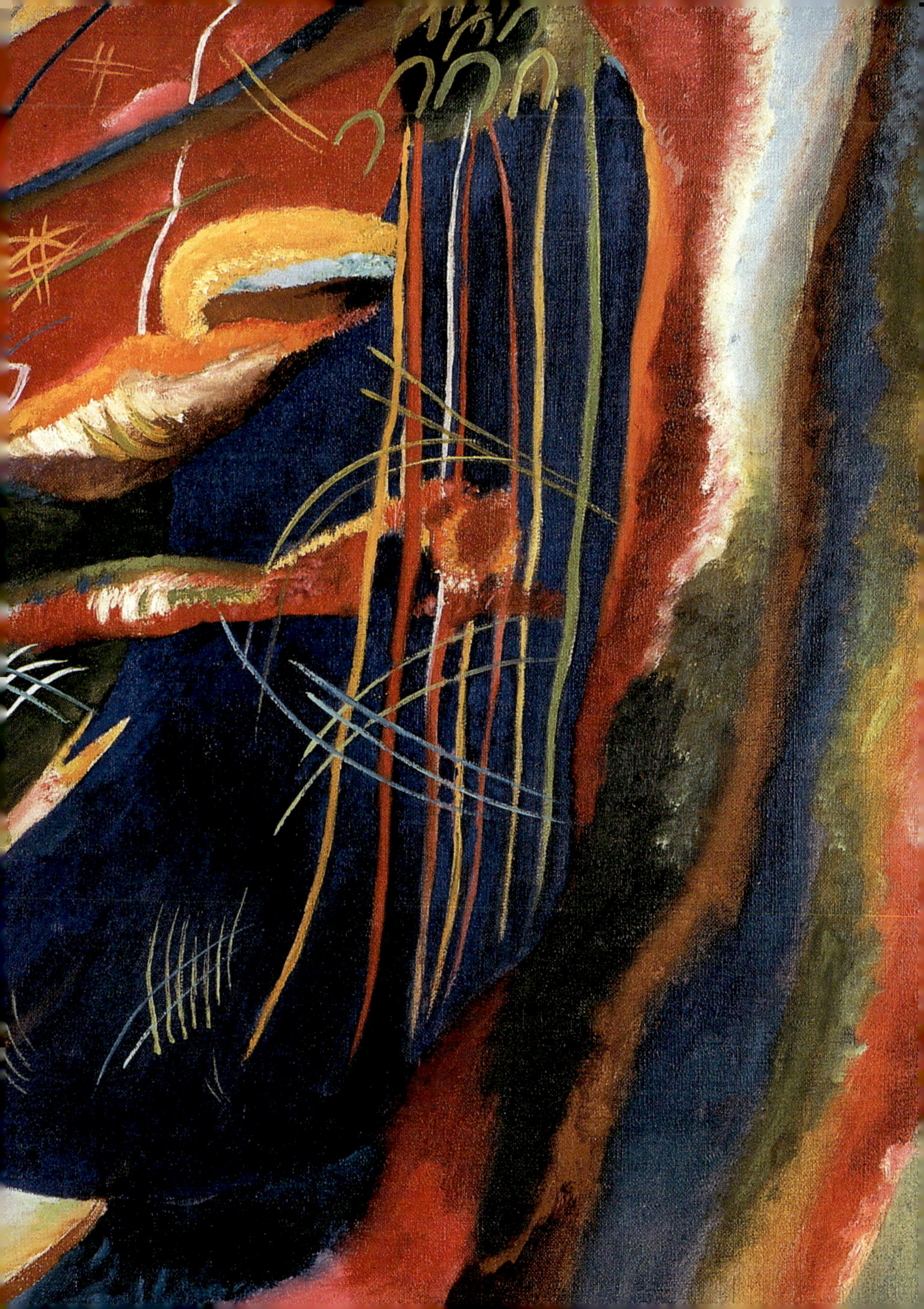

1915–1921

Schwierige Jahre

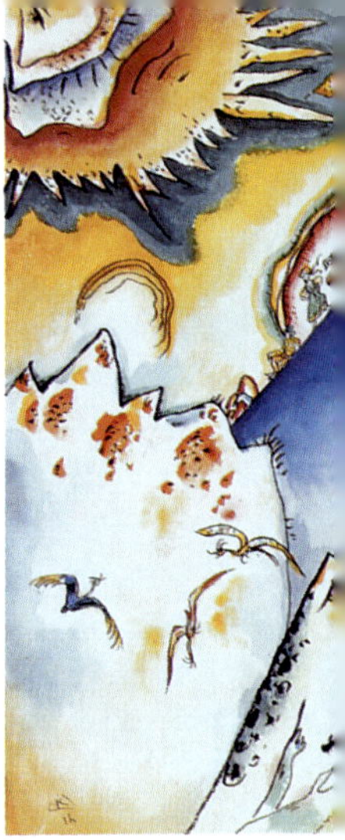

Gemeinsam mit seiner Gefährtin Gabriele Münter verbringt Kandinsky den Winter in Stockholm; schließlich jedoch kehrt er allein nach Moskau zurück. Die neu aufflammende Liebe zu seiner Heimatstadt inspiriert ihn zu einem großen Gemälde, das ihr gewidmet sein soll. An Münter, von der er sich trennen will, schreibt er von der unglaublichen Begeisterung, die ihm Mut gibt. Kandinskys Rückzug trifft Gabriele Münter hart, doch sie bewahrt sich stets das Andenken an diese große Liebe. In Anknüpfung an seine Münchner Schaffensperiode arbeitet Kandinsky an seinen Landschaften, wobei er besondere Sorgfalt auf die Lichteffekte verwendet. Er richtet sich auch ein Graphik-Atelier ein, doch eine aufgenommene Hypothek zwingt ihn, beinahe sein ganzes Anwesen zu verkaufen. Trotz aller Widrigkeiten erfüllt ihn ein Glücksgefühl, wieder zurück in Moskau zu sein. Aus dieser Zeit stammt das großformatige Ölgemälde *Moskau I*, das ein auf rosa Wolken schwebendes Liebespaar darstellt: Im September 1916 war Nina Andrejewskaja in sein Leben getreten; bereits im Februar 1917 heiraten die beiden.

▲ Kandinsky, *Vögel*, 1916, Paris, Centre Georges Pompidou. Die Arbeit ist in Aquarell, Tusche und Bleistift auf Papier ausgeführt. Fröhliche Vögel bevölkern den Himmel von Moskau.

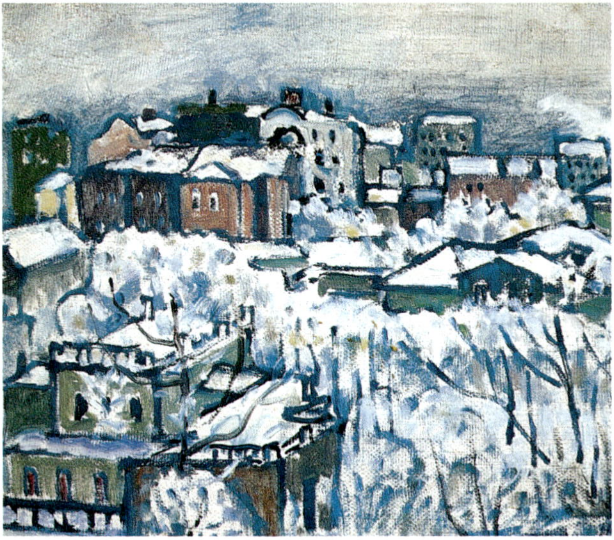

◀ Kandinsky, *Moskau – Smolensk Boulevard*, um 1916, Moskau, Staatliche Tretjakow-Galerie. »Ich male die Landschaft, die ich von meinem Fenster aus sehe: bei sonnigem Wetter, nachts, bei bedecktem Himmel.« Nach eigenen Angaben arbeitete Kandinsky daran, seine Palette zu erweitern und neue Farbkompositionen auszuprobieren. Die finanziellen Sorgen schienen seine Kreativität nicht zu beeinflussen, denn in dieser Zeit widmete er sich mit großer Ausdauer seiner Malerei.

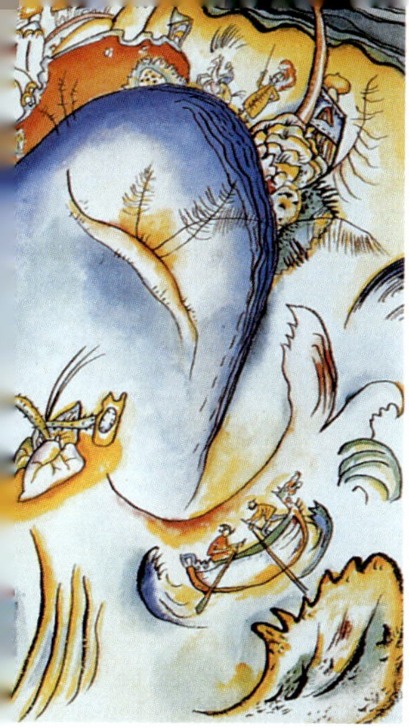

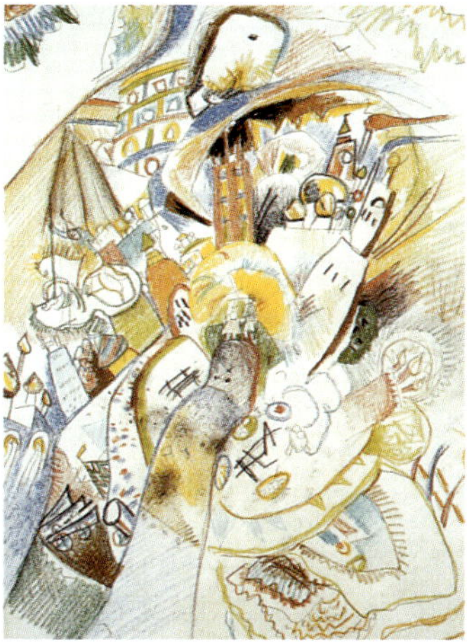

◄ Kandinsky, *Ohne Titel,* 1916, Paris, Centre Georges Pompidou. Das Werk gehört zu einer Reihe von Bildern, die im Rahmen der Vorstudien für sein Gemälde *Der Rote Platz* entstanden. Rechts ragt der Kreml, das Herz Moskaus, mit bizarren, rauchenden Schornsteinen hervor. Die Straßen und Häuser strahlen eine Atmosphäre großer Vitalität und Lebensfreude aus: eine vom Blick des Malers zu einem Idealbild verklärte Stadt.

▼ Kandinsky, *Junge Frau in russischer Tracht,* 1902, München, Städtische Galerie im Lenbachhaus. Kleinformatige Bilder wie dieses, die einen Eindruck von der enormen Beobachtungsgabe des Künstlers vermitteln, sind wahre Juwelen.

► Kandinsky, *Achtyrka, Nina und Tatjana auf der Veranda,* 1917, Paris, Centre Georges Pompidou. Das Paar verbrachte einige Zeit in der Ukraine bei Kandinskys Cousins, den Abrikosows, bei denen der Maler stets gern zu Gast war.

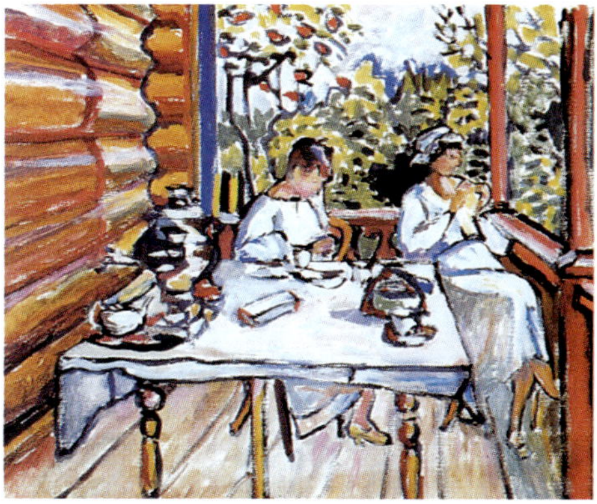

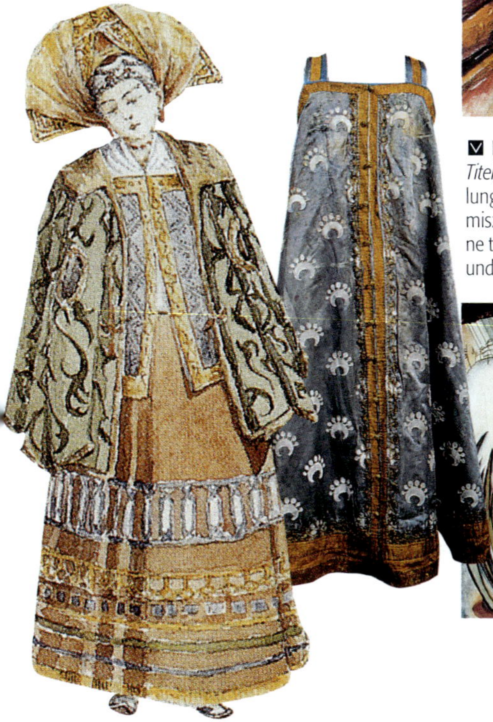

▼ Kandinsky, *Ohne Titel,* 1915, Madrid, Sammlung Thyssen-Bornemisza. Eine wunderschöne traditionelle Tracht und ihre bildnerische Umsetzung. Wie ein roter Faden durchziehen solche Motive in diesen Jahren Kandinskys künstlerische und persönliche Erfahrungen.

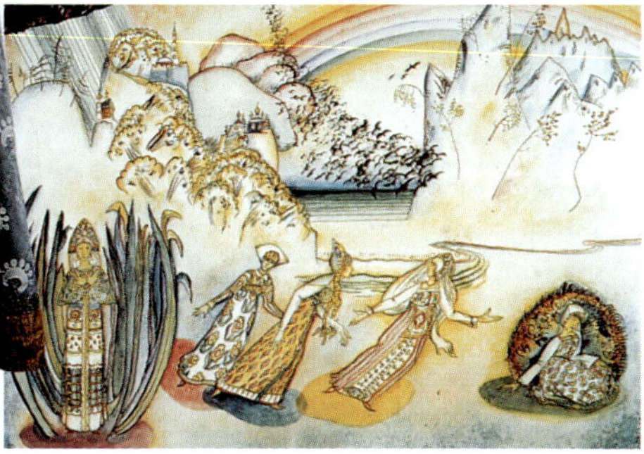

1915–1921

Alle Macht dem Volke!

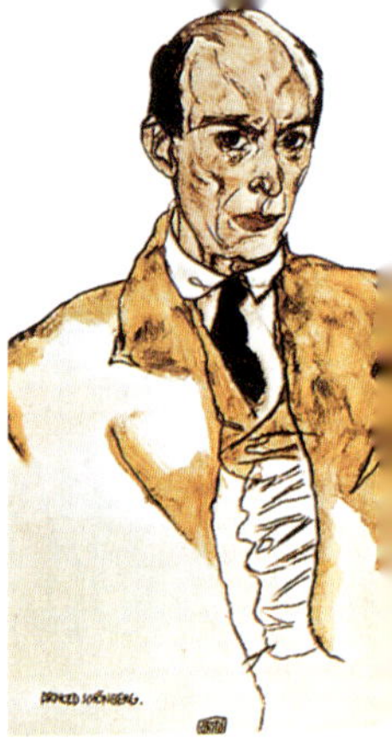

▲ Egon Schiele, *Bildnis Arnold Schönberg,* 1917, Wien, Österreichische Galerie. Während seiner letzten Lebensjahre war Schiele ein gefragter und vielbeschäftigter Porträtist.

Anfang 1917, während sich Frankreich und Deutschland in zermürbenden, nicht enden wollenden Grabenkriegen bekämpfen, treten die Amerikaner in den Weltkrieg ein, eine Reaktion auf den uneingeschränkten U-Boot-Krieg der deutschen Marine. Gleichzeitig stürzt die drohende militärische Niederlage Rußland endgültig in die Krise. Im März 1917 erzwingen die Streiks und Revolten des Arbeiter- und Bauernproletariats die Abdankung von Zar Nikolaus II. Im November desselben Jahres (nach dem orthodoxen Kalender im Oktober) reißen die revolutionären Bolschewiki unter der Führung von Lenin und Trotzki die Macht an sich und rufen die Sowjetrepublik aus, was auch kulturell einen tiefgreifenden Wandel mit sich bringt. Die Künstler selbst propagieren die neuen Verpflichtungen, die die Kunst dem Volk gegenüber hat. Gefordert ist vor allem die Nähe zur Arbeiterklasse und zur gesellschaftlichen Produktion, daneben aber auch die Kooperation der einzelnen Kunstgattungen untereinander. In Rußland setzt sich nun ebenfalls die Ästhetik des Industrieprodukts und des Abstrakten durch. Die Stilbegriffe beginnen sich zu wandeln und die bürgerliche Tradition zu durchbrechen. Im November 1918 endet der Erste Weltkrieg mit dem Zusammenbruch der Mittelmächte, Rußland hatte bereits im März einen Separatfrieden erreicht.

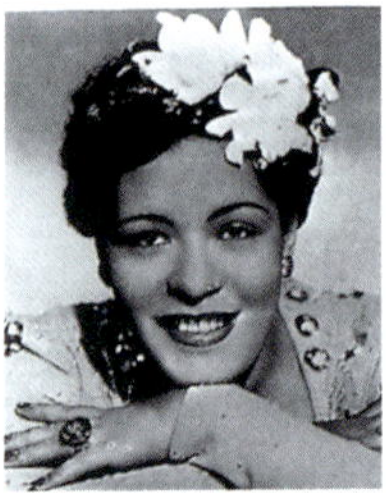

▲ Billie Holiday, eine der großen Sängerinnen des Jazz.

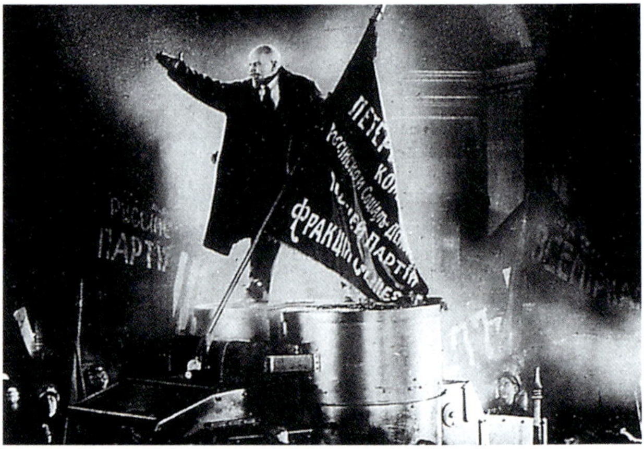

► Nachgestellte Szene einer von Lenin organisierten Versammlung aus Sergej Eisensteins Film *Oktober* (1927), in dem der Regisseur die Tage der Revolution wiederaufleben ließ. Eisenstein hatte sich bereits 1924 mit dem Film *Streik* einen Namen gemacht, dessen zentrales Motiv ebenfalls die Arbeiterklasse war.

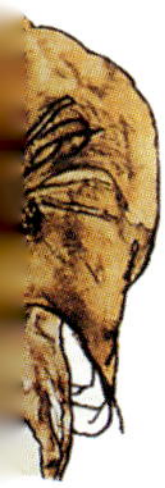

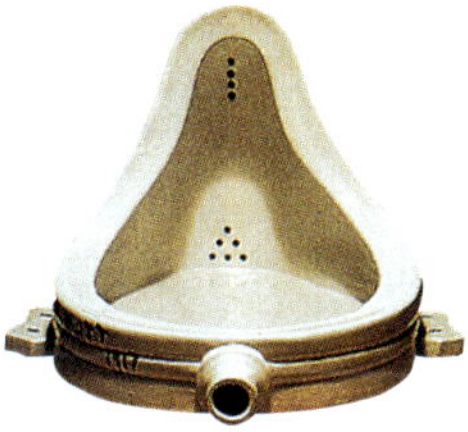

▲ Marcel Duchamp, *Fontaine,* 1917, Sammlung A. Schwarz. Ein Urinoir als Kunstobjekt: Die Provokation des guten Geschmacks erreicht ihren Höhepunkt, die Prinzipien des künstlerischen Ausdrucks werden auf den Kopf gestellt.

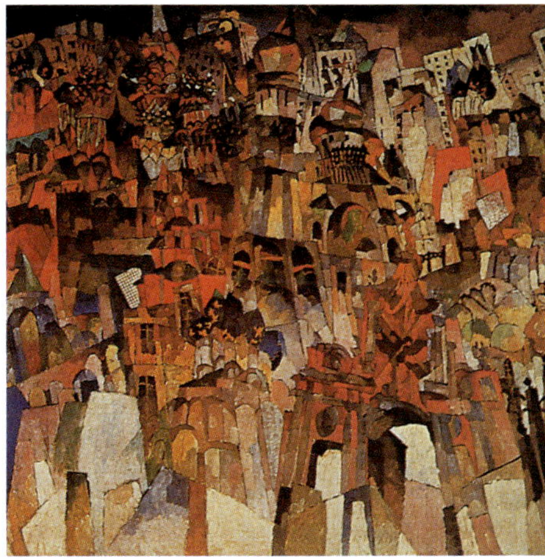

▲ Aristarch Lentulow, *Das Firmament – Dekoratives Moskau,* 1915, Jaroslawl, Kunstmuseum. Viele avantgardistische Künstler haben von Moskau ein Idealbild gezeichnet.

▼ Kasimir Malewitsch, *Suprematismus (Supremus 56),* 1916, St. Petersburg, Russisches Museum. 1915 begründeten Malewitsch und Majakowski die Richtung des Suprematismus.

■ Rechts unten: Iwan Puni, *Suprematistische Skulptur,* 1915, Zürich, Privatsammlung. Der Suprematismus beruhte auf der absolut reinen geometrischen Abstraktion.

Das Ready-made

Diese künstlerische Kuriosität ist ein Ergebnis des Dadaismus. Sie entsteht, indem ein handelsübliches Industrieprodukt ohne jede künstlerische Bearbeitung als Kunstwerk ausgestellt wird.

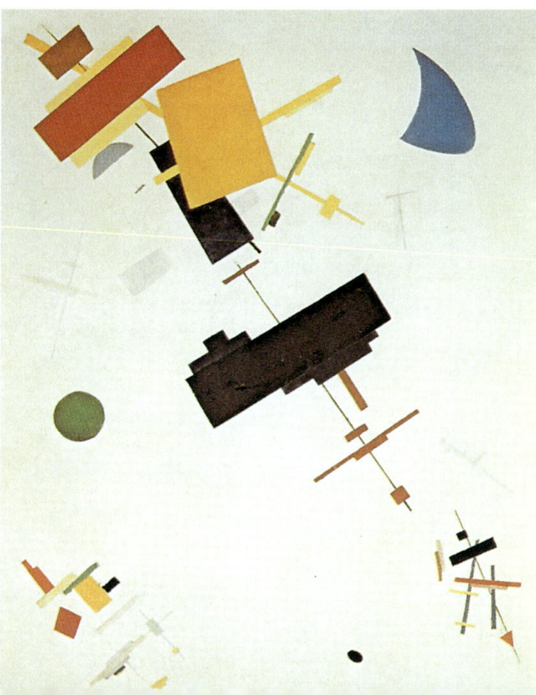

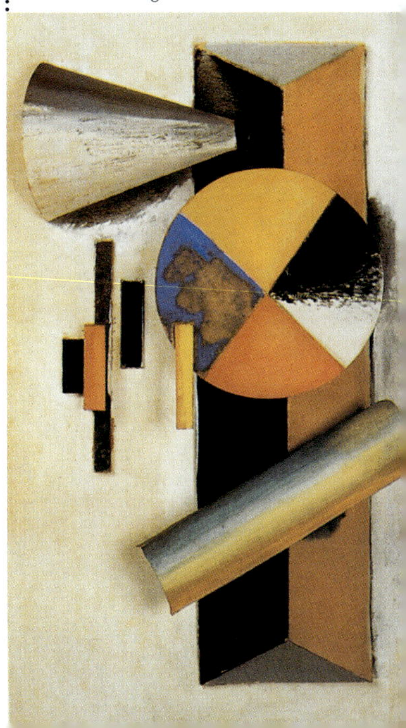

Bild auf hellem Grund

Das Gemälde aus dem Jahr 1916 ist eines der wenigen aus Kandinskys russischer Schaffensphase. Vor neutralem Hintergrund stürmt ein Feuerwerk von Farben auf den Betrachter ein und löst eine Reaktion bei ihm aus. Der Mensch, so Kandinsky, ist nicht für tiefgründige Betrachtungen geschaffen, sondern bleibt lieber an der Oberfläche der Dinge (Paris, Centre Pompidou).

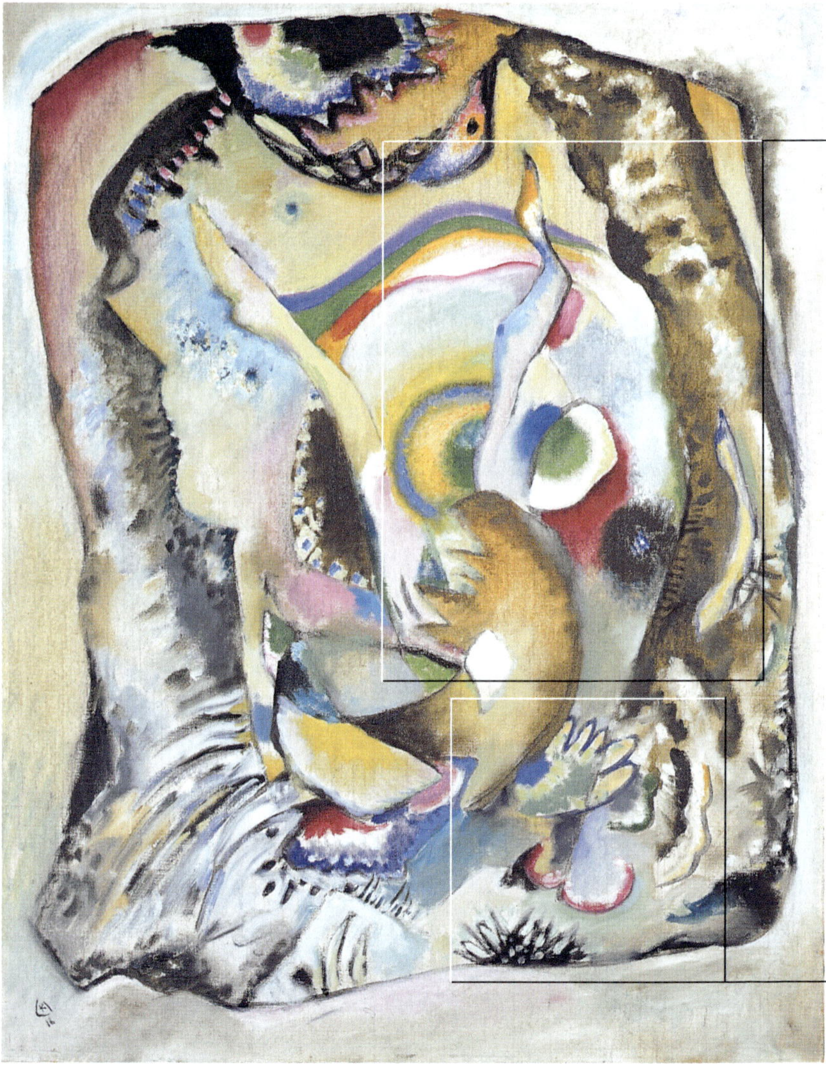

▶ Nur wenn die neue Kunst – ungeachtet der ehedem gültigen Kriterien der Naturnachahmung – Farbe und Form eine eigenständige Bedeutung einräumt, kann es ihr gelingen, zur Weiterentwicklung des Menschen beizutragen. Schon Eugène Delacroix meinte: »Wenn es eine unendliche Anzahl an Farben gibt, so sind auch ihre Kombinationsmöglichkeiten unendlich.«

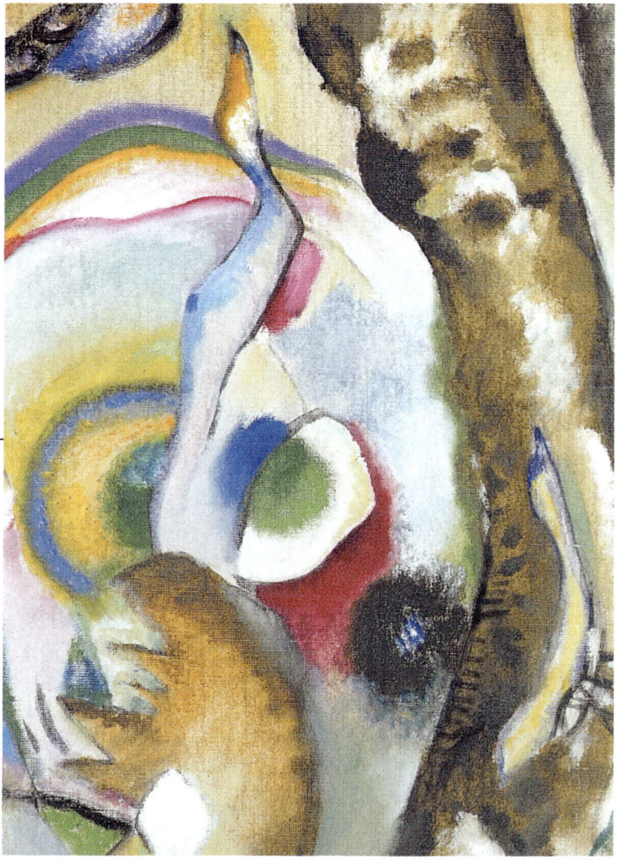

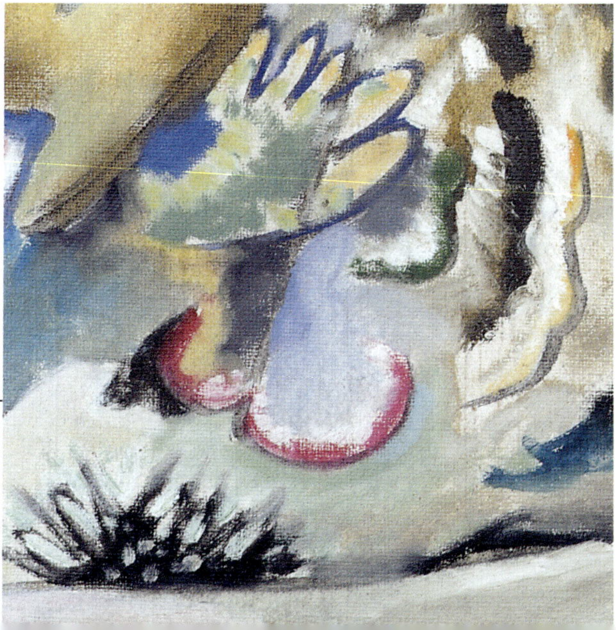

◀ Kandinsky schrieb: »Der Zuschauer ist auch zu sehr gewöhnt, ... einen ›Sinn‹, d. h. einen äußerlichen Zusammenhang der Teile des Bildes, zu suchen. Wieder hat dieselbe materialistische Periode im ganzen Leben und also auch in der Kunst einen Zuschauer ausgebildet, welcher sich dem Bilde nicht einfach gegenüberstellen kann ..., und im Bilde alles mögliche sucht ..., nur sucht er nicht, ... das *Bild* auf sich direkt wirken zu lassen.« Wichtig sei, »sich in die Seele zu vertiefen«.

Unpolitische Kunst

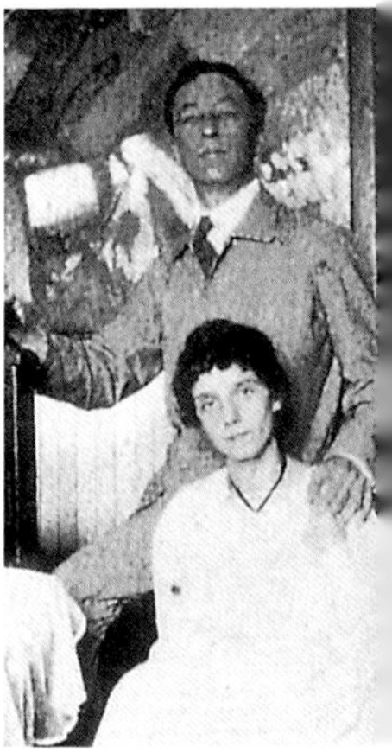

▲ Der Maler mit seiner Frau Nina in der Moskauer Wohnung; im Hintergrund sein 1909 entstandenes Werk *Improvisation 4*. Im Gegensatz zu Gabriele Münter hielt sich Nina aus allem heraus, was mit dem Beruf ihres Mannes zu tun hat, stärkte ihm aber immer den Rücken als zuverlässige Gefährtin. Das Paar hatte einen Sohn, der jedoch nicht lange lebte (Fotografie, Paris, Centre Georges Pompidou).

Mit dem Ausbruch der Revolution verändert sich Kandinskys Lebensstil grundlegend, da er sein ansehnliches Vermögen weitestgehend einbüßt. Von Januar 1918 an arbeitet er in den staatlichen Kulturinstitutionen mit. Unter dem Vorsitz von Wladimir Tatlin, der eine gänzlich andere künstlerische Positionen vertritt als Kandinsky, wird er Mitglied in der Abteilung für Bildende Kunst innerhalb des Volkskommissariats für Aufklärung (NARKOMPROS). Im Oktober wirkt Kandinsky bei der Gründung der Freien Staatlichen Kunstwerkstätten mit, was ihm als Leiter eines der Ateliers Gelegenheit zur Wiederaufnahme seiner theoretischen Studien gibt. Überdies wird er Direktor des Museums für Malkultur in Moskau und beteiligt sich an der Gründung von 22 Museen in verschiedenen Regionen. Einer ganzen Reihe dieser Regionalmuseen macht er seine Bilder zum Geschenk. Daneben widmet er sich auch wieder seinen Schriften. Mit einem Beitrag über sein eigenes Schaffen beteiligt er sich an der Veröffentlichung einer *Enzyklopädie der visuellen Künste*. In der Moskauer Kunstzeitschrift »Mir Iskusstwa« publiziert er außerdem zwei Essays, *Der Punkt* und *Die Linie*. Doch Tatsache bleibt, daß Kandinsky in diesen Jahren kaum schöpferisch tätig ist: Es entsteht kein Ölgemälde, lediglich das eine oder andere Glasbild, Aquarell oder graphische Blatt.

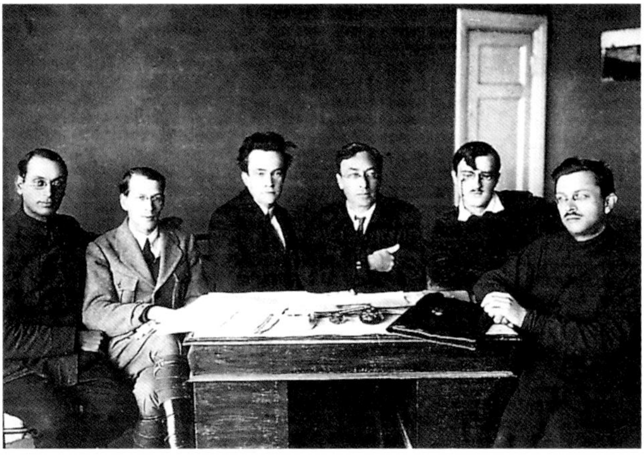

◄ Kandinsky mit den Mitgliedern des NARKOMPROS. Nina erinnert sich: »Bis zum Tode Lenins waren die Lebensbedingungen für Künstler geradezu paradiesisch ... und Kandinsky verwandte all seine Energie darauf, Arbeiten zu Ende zu führen, deren Verwirklichung ihm unumgänglich erschien.« (Fotografie, Paris, Centre Georges Pompidou.)

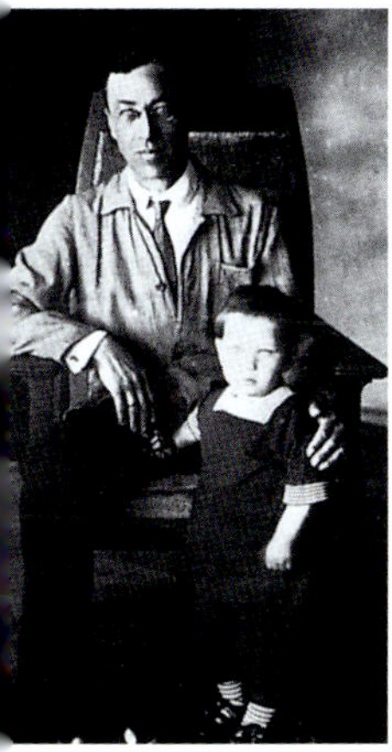

◄ Der Maler mit seinem Sohn Wsewolod. Das Kind starb 1920, gerade dreijährig, an einer Magen-Darm-Entzündung.

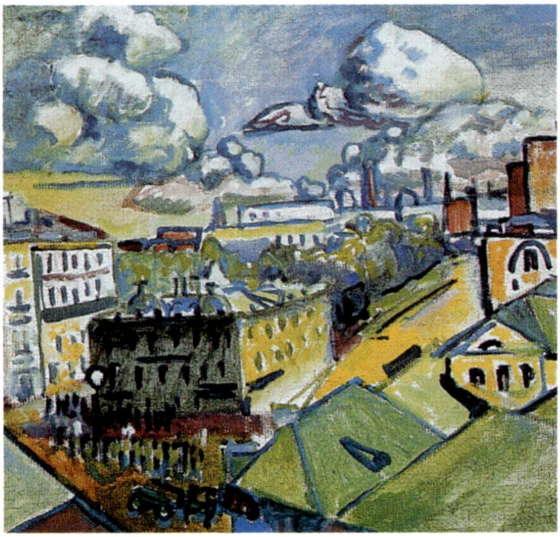

► Kandinsky, *Moskau – Zubovsky Platz II,* um 1916, Moskau, Staatliche Tretjakow-Galerie. Der Ort ist detailgetreu wiedergegeben.

▼ Kandinsky, *Rosa Knäuel,* 1918, Cologny (Genf), Fondation Martin Bodmer, Bibliotheca Bodmeriana. Diese feine Aquarell- und Tuschezeichnung auf Papier scheint wie mit spitzer Feder gemalt. Kandinsky schuf etliche Kompositionen ähnlicher Art, da er es liebte, in dieser Technik und auf solchen Bildträgern zu arbeiten.

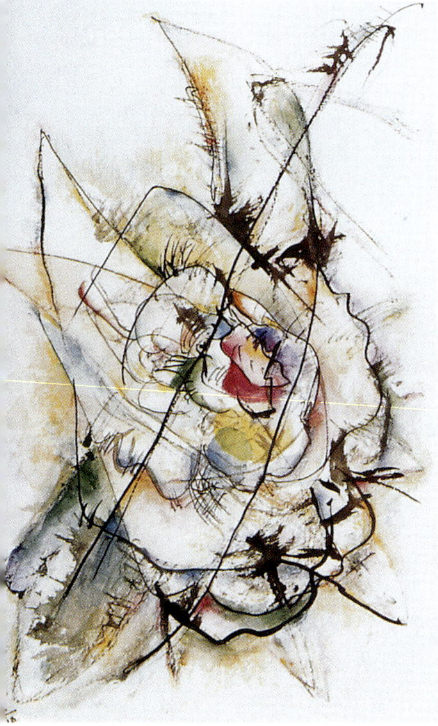

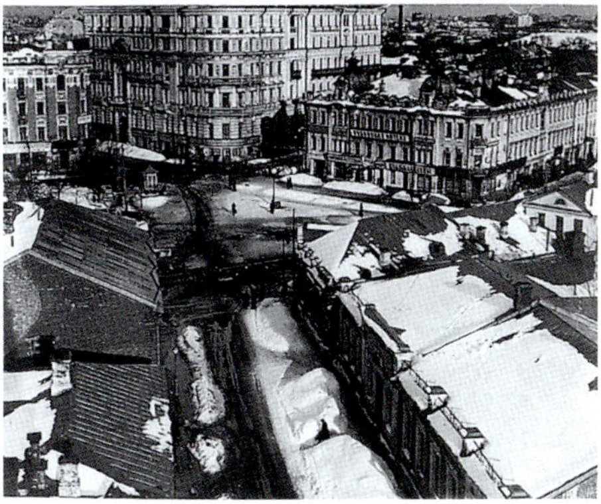

▲ Blick aus Kandinskys Wohnung auf den Zubovsky Platz (Fotografie, Markoff, 1978, Paris, Centre Georges Pompidou).

▼ Kandinskys Arbeitsplatz, der Sitz der *Freien Staatlichen Kunstwerkstätten* in Moskau, um das Jahr 1920.

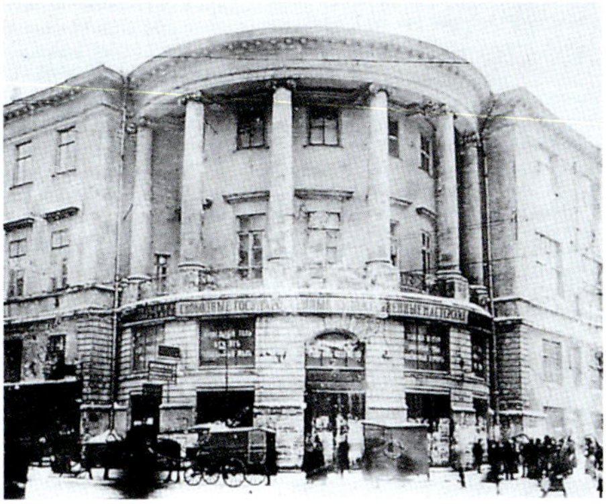

Politische Turbulenzen

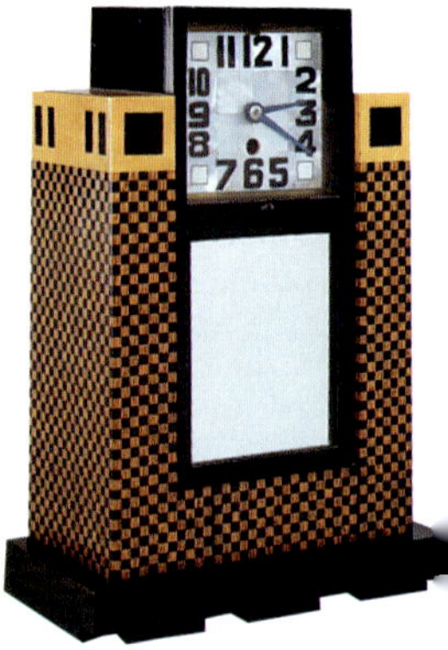

Nach der Oktoberrevolution überschlagen sich in Rußland die Ereignisse. Mit Deutschland wird im März 1918 der Friede von Brest-Litowsk geschlossen; ein Friede unter harten Bedingungen allerdings, mit dem Rußland Gefahr läuft, ein Drittel seiner Bevölkerung und die Hälfte der hauptsächlich in den westlichen Landesteilen gelegenen Industrieanlagen zu verlieren. Vor allem den zweiten Punkt versucht die Sowjetregierung mit allen Mitteln zu verhindern, sieht sich allerdings mit diplomatischen und militärischen Gegenmaßnahmen der ehemals verbündeten Alliierten Frankreich und England konfrontiert, die die konterrevolutionäre Weiße Armee im Bürgerkrieg unterstützen. Erst 1921 wird die Gebietsfrage endgültig geklärt. Bis dahin befaßt sich die Regierung mit der Neuordnung der Industrieproduktion; ein Dekret zur Kontrolle der Arbeiter und Angestellten in den Fabriken war bereits erlassen worden. In der Kunstszene tragen vor allem die avantgardistischen Strömungen des Konstruktivismus und Suprematismus zu der Verbreitung von Idealen wie Mechanisierung, geometrischer Abstraktion und Massenkultur bei.

▲ Charles Rennie Mackintosh, Tischuhr, 1914, London, British Museum.

■ Links unten: Raoul Hausmann, *Der Kunstkritiker,* 1920, London, Tate Gallery. In der gesamten künstlerischen Avantgarde hatte sich der Naturalismus überlebt, und Collagen nahmen einen beißend satirischen Charakter an.

▼ Arnold Schönberg, *Selbstbildnis,* 1910, München, Städtische Galerie im Lenbachhaus.

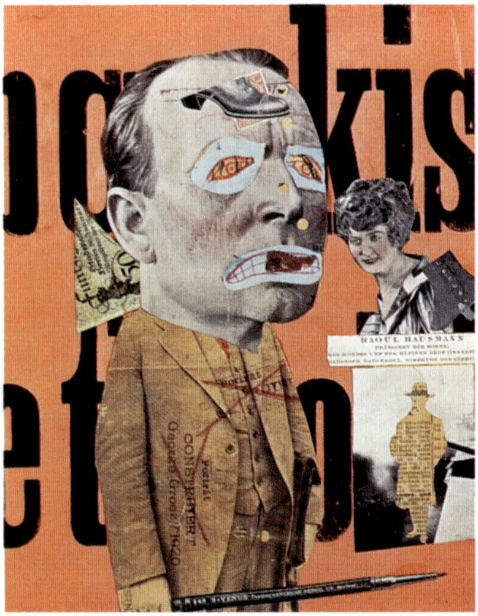

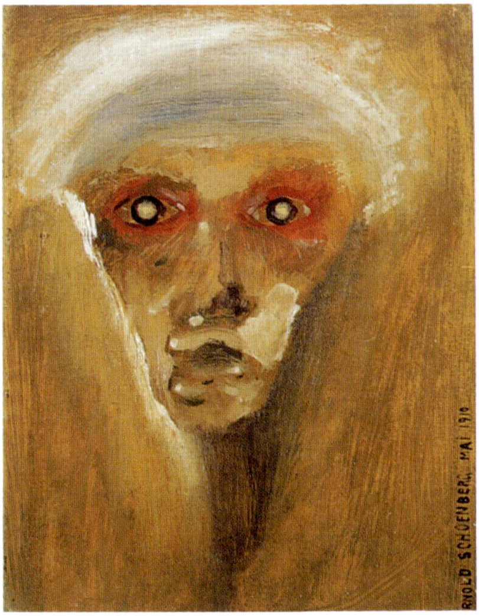

▶ Hermann Obrist, *Projekt für Monument II,* 1898–1900. Ganz rechts: Wladimir Tatlin, *Modell für den Turm der III. Internationale,* 1919–20, Stockholm, Moderna Museet. Monumententwürfe des deutschen Jugendstils und des russischen Konstruktivismus.

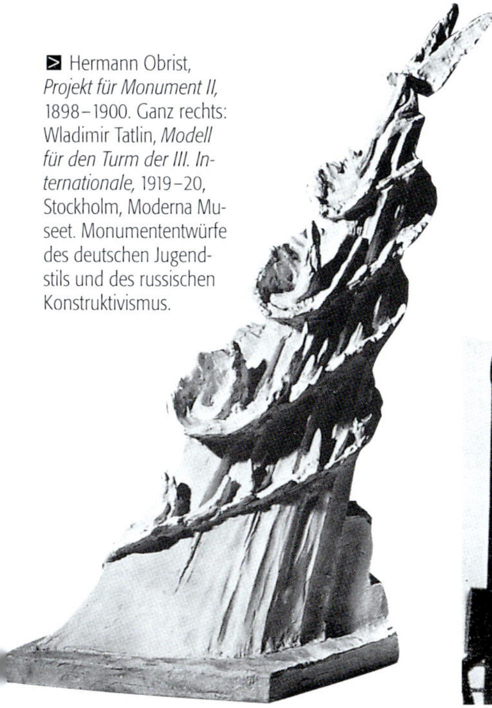

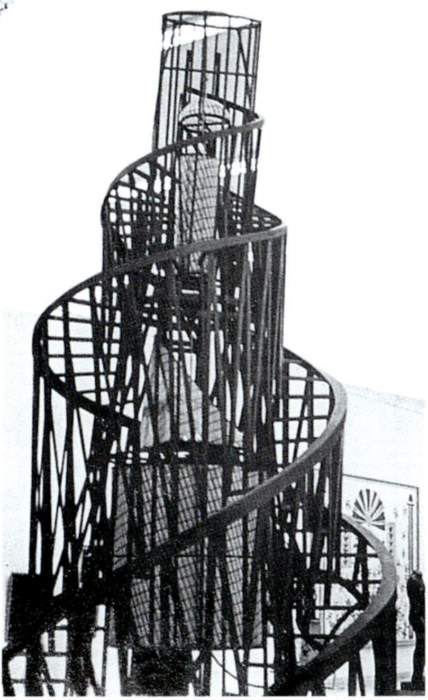

▼ Mario Sironi, *Venus am Hafen,* 1919, Mailand, Civico Museo d'Arte Contemporanea. Diese Stil-Collage zwischen Kubismus und Pittura metafisica projiziert ein irreales Bild mitten in eine moderne Großstadt, in der der Mensch auch den letzten Rest seiner Identität verloren hat.

▼ George Grosz, *Ohne Titel,* 1920, Düsseldorf, Kunstsammlung Nordrhein-Westfalen. Ebenso entpersonalisiert, ja geradezu als verstümmelte, auf die geometrischen Grundformen reduzierte Gliederpuppe wird der Mensch hier vor anonymen Häusern und Fabriken plaziert.

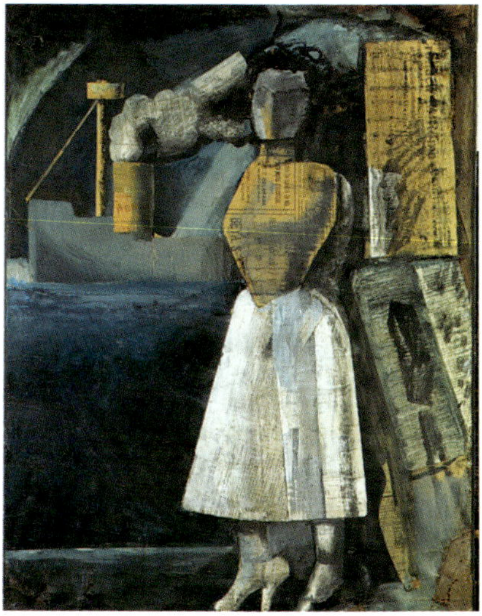

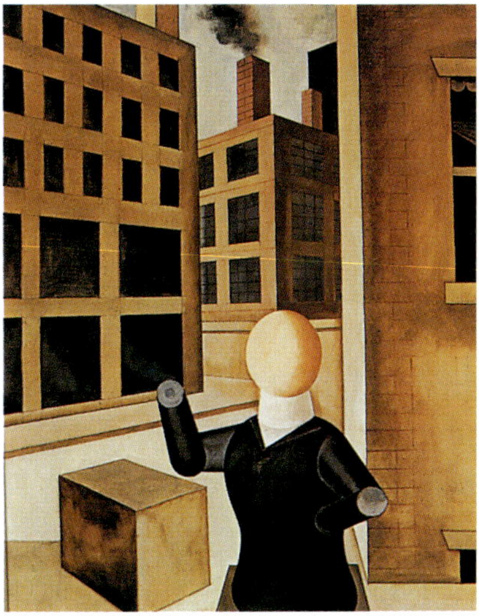

Im Grau

Das großformatige Gemälde ist auf 1919 datiert. Kandinsky selbst bezeichnete es als »den Abschluß meiner dramatischen Phase«, das heißt der Studien zur Wechselbeziehung zwischen den Formen (Paris, Centre Pompidou).

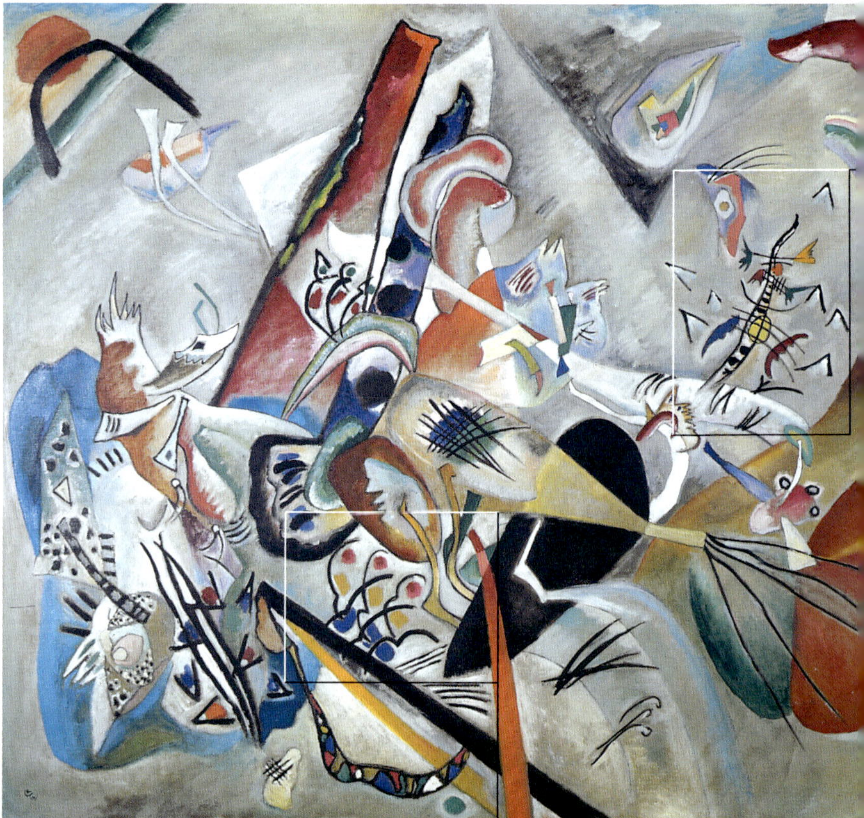

➤ In seinen Theorien verdeutlichte der Künstler, wie sich Abstraktion in den Wechselbeziehungen jener Formen ausdrückt, die aus einer inneren Notwendigkeit heraus entstehen.

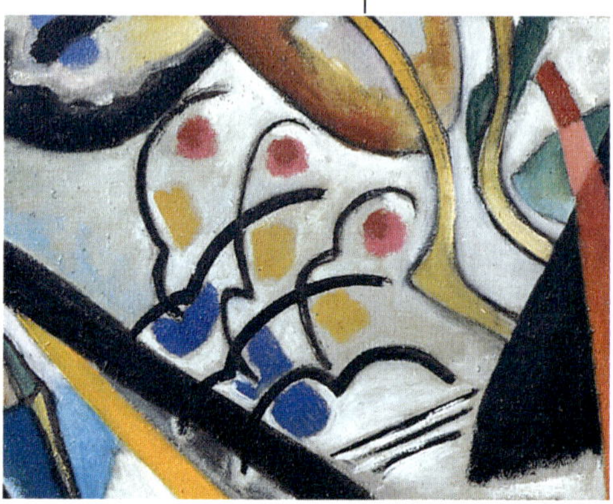

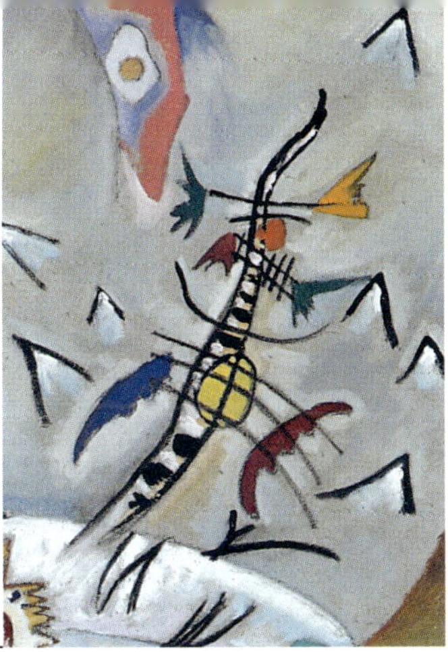

◀ Das große Querformat erlaubt es dem Maler, sein künstlerisches Instrumentarium mit geradezu unerschöpflichem Erfindungsreichtum zu entfalten. Die kleinen, graphisch angelegten Formen entwickeln ein ausgeprägtes Eigenleben; sie wirken fast wie merkwürdige Tierchen in dem grauen Universum, das sie umgibt.

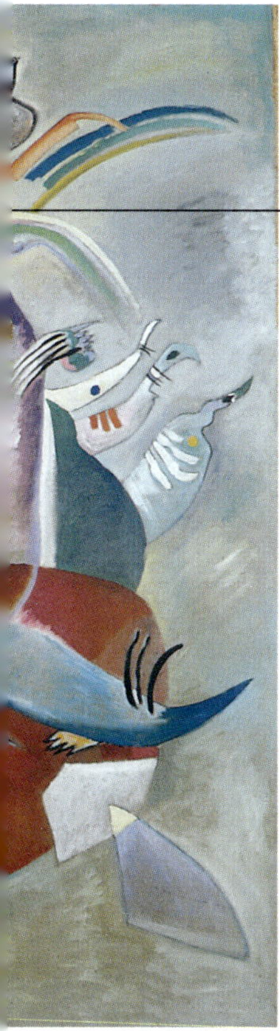

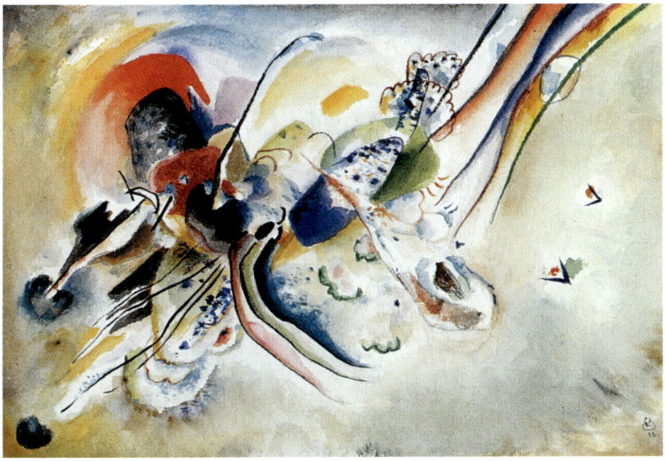

▲ Kandinsky, *Entwurf zu Bild mit zwei roten Flecken,* 1916, Mailand, Privatsammlung. Eine der schönsten Arbeiten aus Kandinskys Moskauer Zeit, als er wegen institutioneller Verpflichtungen wenig Zeit zum Malen fand. Das kleinformatige Aquarell (22 x 33 cm) läßt spüren, wie die Energie der Farben harmonisch in diagonaler Richtung fließt. Von vergleichbarer Qualität waren auch seine Glasgemälde.

▶ Kandinsky, *Dämmerung,* 1917, St. Petersburg, Russisches Museum. Die Dämmerung hatte Kandinsky schon immer fasziniert. Er sah in dieser Stunde des Tages den anrührendsten Augenblick für die Seele. Das Gewirr der Farben steht hier für die emotionale Verwirrung.

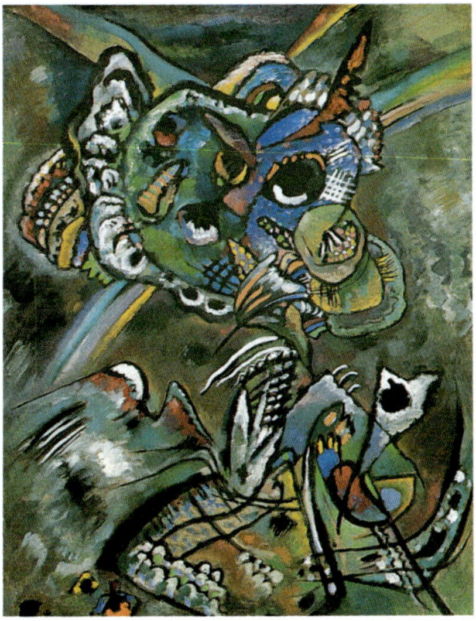

Differenzen mit den Institutionen

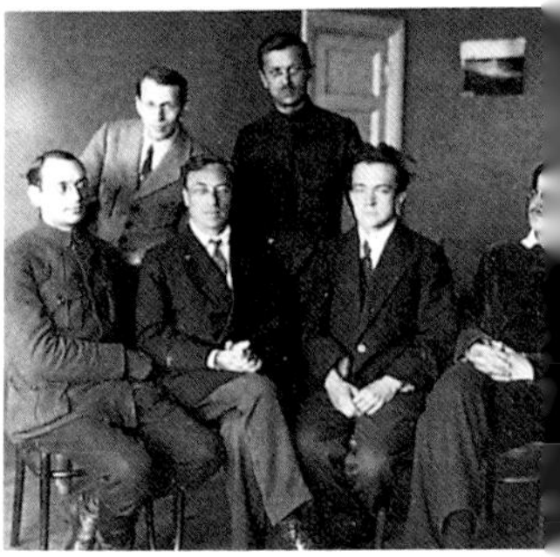

Kandinsky mit seinen Kollegen des NARKOMPROS. Seine Frau Nina erinnert sich: »Tatlin bat Kandinsky darum, seinen Beitrag zur Erneuerung der Kunst zu leisten ... Kandinsky willigte ein, allerdings unter der Bedingung, daß er nichts mit Politik zu tun haben müsse, woraufhin Tatlin ihm versicherte, es handele sich um eine rein künstlerische Tätigkeit.« (Fotografie, Paris, Centre Georges Pompidou.)

Im Rahmen der 1920 in Moskau stattfindenden XIX. Staatlichen Ausstellung ist Kandinsky eine Einzelschau gewidmet, die über 54 Werke aus seiner aktuellsten Produktion zeigt. Für den Künstler bedeutet dies eine große Herausforderung. Im Frühling desselben Jahres wird er mit der Gründung des Instituts für Künstlerische Kultur (INCHUK) beauftragt, für das er eigenhändig das Unterrichtsprogramm entwirft. Gleichzeitig ist er auch Vorsitzender der Abteilung für Monumentale Kunst. Charakteristisch sind sein ganzheitlicher Kunstbegriff sowie seine vertiefenden Studien zur Farbe und ihrer psychologischen Wirkung. Doch gerade dieser »psychologisierende« Aspekt erregt Mißfallen, und seine theoretischen Anschauungen finden im Institut wenig Anklang. Weitaus mehr wird der Konstruktivismus geschätzt, der die materiellen und mechanischen Gesichtspunkte der Kunst in den Vordergrund rückt. Von hier bis zur Entwicklung von Konzeptionen, die dem Design und der Industrieproduktion nahe stehen, ist es dann nicht mehr weit. Kandinsky wird vielfach als »typischer Metaphysiker und Individualist in der Kunst« etikettiert, sein Stil als »emotional« bezeichnet. 1921 erhält er den Auftrag, Kontakt mit einigen namhaften Lehrinstituten und Einrichtungen der deutschen Avantgarde herzustellen und reist mit Nina als Sekretärin im Dezember nach Berlin.

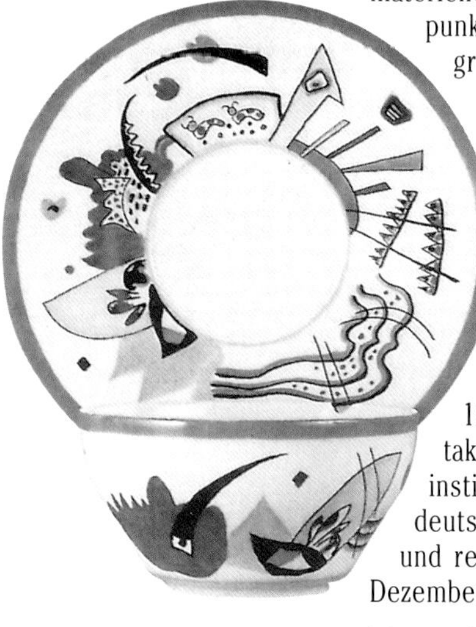

Kandinsky, Teetasse und Untertasse mit Dekor, 1920–21. Das einzige von Kandinsky entworfene Designobjekt fand vor seinen eigenen Augen keine Gnade, da es nach ihm völlig wesensfremden Kriterien entstanden war. Das Ergebnis zeugt denn auch von wenig Originalität.

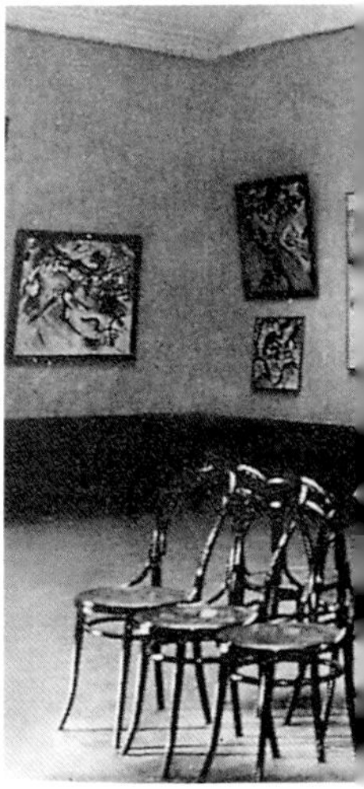

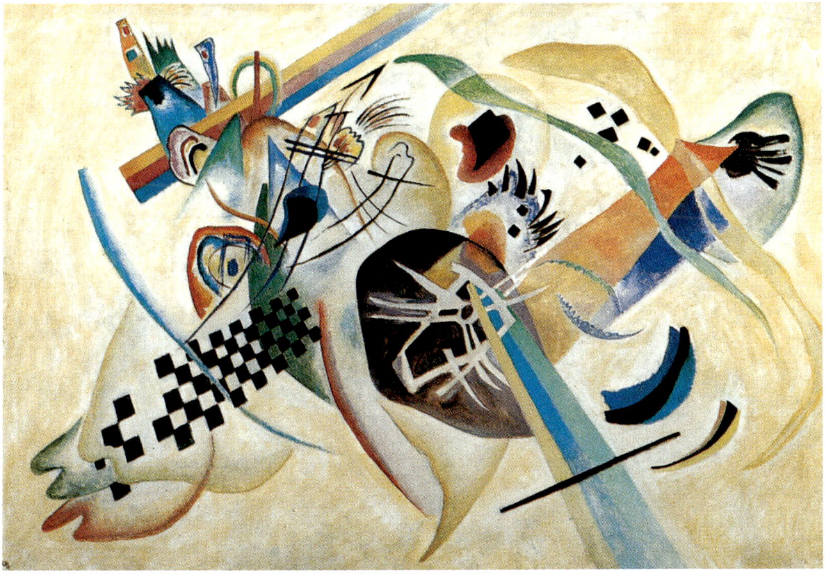

▲ Kandinsky, *Auf Weiß I,* 1920, St. Petersburg, Russisches Museum. Jeder Form und jeder Farbe kommt eine eigenständige Bedeutung zu. Vereinigend wirkt der Hintergrund, der, Kandinsky zufolge, »auf unsere Psyche als ein großes Schweigen wirkt«.

■ Rechts unten: Kandinsky, *Improvisation XI,* 1910, St. Petersburg, Russisches Museum. Zum Vergleich eines seiner Hauptwerke aus dem vorausgegangenen Jahrzehnt: Ein gelbes Boot mit einem heldenhaften Ruderer an Bord zieht vorbei. Die Gegenüberstellung macht deutlich, wie weit sich Kandinsky stilistisch bereits in Richtung einer zunehmenden Geometrisierung der Formen entwickelt hatte. Das Ruderboot ist eine Art Leitmotiv seiner Münchner Arbeiten wie auch seiner abstrakten Werke. Es geht auf das Thema des Jüngsten Gerichts zurück, das, ebenso wie die Apokalypse und die Auferstehung, in vielen seiner vor dem Ersten Weltkrieg entstandenen Werke zu finden ist. Daneben ist bis in die dreißiger Jahre hinein der Reiter zu Pferd ein beliebtes Motiv des Malers.

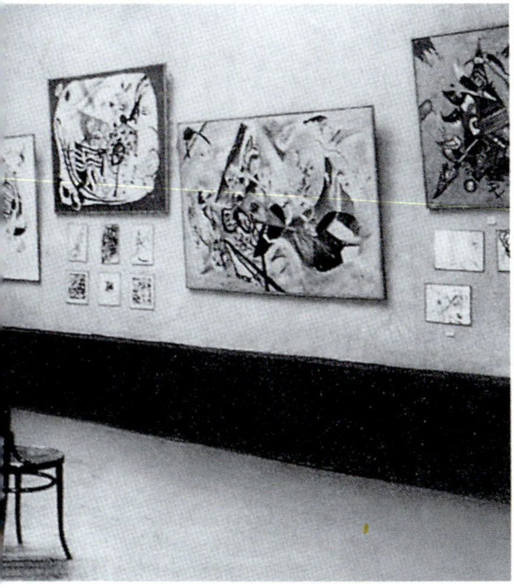

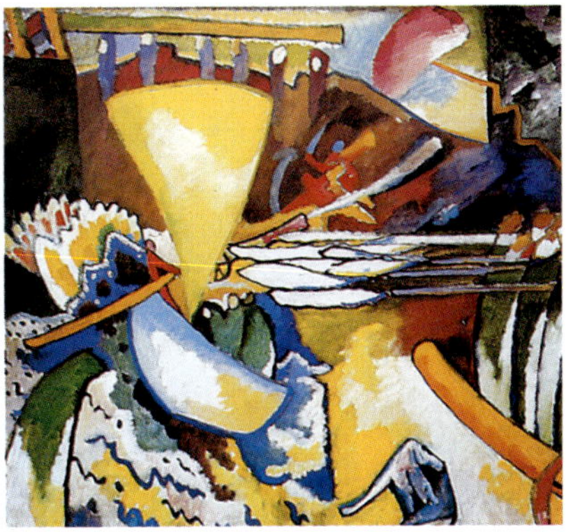

◄ Der für Kandinskys Bilder reservierte Saal der XIX. Staatlichen Ausstellung in Moskau von 1920 (Fotografie, Paris, Centre Pompidou).

Deutschland nach dem Ersten Weltkrieg

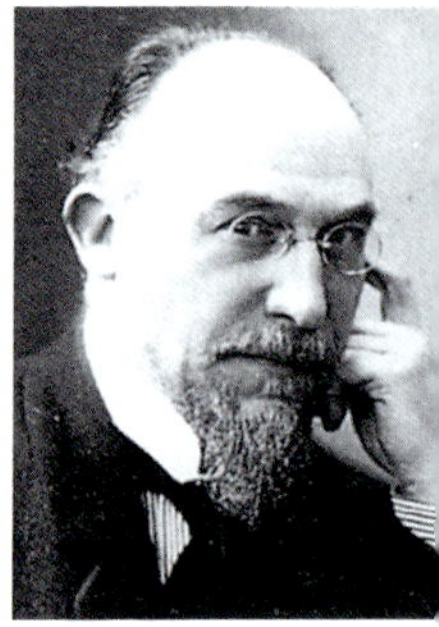

▲ Erik Satie starb 1925. Er zählt zu den bedeutendsten Komponisten zeitgenössischer Musik.

Wie in Rußland hat auch in Deutschland nach dem Krieg eine Revolution stattgefunden, die die Monarchie hinweggefegt und ein bürgerlich-parlamentarisches Staatswesen hervorgebracht hat. Alle Versuche, nach sowjetischem Vorbild eine Räterepublik zu errichten, scheitern jedoch, und mehr und mehr gerät die Linke in der Weimarer Republik gegen die konservativen und reaktionären Kräfte ins Hintertreffen. Die kreative Energie ist allerdings noch lange nicht versiegt.

Auf dem Gebiet der Ausbildung von jungen Künstlern läßt sich etwa das Bauhaus als leuchtendes Beispiel anführen. Diese von Walter Gropius gegründete Schule für Architektur und Kunsthandwerk hat sich zum Ziel gesetzt, nicht nur in der allgemeinen künstlerischen Konzeption, sondern auch in ihren Lehrmethoden verstaubte akademische Traditionen hinter sich zu lassen und völlig neue Wege zu beschreiten. Auch in Deutschland, wo Strömungen wie Expressionismus, Dada und Neue Sachlichkeit einen wichtigen Beitrag zur Moderne leisten, können die Kunstler keineswegs selbstverständlich mit der Akzeptanz durch ein breiteres Publikum rechnen. Es herrscht ein weitverbreitetes Gefühl der Unsicherheit, auf das Künstler und Intellektuelle eine Antwort zu geben versuchen.

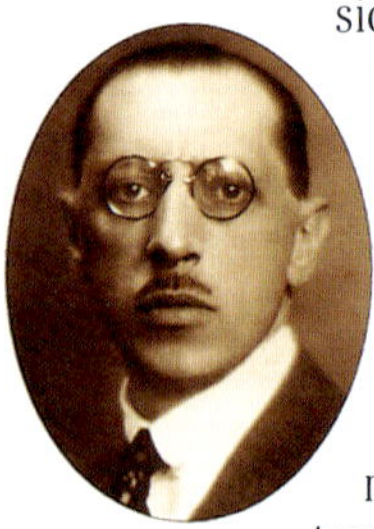

◄ Igor Strawinsky hatte sich bereits einen Ruf als innovativer Komponist erworben, als er 1920 nach Paris kam und den Spuren von Saties antiromantischem Stil folgte. Strawinsky entwickelte eine Musik, die mit der traditionellen Kompositionslehre nicht mehr viel zu tun hatte.

▼ Vor der Revolution mußten kaum fünfzehnjährige Kinder in Rußland bereits bis zu acht Stunden am Tag arbeiten.

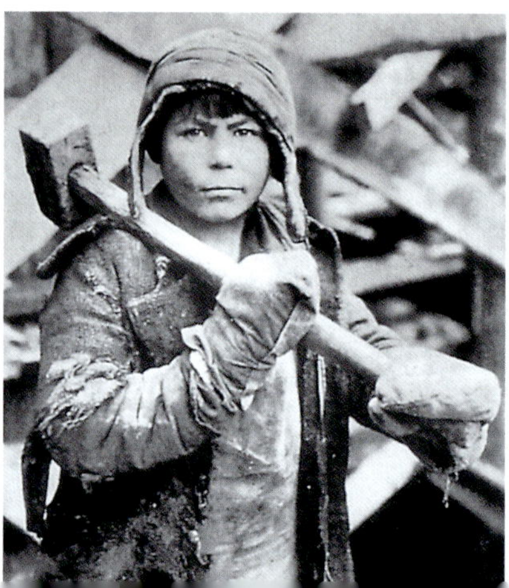

▼ Boris Kustodijew, *Der Bolschewik,* 1920, Moskau, Staatliche Tretjakow-Galerie. Einen imposanten Anblick bietet dieser ebenso kräftige wie bedrohlich wirkende Revolutionär, der zum Erbauer des neuen Rußland stilisiert wird.

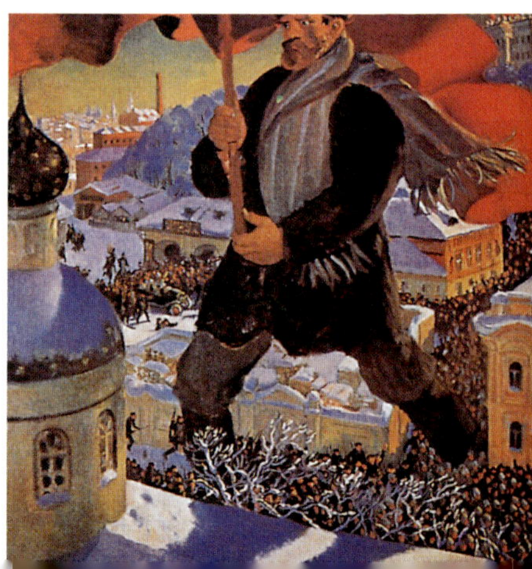

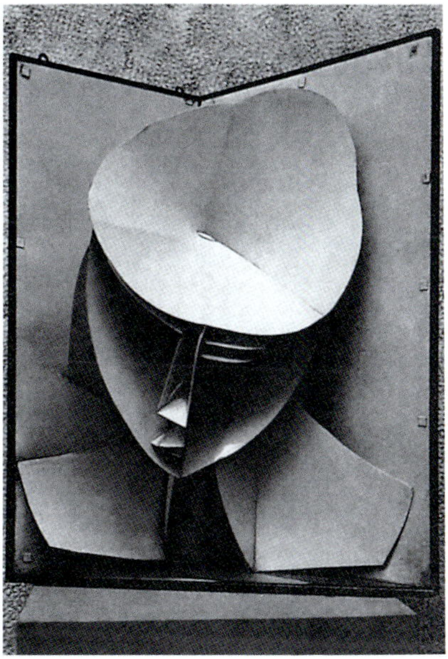

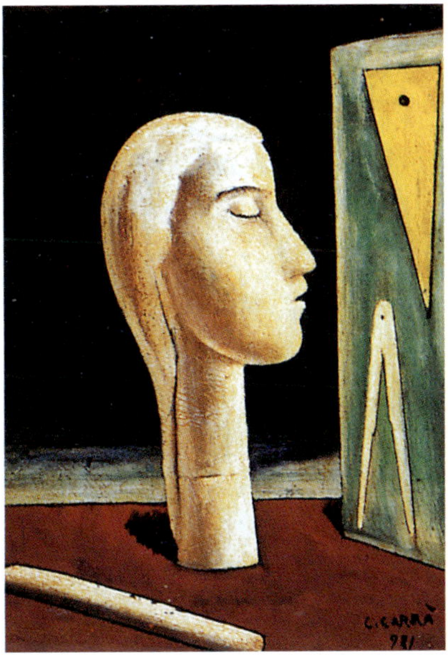

▲ Naum Gabo, *Frauenkopf,* New York, The Museum of Modern Art. Gabo war einer der eigenwilligsten Vertreter der abstrakten Strömungen osteuropäischer Herkunft. Seine ausgefallenen Metallarbeiten bestehen aus rein geometrischen Formen. Er gehörte zu den Initiatoren des *Realistischen Manifests* in Rußland. Die Bewegung des Realismus stand der staatlichen Politik besonders nahe und wurde von Stalin geschickt zu Propagandazwecken eingesetzt.

▲ Carlo Carrà, *Die Geliebte des Ingenieurs,* 1921, Mailand, Privatsammlung. Um 1917 setzte sich in Italien die Pittura metafisica durch: Dieser Stil bemühte sich, die metaphysische Bedeutung gewöhnlicher Dinge zu enthüllen.

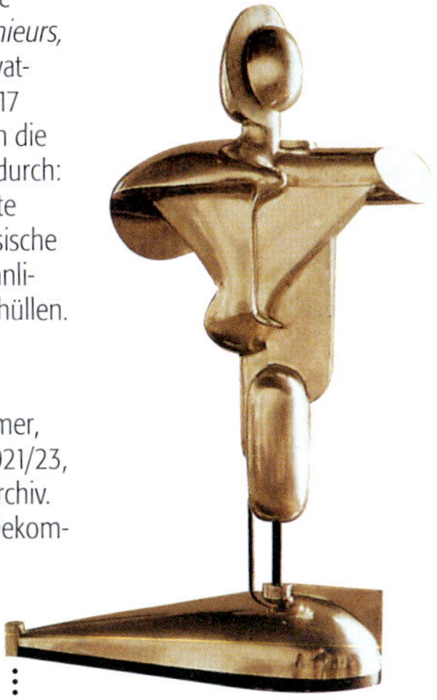

▶ Oskar Schlemmer, *Abstrakte Figur,* 1921/23, Berlin, Bauhaus-Archiv. Ein Beispiel von Dekomposition.

■ Michail Adamowitsch, Porzellanteller, Staatliche Manufaktur Petrograd (heute St. Petersburg), 1921. Design und Kunsthandwerk wurden gezielt gefördert. Motive wie dieses feierten die Errungenschaften des neuen Rußland.

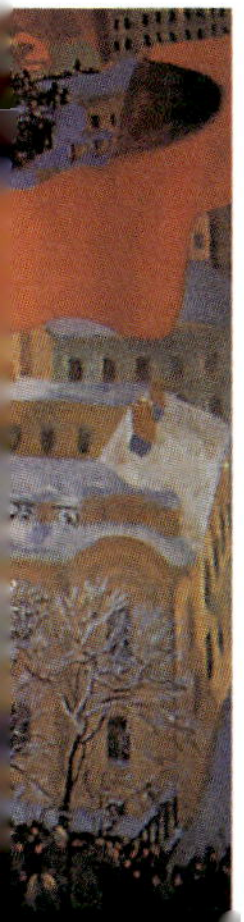

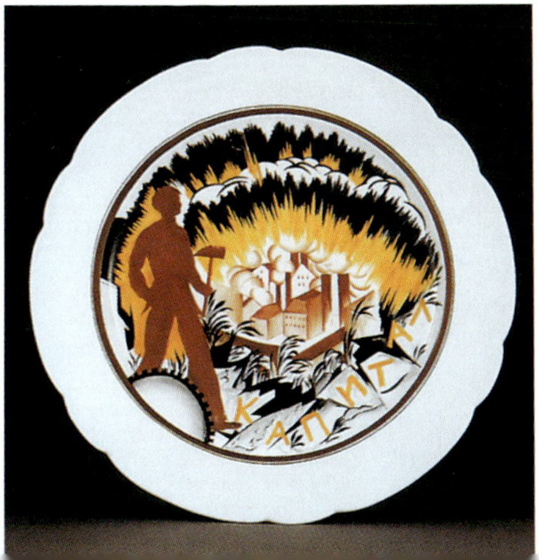

Neue Unterrichtsmethoden

Als Bedingung für die Aufnahme am Bauhaus sollten die angehenden Künstler persönliche graphische Figureninterpretationen entwerfen, ähnlich dem Beispiel von Oskar Schlemmer, der ebenfalls Lehrer am Bauhaus war.

1922–1925

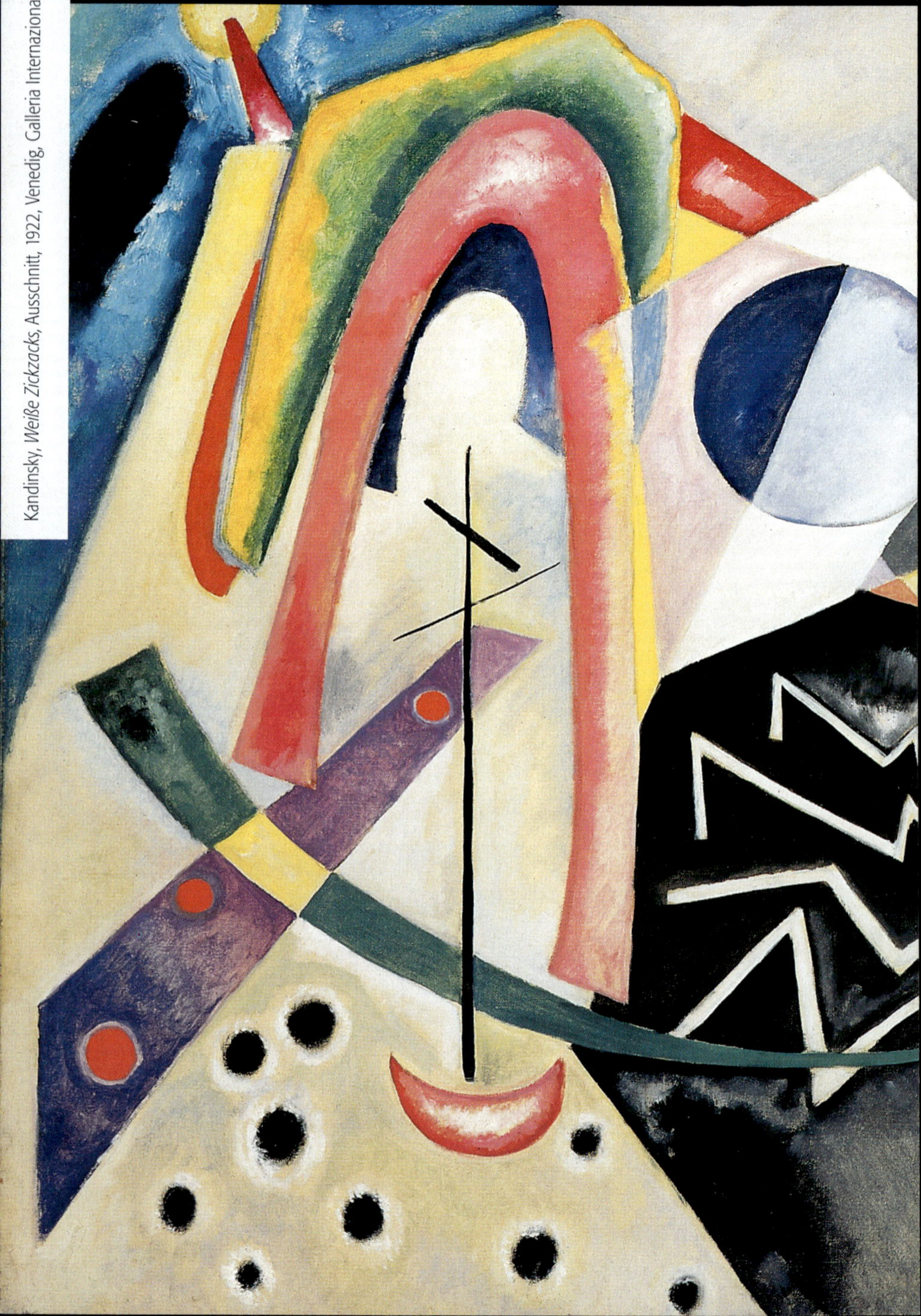

Kandinsky, *Weiße Zickzacks*, Ausschnitt, 1922, Venedig, Galleria Internazionale d'Arte Moderna

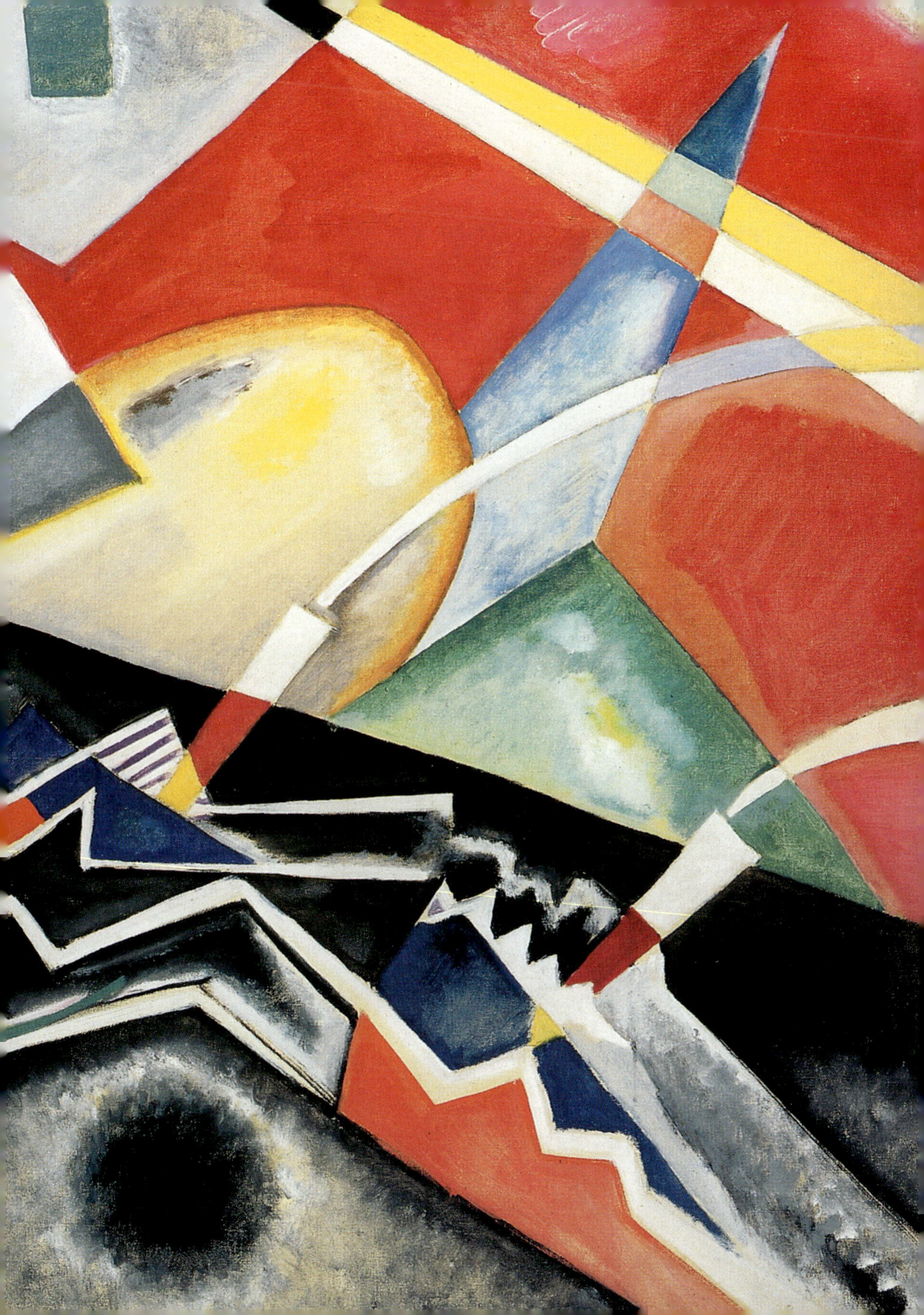

1922–1925

Aufbruch ins Abenteuer

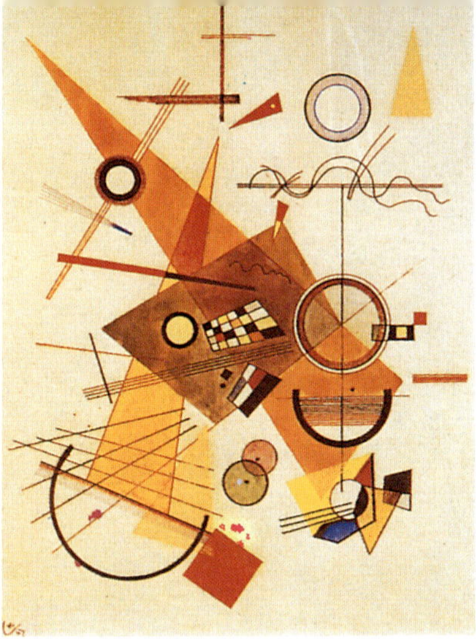

In Berlin geben Anfang der zwanziger Jahre Stilrichtungen wie Expressionismus, Neue Sachlichkeit und Dadaismus, die alle der reinen Abstraktion äußerst kritisch gegenüberstehen, den Ton an, und so ist Kandinsky in der deutschen Hauptstadt künstlerisch anfangs isoliert. Im März 1922 aber bietet ihm Walter Gropius eine Lehrtätigkeit am Bauhaus an. Gropius' Vision für die ehemalige Kunstgewerbeschule in Weimar, die er 1919 als Leiter übernommen und in »Staatliches Bauhaus« umbenannt hatte, ist die Gründung einer »neuen Vereinigung der Handwerker« ohne Klassendünkel, um einen »neuen Bau der Zukunft« zu schaffen, »der alles in einer Gestalt sein wird: Architektur und Plastik und Malerei«. Im Juni zieht Kandinsky nach Weimar, um zunächst Formenlehre, dann Malerei in der Werkstatt für Wandmalerei zu unterrichten. Diese Aufgabe kommt ihm in zweierlei Hinsicht gelegen. Zum einen ist ihm das von Christian von Ehrenfels 1890 aufgestellte und später von Gropius wiederaufgenommene Prinzip der Gestaltpsychologie bereits aus seinen früheren Studien vertraut. Von grundlegender Bedeutung ist in diesem Zusammenhang sein Artikel *Das Problem der Form* im Almanach »Der Blaue Reiter«. Zum anderen bietet sich für Kandinsky hier die Gelegenheit, Auszüge aus seinem für das INCHUK entworfenen Lehrprogramm wiederaufzugreifen.

▲ Kandinsky, *Ohne Titel,* 1923, Mailand, Civico Museo d'Arte Contemporanea. Ein Beispiel für Kandinskys unerschöpfliches Formenrepertoire.

■ Links unten: Kandinsky, *St. Georg II,* 1911, St. Petersburg, Russisches Museum. Die Diagonale, hier vertreten durch die Lanze des Heiligen, war schon lange Gegenstand von Kandinskys Studien.

▼ Kandinsky, *Ohne Titel,* 1923, Paris, Centre Georges Pompidou. Eine sehr gelungene Studie in Bleistift auf Papier.

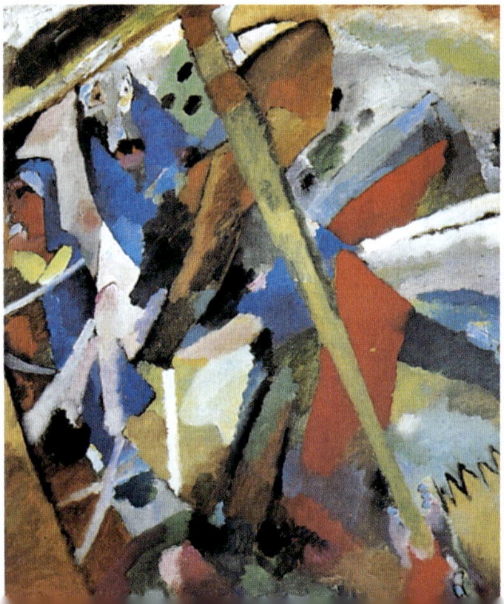

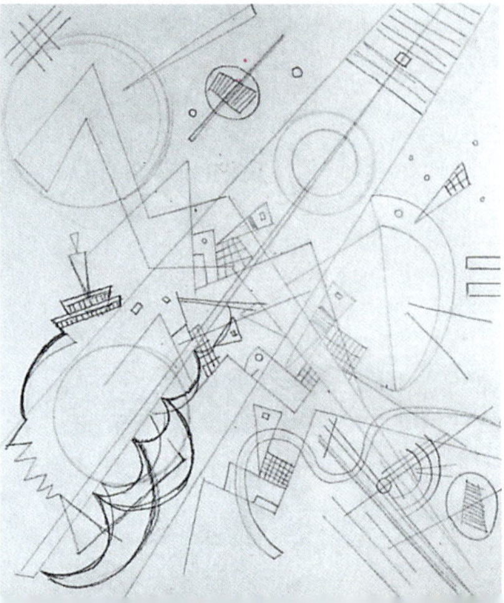

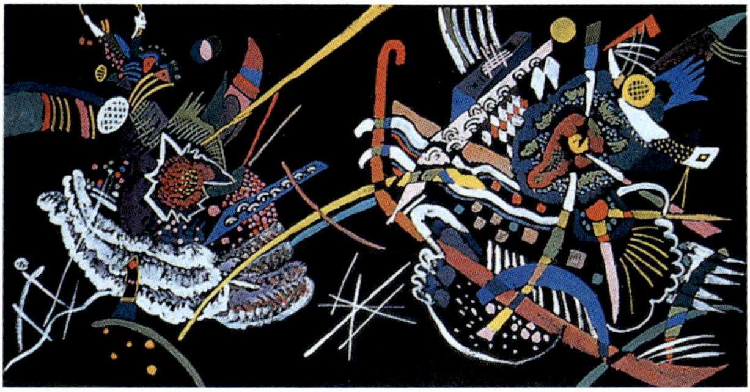

◄ Kandinsky, *Entwurf für das Wandbild in der Juryfreien Kunstschau: Wand A,* 1922, Paris, Centre Georges Pompidou. Einer der vier Entwürfe für die Wandmalereien anläßlich einer öffentlichen Kunstschau ohne Jury, und eine von Kandinskys in dieser Zeit seltenen Arbeiten vor schwarzem Hintergrund.

Das Dreieck

In seiner Schrift *Über das Geistige in der Kunst* bemerkt Kandinsky: »Das ganze Dreieck bewegt sich langsam, kaum sichtbar nach vor- und aufwärts, und wo ›heute‹ die höchste Spitze war, ist ›morgen‹ die nächste Abteilung, d. h. was heute nur der obersten Spitze verständlich ist, was dem ganzen übrigen Dreieck eine unverständliche Faselei ist, wird morgen zum sinn- und gefühlvollen Inhalt des Lebens der zweiten Abteilung. An der Spitze der obersten Spitze steht manchmal allein nur ein Mensch.«

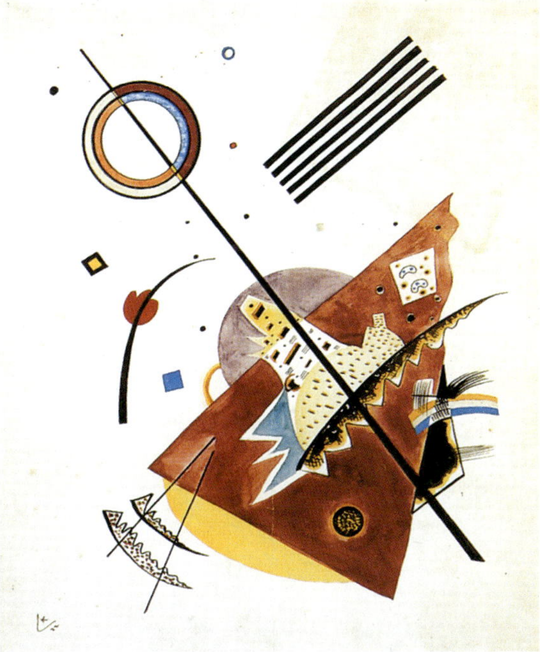

► Kandinsky, *Ohne Titel,* 1922, Schweiz, Privatsammlung. Die Formen kommunizieren in vollkommenem Einklang untereinander.

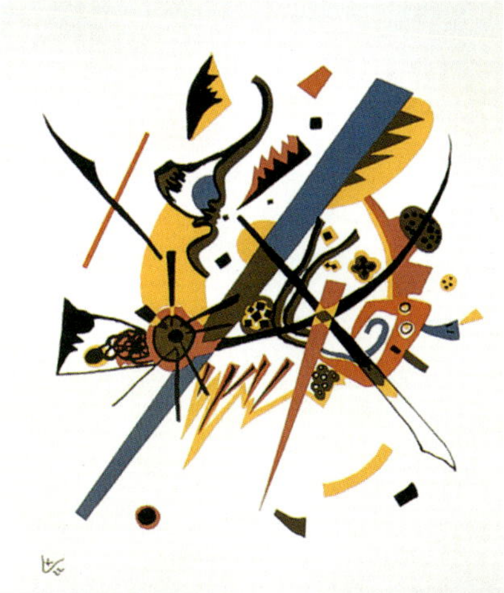

◄ Kandinsky, *Kleine Welten I,* 1922, Paris, Centre Georges Pompidou. Eine Mappe mit zwölf Holzschnitten, die als wichtige Verbindungsstücke zwischen Kandinskys verschiedenen künstlerischen Entwicklungsstufen gelten: Sie setzen seine Münchner Erfahrungen, die den Entsprechungen zwischen Farbe und Form gewidmet waren, die theoretischen Ansätze seiner Zeit in Moskau sowie die Weiterentwicklung seiner Theorie während der späteren Weimarer Lehrtätigkeit miteinander in Beziehung. In der Tat sind die Bilder wie kleine, in sich abgeschlossene Welten, die sich in einem vollkommenen inneren Gleichgewicht befinden.

Große Männer, große Ereignisse

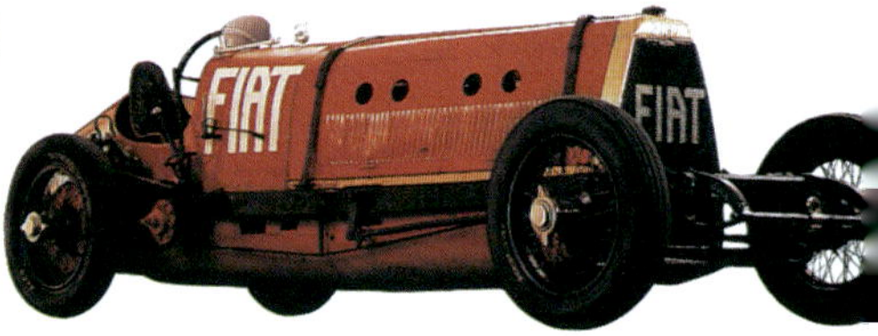

In Europa brechen gerade die »goldenen Zwanziger« an, eine recht euphemistische Bezeichnung für ein so krisengeschütteltes, sorgenvolles Jahrzehnt. Es ist geprägt von trügerischer politischer Stabilität, tiefgreifenden gesellschaftlichen Veränderungen sowie entscheidenden Ereignissen in der Kunstszene. Die privilegierten Schichten des Großbürgertums leben in diesem Jahrzehnt allerdings tatsächlich in Saus und Braus. Während Kandinsky gerade in einen neuen Lebensabschnitt eintritt, festigen sich in seinem geliebten Rußland die durch die bolschewistische Revolution neu entstandenen politischen und gesellschaftlichen Verhältnisse. In der Kunst gewinnt der Sozialistische Realismus an Boden. Weltweit verzeichnet die Industrie große Zuwachsraten, vor allem in den eisenverarbeitenden und chemischen Branchen. 1922 wird die Bedeutung der Vitamine für die Ernährung entdeckt, und eine neue Methode der Treibstoffsynthese reift aus. Darüber hinaus setzt man erstmals Bleitetraäthyl als Antiklopfmittel ein, was die Herstellung von Benzinen mit hoher Oktanzahl ermöglicht.

▲ Fiat Eldridge Record »Mefistofele«, 1923, Turin, Centro Storico Fiat. Nach der Familienlimousine und dem Reisemobil entdeckte man nun den Rennwagen, und die ersten Rennfahrer wurden zu gefeierten Stars.

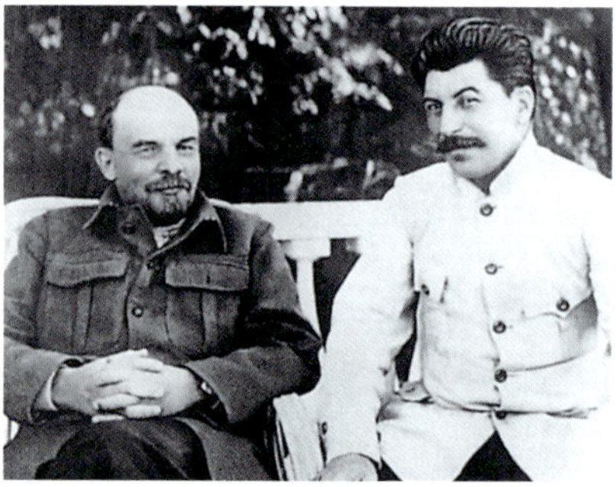

▲ Eine Aufnahme von Lenin und Stalin 1922 während eines Aufenthalts auf dem Lande. Nach Lenins Tod 1924 begann in der KPdSU ein erbitterter Kampf um seine Nachfolge, in dem Stalin Sieger blieb.

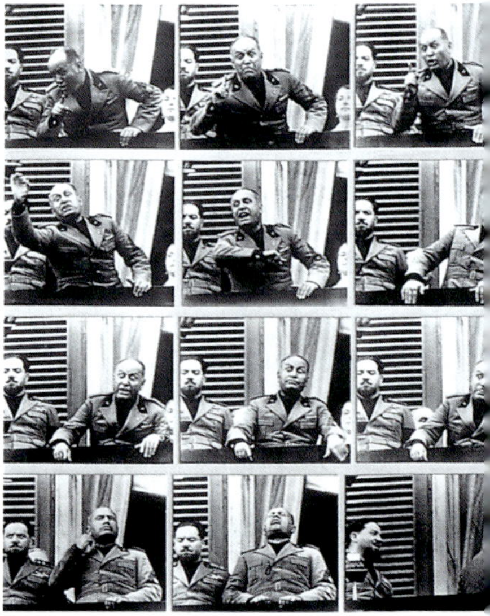

▶ Mussolini hält 1922 vom Balkon des Palazzo Venezia herab eine Rede an seine »Marschierer«. Auch in Italien begann sich der Faschismus auf der politischen und kulturellen Bühne einen Platz zu erobern.

▼ Georgia O'Keeffe, aufgenommen von ihrem Mann Alfred Stieglitz (1922).

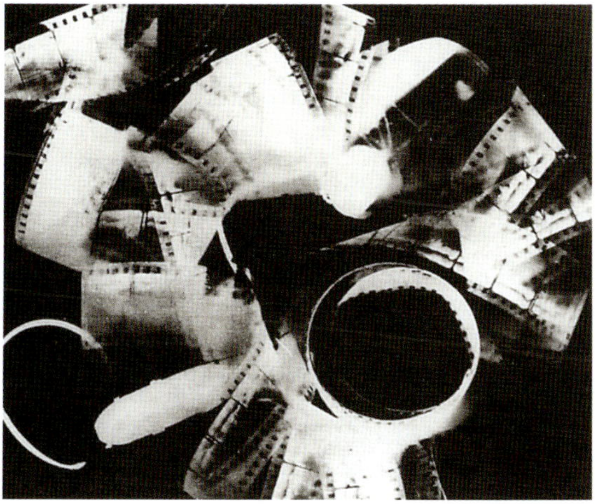

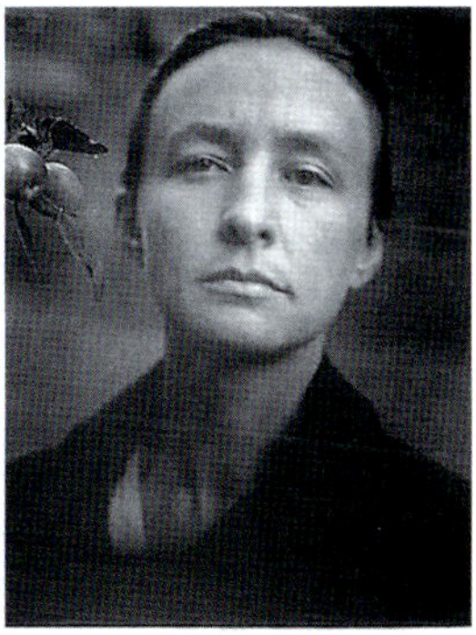

▲ Man Ray, *Rayogramm*. Ray machte den Dadaismus in den Vereinigten Staaten bekannt, unter anderem durch seine »Fotografie ohne Fotoapparat«, bei der der Film direkt starken Lichtquellen ausgesetzt wurde.

▼ Francis Picabia, *Die Musik ist wie die Malerei,* 1913–20, Rom, Sammlung Sprovieri. Der wandlungsfähige französische Künstler stand dem Kubismus nahe und war auch Mitbegründer des Orphismus.

▼ Max Ernst, *Ohne Titel,* 1922, Madrid, Sammlung Thyssen-Bornemisza. Der deutsch-amerikanische Maler und Plastiker war eine der einflußreichsten Persönlichkeiten des Pariser Surrealismus. Als Mitbegründer des Kölner Dadaismus ging Ernst 1921 nach Paris. 1925 entwickelte er seine Frottage-Technik, die den konstruktiv-gestaltenden Verstand des Malers ausschaltet.

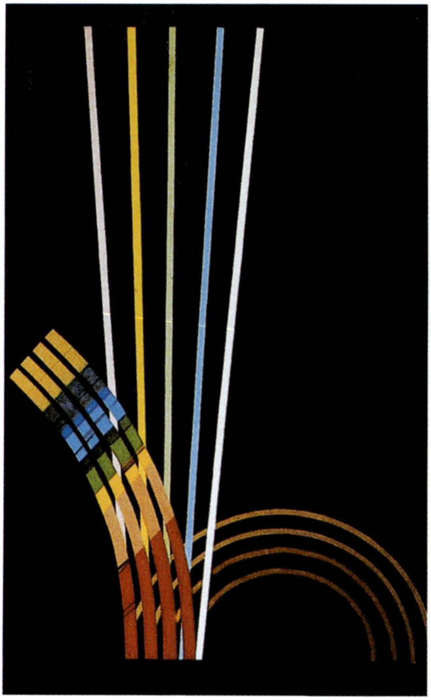

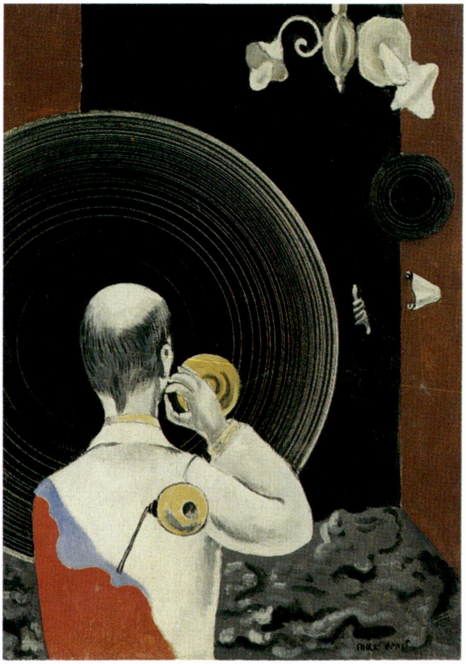

Weiße Zickzacks

Die Bildkomposition dieses Gemäldes aus dem Jahr 1922 folgt einer diagonalen Linienführung, die den Betrachter in ein Universum der unterschiedlichsten Formen versetzt (Venedig, Galleria Internazionale d'Arte Moderna).

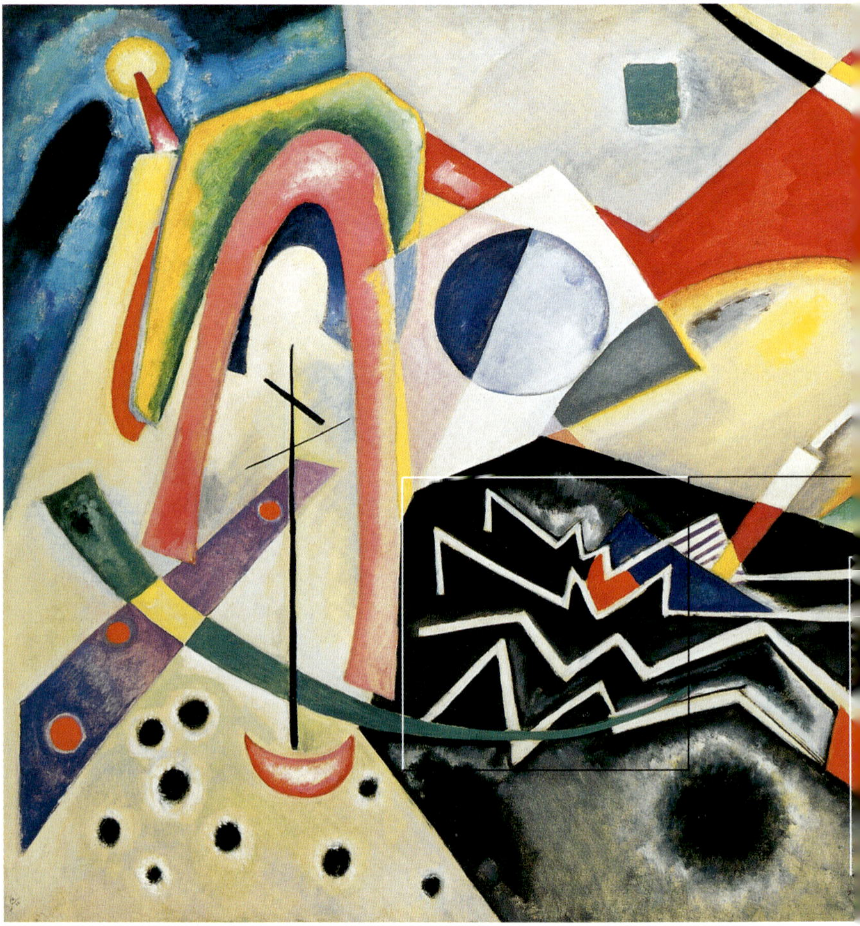

▶ Kandinsky war fasziniert von der Geometrie der Linie. Neben der Horizontalen, der Vertikalen und der Diagonalen setzte er die freie Gerade, die eckige und die gebogene Linie ein. Die Linie geht aus dem Punkt hervor; sie entsteht aus der »Vernichtung der höchsten in sich geschlossenen Ruhe des Punktes« und ist sein »größter Gegensatz«. Sie verkörpert zugleich Spannung und Richtung.

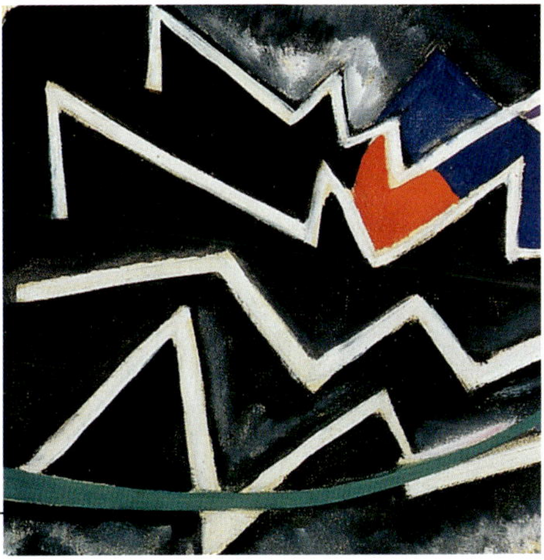

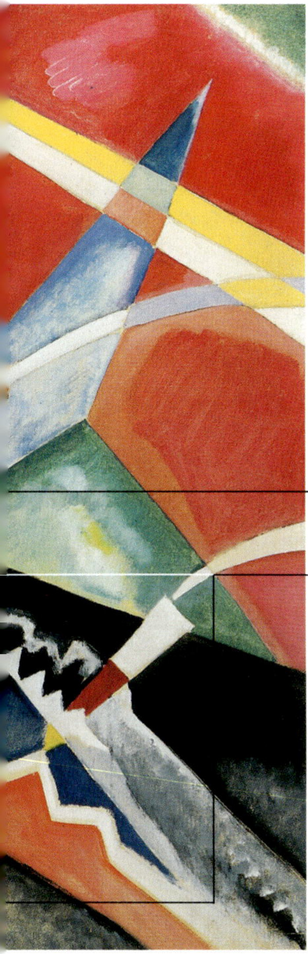

▼ In der bildenden Kunst herrscht eine beeindruckende Formenvielfalt. Aufgabe des Malers ist es nun, diese Formen so auf die Leinwand zu bannen, daß sie eine Bedeutung gewinnen. Zu Unrecht hält man die abstrakte Kunst für »anarchisch«. Die Idee der Abstraktion bedeutet Systematik und Ordnung, doch kommt es darauf an, die Fesseln der äußeren Erscheinung abzustreifen. Die Wechselbeziehungen zwischen den Linien sind Ausdruck eines eigenständigen philosophischen und geometrischen Prinzips. Jeder Linie gesteht der Maler ein inneres Leben zu. Damit regt er den Betrachter an, die herkömmlichen Maßstäbe über Bord zu werfen und die verborgene Dimension des Seins zu erfassen.

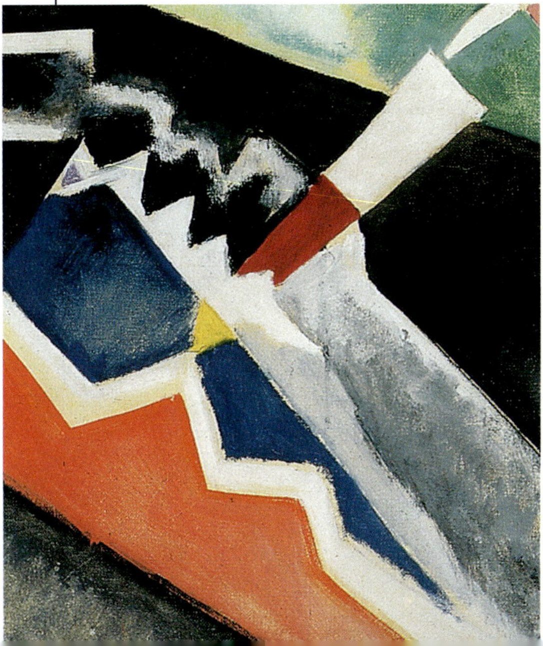

1922–1925

Die Revolution des Lehrens

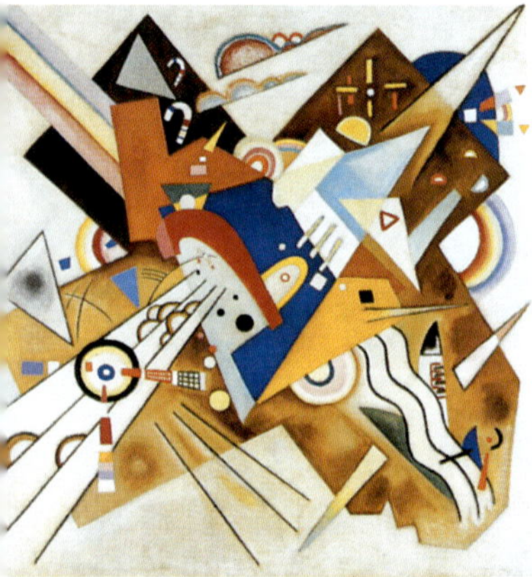

▲ Kandinsky, *Betonte Ecken,* 1923, Schweiz, Privatsammlung. Unter geometrischen Formen verbirgt sich ein abstrakter heiliger Georg.

Überquellend vor schöpferischer Energie, gelingen Kandinsky jetzt Meisterwerke wie seine im August 1923 anläßlich einer Bauhaus-Ausstellung vorgestellte *Komposition VIII,* ein Werk, das an die Ergebnisse seiner Münchner *Improvisationen* anknüpft. Seine Lehrtätigkeit am Bauhaus wird hoch geschätzt und trägt ihm Ruhm und eine beachtliche Anhängerschaft ein. Einfallsreichtum beweist etwa sein didaktischer Kunstgriff, Studenten und Dozenten einen Fragebogen zu den Wechselbeziehungen zwischen den Formen Dreieck, Quadrat und Kreis und den Primärfarben Gelb, Rot und Blau ausfüllen zu lassen. Beweis für Kandinskys großes Ansehen ist seine erste Einzelausstellung in New York, organisiert von der Société Anonyme, die ihn sogar zum Vizepräsidenten ehrenhalber wählt. Es ist ein wichtiger Abschnitt im Leben des Malers, aber auch eine bedeutende Phase im Kunst- und Kulturbetrieb des 20. Jahrhunderts. Kandinsky arbeitet mit Persönlichkeiten wie Paul Klee, Lyonel Feininger, Johannes Itten, Lothar Schreyer, Georg Muche und Oskar Schlemmer zusammen. Außerdem ist er in ständigem Kontakt zu den Schülern am Bauhaus, junge Künstler, die sich binnen kurzem zu würdigen Nachfolgern ihrer Meister entwickeln – denn »Meister«, nicht »Professor«, ist die geläufige Anredeform für die dortigen Dozenten. Auf Initiative von Emmy Scheyer schließen sich Kandinsky, Klee, Feininger und Jawlensky zu der »Blauen Vier« zusammen, um unter diesem Namen internationale Ausstellungen zu organisieren – vor allem in Amerika, das als Kunstmarkt eine immer größere Bedeutung gewinnt.

▼ Die Mitglieder der »Blauen Vier« auf Fotografien der »Berliner Allgemeinen Zeitung« vom 13. Mai 1924. Im März 1925 wurden 50 ihrer Werke in einer New Yorker Ausstellung gezeigt.

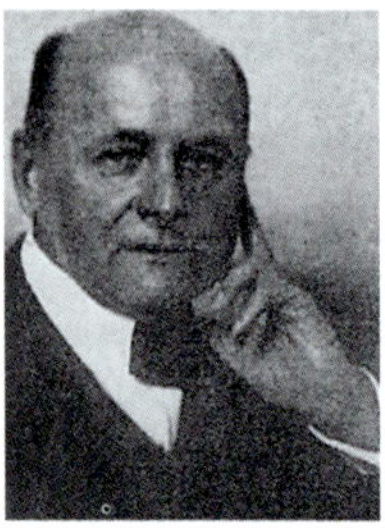

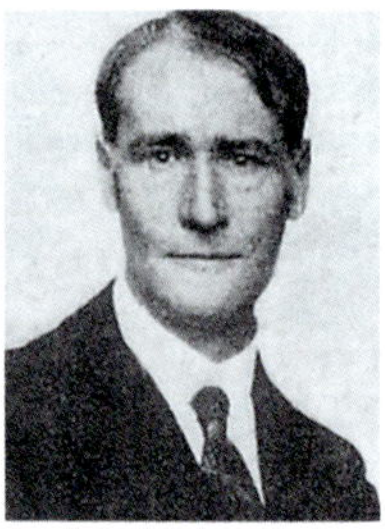

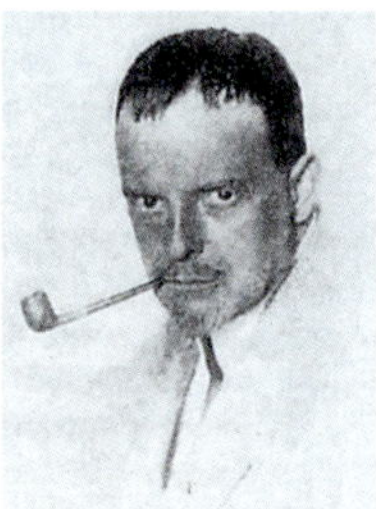

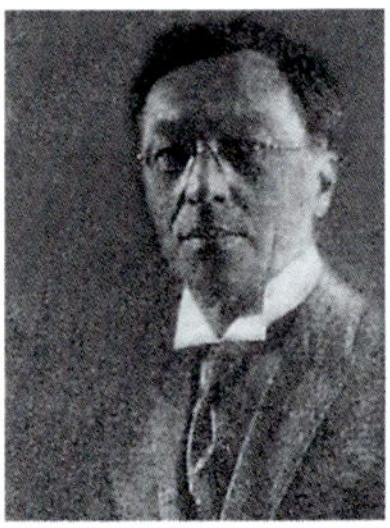

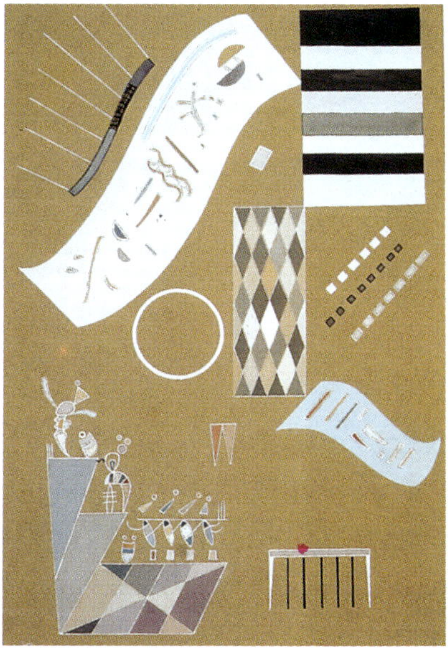

▲ Kandinsky, *Ohne Titel,* 1940, Schweiz, Privatsammlung. Mit der Zeit wurden Kandinskys Formen immer mehr geometrisch stilisiert. Seine Malerei verlor an Spontaneität, wurde ausgefeilter und durchdachter.

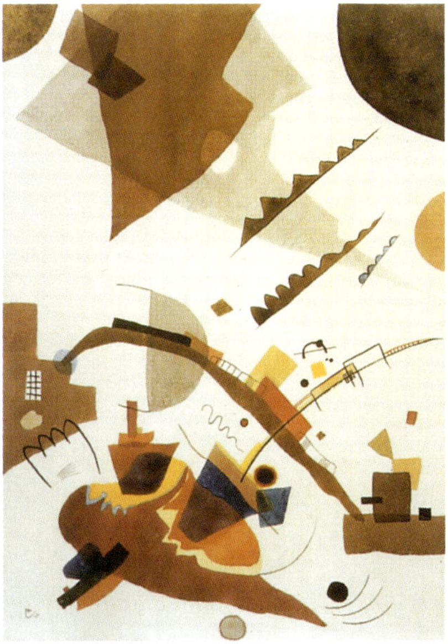

▲ Kandinsky, *Vibration,* 1924, Philadelphia, Museum of Art. Das Gemälde zählt zu den faszinierendsten Werken dieser Periode. Neben eigene Stilelemente treten hier scharf konturierte, transparente Formen – Anleihen bei Lyonel Feininger – und von Paul Klee angeregte Kunstgriffe in der Bildkomposition. Nach wie vor blieb Kandinsky allerdings seiner Eigenart treu, für die Malerei untypische Bildtitel zu wählen.

▼ Kandinsky, *Schweres zwischen Leichtem,* 1924, Schweiz, Privatsammlung. Das dargestellte Szenario spricht alle Sinne des Betrachters an, denn mit jedem einzelnen Sinn läßt sich das Bild erfahren und erleben.

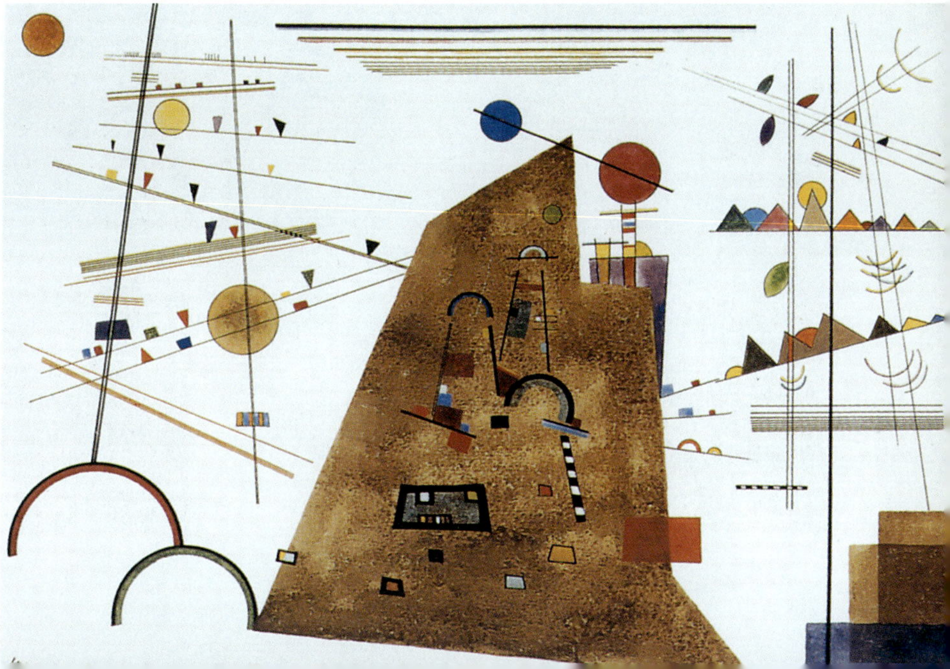

Die Kunst der Zwanziger

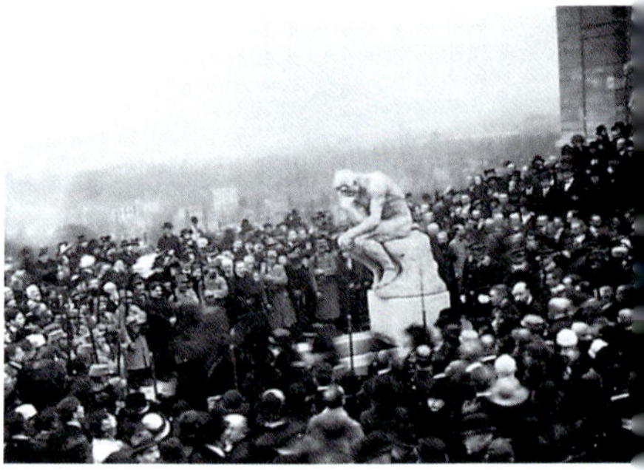

▲ Die Beisetzung von Auguste Rodin im November 1917, auf dem Grab eine Replik seiner Skulptur *Der Denker*. 1918 war das Todesjahr von Gustav Klimt, Egon Schiele und Claude Debussy.

Paris bleibt auch während der zwanziger Jahre die Kunstmetropole par excellence. An die Stelle des Montmartre der Kubisten tritt nun der Montparnasse der Ecole de Paris und der Surrealisten. Die Ästhetik des ausschweifenden Luxus tritt indes auf der Exposition des Arts Décoratifs von 1925 ihren Siegeszug an, wo auch der Begriff *Art Déco* geprägt wird. In Berlin herrscht in diesen Jahren eine Atmosphäre unerhörter, atemloser Kreativität und fieberhafter politischer Anspannung. New York ist die Metropole mit dem jugendlichsten Flair, ein glitzerndes Lichtermeer aus Hotels, Theatern und den Schaufenstern der Einkaufsviertel von Manhattan; eine Stadt, in der das Geld auf der Straße liegt – wenn auch nicht mehr lange. Ähnlich wie im ausgehenden 19. Jahrhundert scheint sich der Pulsschlag des Lebens beschleunigt zu haben. Auf nationaler wie internationaler Ebene finden in kurzem Abstand große Kunstausstellungen statt: 1900 in Paris, 1902 in Turin, 1906 in Mailand, 1911 in Brüssel und erneut in Turin; nicht zu vergessen die erste internationale Dadaismus-Ausstellung 1920 in Berlin, die letzte Ausstellung der Futuristen 1920 in Petrograd – dem heutigen St. Petersburg – sowie die Biennale von Venedig, die erste der Nachkriegszeit, die ebenfalls im Jahr 1920 stattfindet. Auch die Literatur bringt in den zwanziger Jahren bedeutende Werke hervor, darunter *Ulysses* von James Joyce, Rilkes *Duineser Elegien*, die *Zwanzig Liebesgedichte* von Pablo Neruda und F. Scott Fitzgeralds berühmter Roman *Der große Gatsby*.

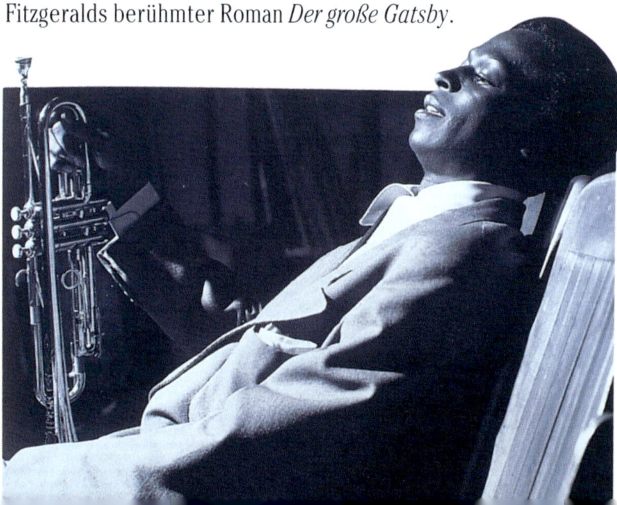

◄ Miles Davis, einer der bedeutendsten Jazzmusiker aller Zeiten, wurde 1926 geboren. In den zwanziger Jahren waren in der afroamerikanischen Musik die verschiedensten musikalischen Stilrichtungen verschmolzen: Die Epoche des Jazz brach an. Für die junge Kunstform des Films war die Jazzmusik ebenfalls von großer Bedeutung.

▼ Lyonel Feininger, *Marine,* 1924, Paris, Centre Georges Pompidou. Der deutsch-amerikanische Maler gehört zu den interessantesten Vertretern der Kunst des 20. Jahrhunderts. Zunächst vom Kubismus beeinflußt, entwickelte er später einen eigenen Stil aus prismatisch gebrochenen Formen.

▶ Giacomo Puccini, der Schöpfer von Opern wie *Madame Butterfly* und *Tosca,* starb im Jahr 1924. Doch wenn ein großer Komponist die Bühne verläßt, nehmen andere seinen Platz ein – George Gershwin etwa, dessen berühmte Melodien, wie *Rhapsody in Blue,* unvergessen bleiben sollten.

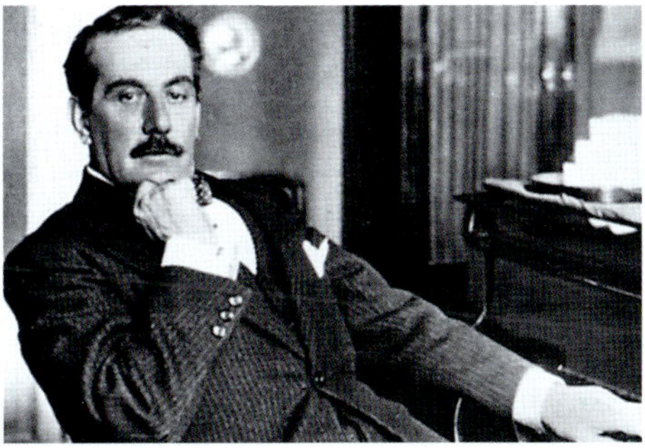

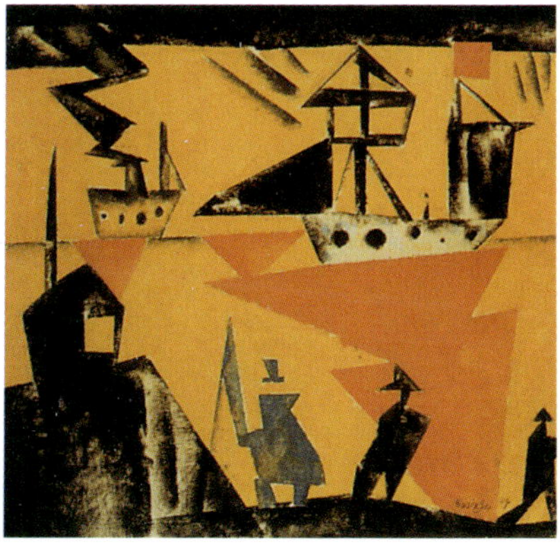

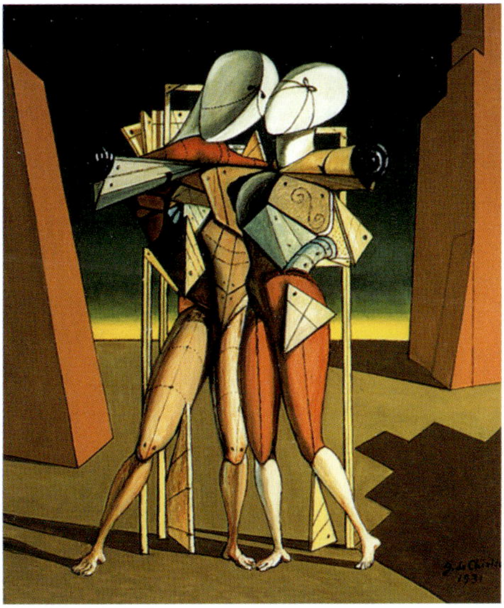

Der Neoplastizismus

Elementare Formen, die untereinander in Wechselbeziehung stehen, bewegliche Räume und Primärfarben gehörten zu den Grundideen des Neoplastizismus, der von einer Gruppe um den Niederländer Theo van Doesburg entwickelt wurde. Ihr Sprachrohr war die 1917 gegründete Zeitschrift »De Stijl«.

▲ Giorgio de Chirico, *Hektor und Andromache,* 1924, Rom, Galleria Nazionale d'Arte Moderna. Sehr der klassischen Kultur verbunden, in der nicht nur seine künstlerischen Wurzeln lagen, entfaltete der Italiener de Chirico einen gebildeten, eleganten Stil, der eine Reihe von Künstlern seiner Zeit beeinflußte.

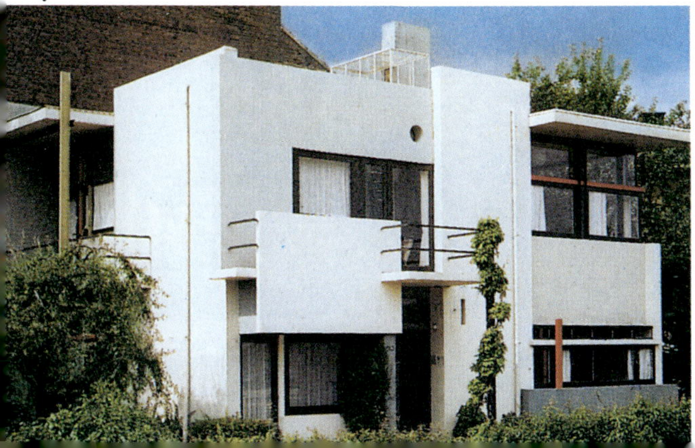

◀ Gerrit Rietveld, Haus Schröder in Utrecht, 1923–24. Die Innenräume der Obergeschosse lassen sich dank beweglicher Wände beliebig umgestalten.

1922–1925

Elementare Wirkung

Der riesige, dabei aber schwerelos anmutende Kreis beherrscht das schmale Rechteck in der unteren Bildhälfte. Die erhöhte Position des Kreises ist hier Symbol geistiger Erhebung (1924, Paris, Centre Georges Pompidou).

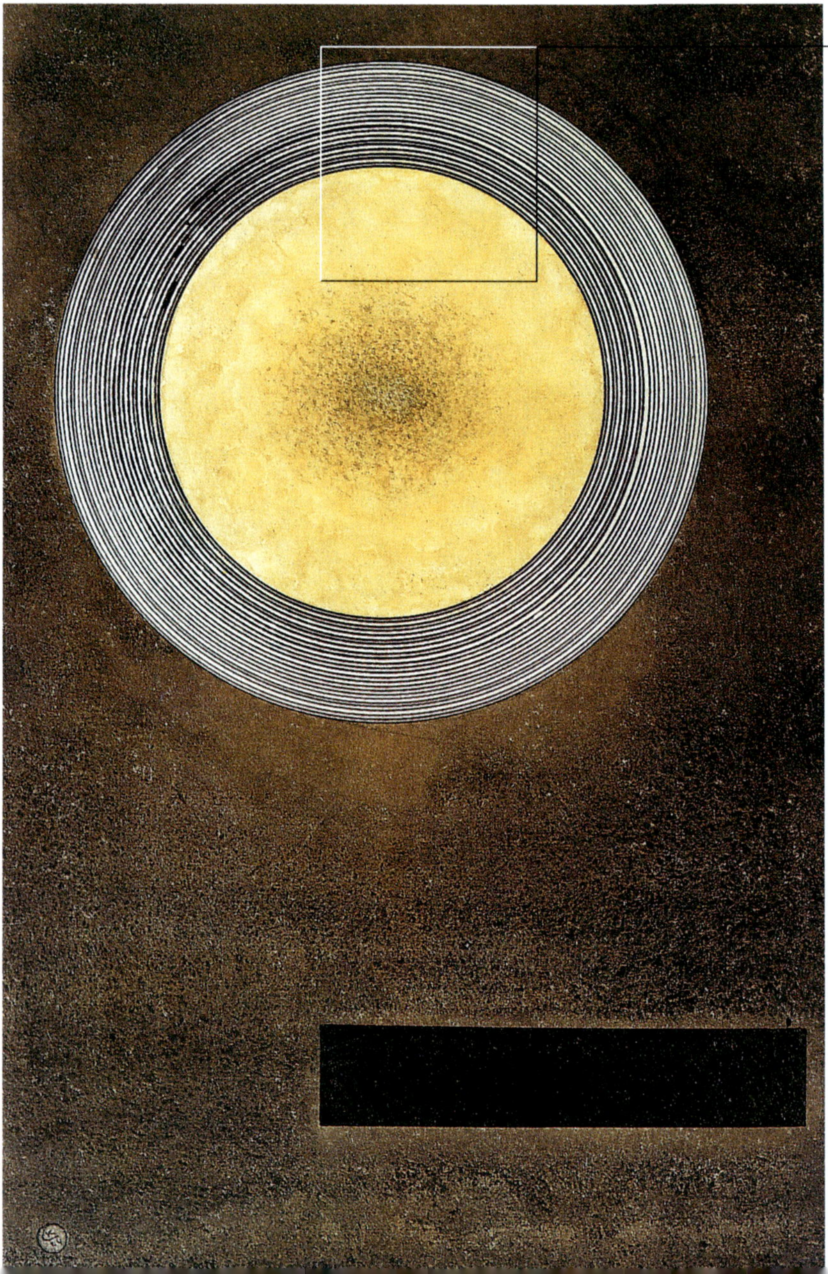

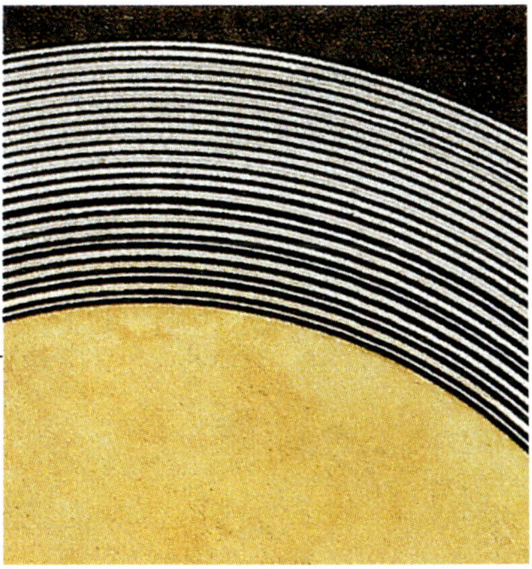

▲ Eine Vielzahl von Linien, die an eine mystische Aura erinnern, umgibt den Kreis. Die filigranen Linien wirken wie spirituelle Energien, die sich langsam dem Kreis nähern. Als primäres Zentrum der Kraft verweist der Kreis deutlich auf die vierte Dimension.

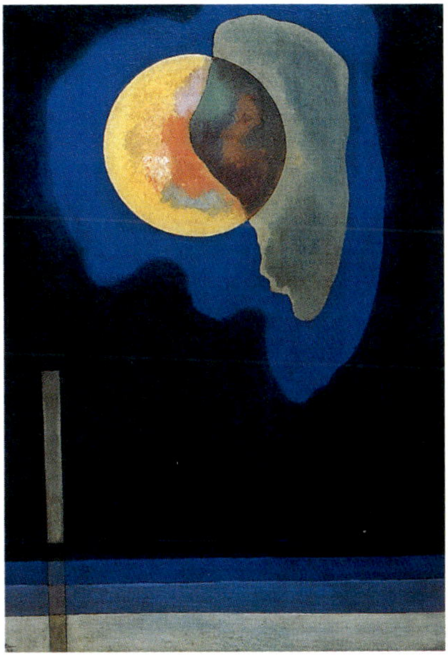

▲ Kandinsky, *Gelber Kreis,* 1926, Schweiz, Privatsammlung. Dieses Gemälde läßt sich in der Nähe einer einfachen *Komposition* ansiedeln. Der Bildaufbau ist an dem Kreis ausgerichtet, einer schlichten, klaren Form. In diesem Werk allerdings büßt der Kreis einen Teil seiner Energie ein.

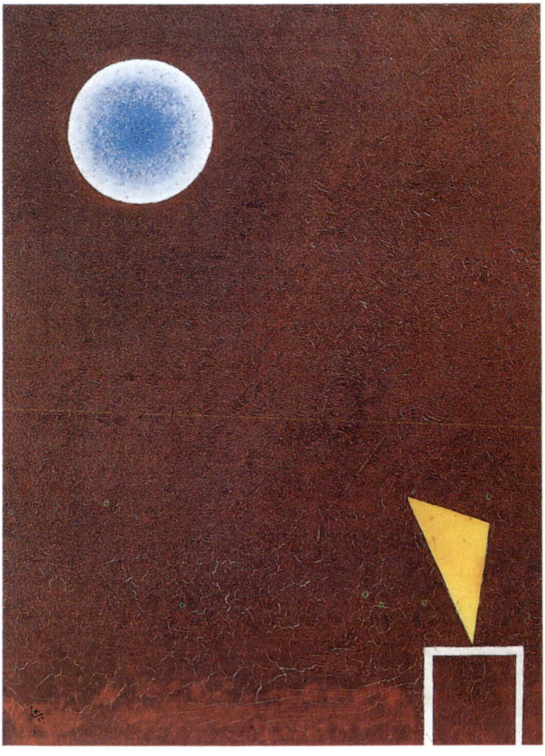

◀ Kandinsky, *Einfach,* 1927, Basel, Privatsammlung. Ein Musterbeispiel für Kandinskys theoretische Kunstanschauung. Der Kreis erhebt sich aus den Niederungen der schwerfälligen und aggressiven anderen Formen und beherrscht uneingeschränkt die Szenerie. Ein Dreieck versucht mit Macht, die Härte des Quadrats zu durchbrechen, doch es ist zu klein, das Quadrat gibt nicht nach.

1922–1925

Zeit der Meisterwerke

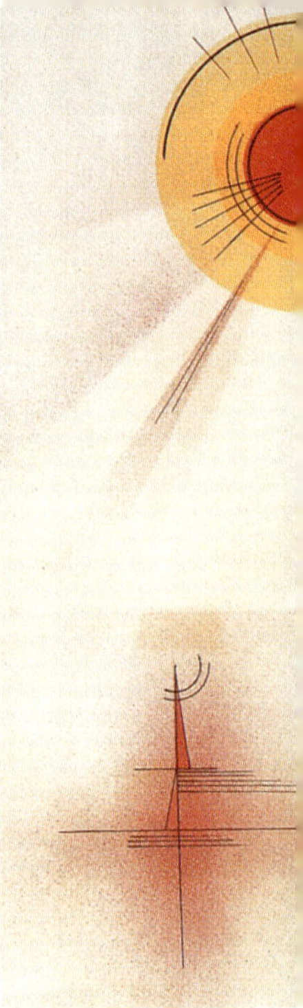

Das Bauhaus wird wegen seiner Lehrinhalte und seiner Strukturen zunehmend von der seit 1924 amtierenden konservativen thüringischen Regierung angegriffen. Man will die neue Akademie treffen und zielt geradewegs auf Kandinsky. Ein ebenso abwegiger wie scharfzüngiger Artikel mit dem Titel *Unsere falsche Rußlandpolitik* enthält einen offenen Angriff auf den Maler, der beschuldigt wird, »im Dienst des kommunistischen Regimes« zu stehen. Kandinsky antwortet mit einer Klarstellung seiner politischen Position. Nachdrücklich weist er darauf hin, daß es nach seinem Dafürhalten »eine der schlimmsten Gefährdungen der Kunst« darstelle, sie mit der Politik vermischen zu wollen. 1925 wird dem Bauhaus vom Land Thüringen die finanzielle Basis entzogen, so daß man sich gezwungen sieht, die Schule in die anhaltinische Industriestadt Dessau zu verlegen. Dennoch fehlt es Kandinsky nicht an der notwendigen Konzentration, um Meisterwerke von ungewöhnlicher Eindringlichkeit zu schaffen. Daneben entwickelt er seine Theorien aus der Schrift *Über das Geistige in der Kunst* weiter.

☒ Kandinsky, *Gelb-Rot-Blau*, 1925, Paris, Centre Georges Pompidou. Kraftvolle Dynamik in Farbe und Form.

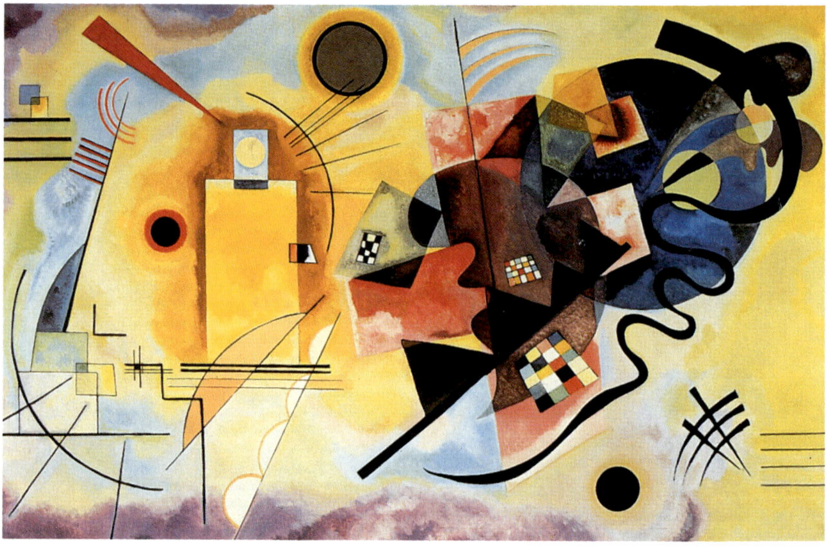

◄ Kandinsky, *Strahlen,* 1929, Deutschland, Privatsammlung. Ein verfeinertes Gleichgewicht von Formen, aus deren Beziehung zueinander Situationen entstehen.

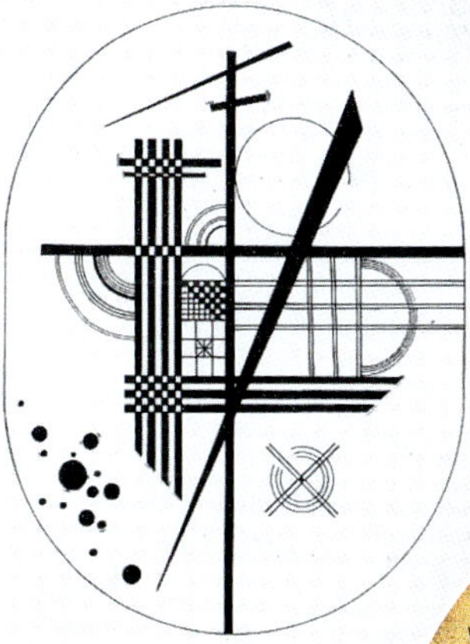

◄ Kandinsky, Tafel 24 für *Punkt und Linie zu Fläche,* 1925.

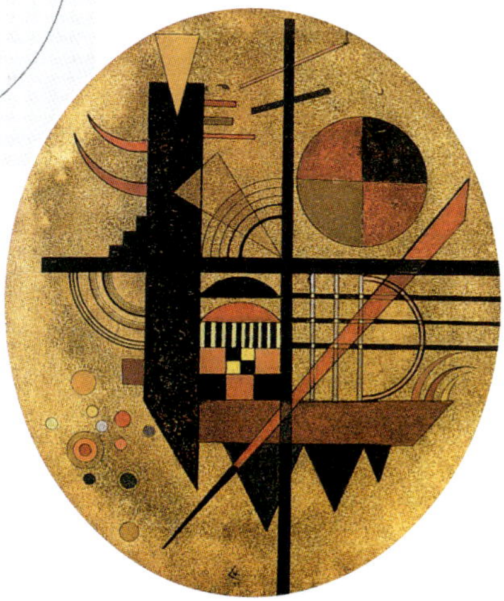

▼ Kandinsky, *Intime Mitteilung,* 1925, Paris, Centre Georges Pompidou. Das Oval verlangt eine besonders sorgfältige Komposition, da sein Mittelpunkt schwerer auszumachen ist.

▼ Kandinsky, *Im Blau,* 1925, Düsseldorf, Kunstsammlung Nordrhein-Westfalen. Das Bild läßt sich der Kategorie der *Kompositionen* zuordnen. Es erreicht ein erstaunlich hohes Niveau an Komplexität und Ideenreichtum.

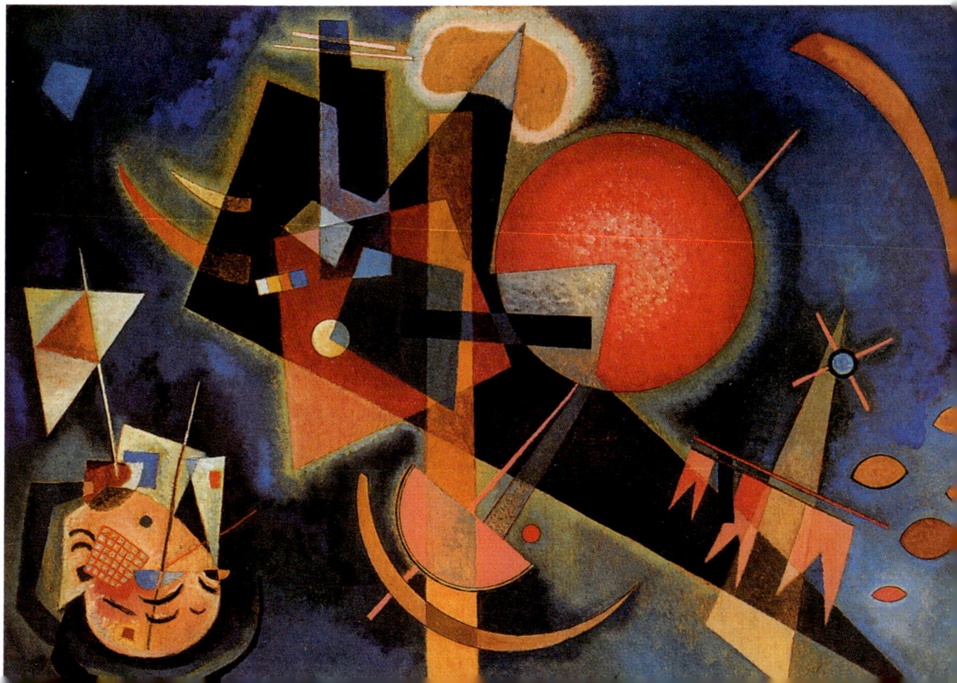

Neuerungen in der Kunstwelt

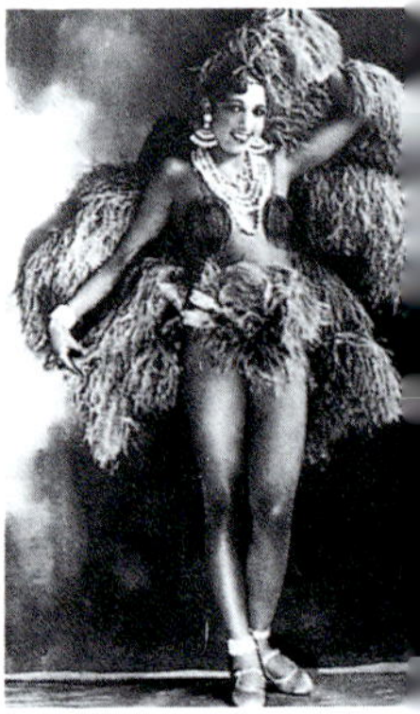

▲ Josephine Baker gab 1925 als Revuetänzerin ihr Debüt in Paris. Sie galt als die »Anti-Garbo«.

Neben den großen Metropolen leisten auch einige italienische Städte einen Beitrag zur kulturellen Entwicklung. Mailand etwa richtet 1920 die erste Mustermesse aus, eine Form der internationalen Industrie- und Wissenschaftsausstellung, die sich immer weiter spezialisiert. In den ersten Jahrzehnten des Jahrhunderts wird der Grundstein für die Entwicklung des Design gelegt, eine neuartige Kunstform, die – ebenso wie Fotografie und Film – durch die technische Reproduzierbarkeit ihrer Produkte der breiten Masse zugänglich ist. Als Vorläufer dieser Entwicklung gelten die englischen Präraffaeliten im 19. Jahrhundert, ebenso bedeutsam waren die formalen Neuerungen des Jugendstils. Weiterführende Impulse gehen von den Künstlern des Bauhauses aus. Im Vordergrund steht die Funktionalität, doch kaum weniger wichtig sind Material und Farbe. Die Vereinheitlichung dieser Komponenten führt dazu, daß Design-Erzeugnisse als Dinge des täglichen Gebrauchs zu erschwinglichen Preisen hergestellt werden können. In der internationalen Kunstszene macht sich nach 1918 auch der Purismus einen Namen, eine französische Stilrichtung der Malerei und Architektur um Amédée Ozenfant und Le Corbusier.

▼ Felice Casorati, *Platonische Konversation*, 1925, Privatsammlung. Eine Atmosphäre zwischen Traum und Wirklichkeit.

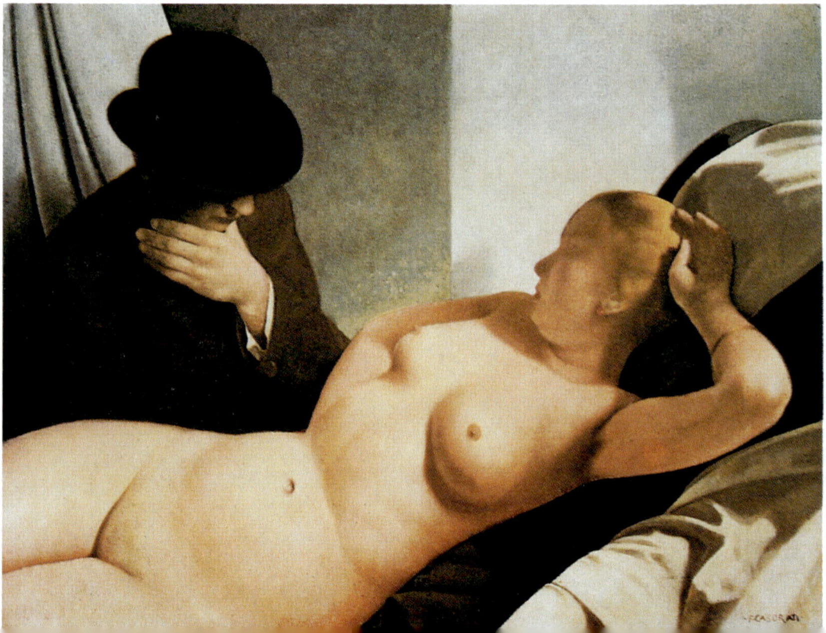

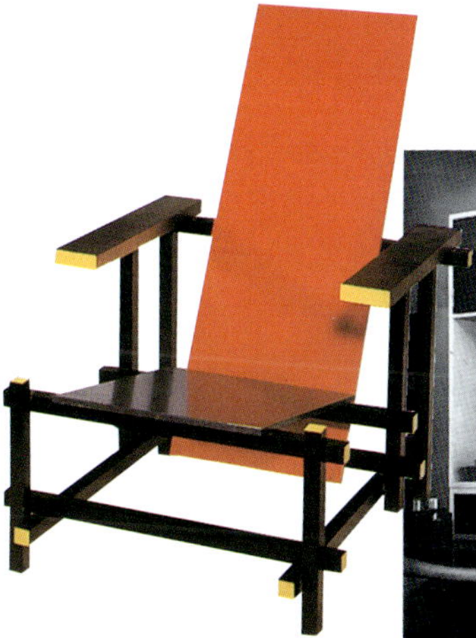

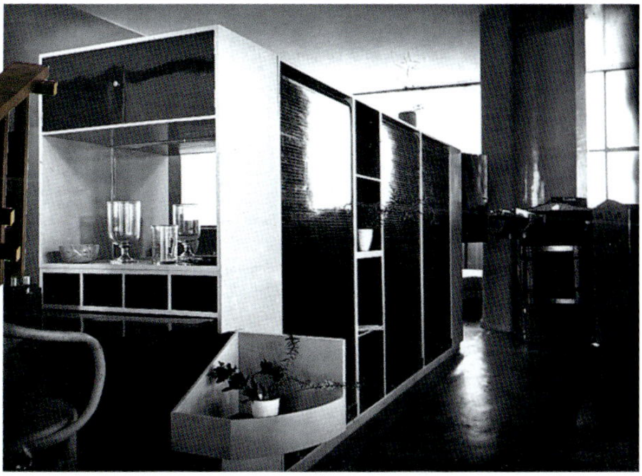

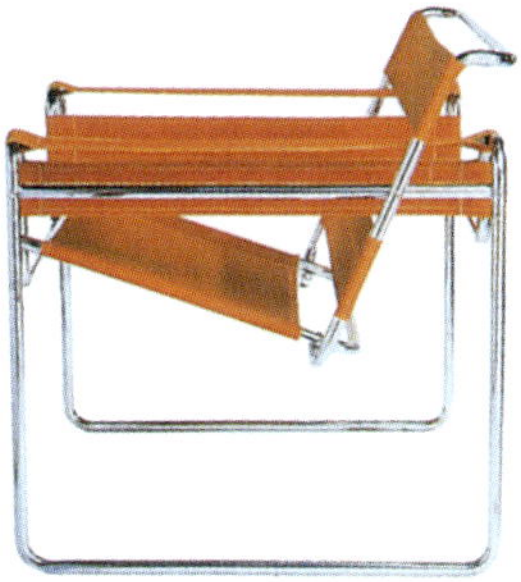

◀ *Wassily B 3* von Marcel Breuer. Oben: *Stuhl Rot-Blau* von Gerrit Rietveld (1918). Klassische Beispiele für modernes Design.

▲ Schrankwand (Casiers standards), 1925. Die funktionellen, aufs Wesentliche reduzierten Formen sind auf die menschlichen Bedürfnisse zugeschnitten.

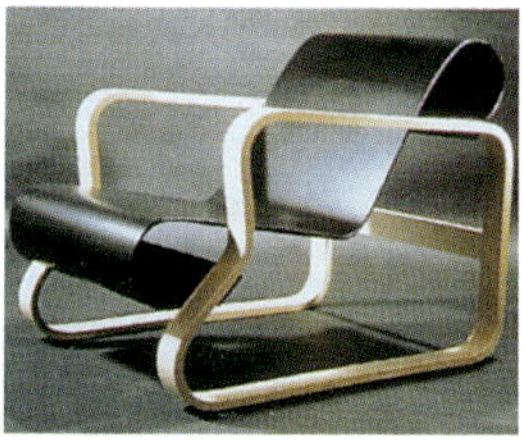

▼ Edward Hopper, *Haus am Bahndamm,* 1925, New York, The Museum of Modern Art. Der »fotografische« Realismus des Malers ist typisch für die nach dem Ersten Weltkrieg aufgekommene Stilrichtung der »American Scene«, die sich die wirklichkeitsgetreue Darstellung zeitgenössischen amerikanischen Lebens, vor allem im Mittleren Westen, zum Ziel gesetzt hatte.

▲ *Paimo,* entworfen von dem finnischen Architekten Alvar Aalto (1922): funktionelles skandinavisches Design.

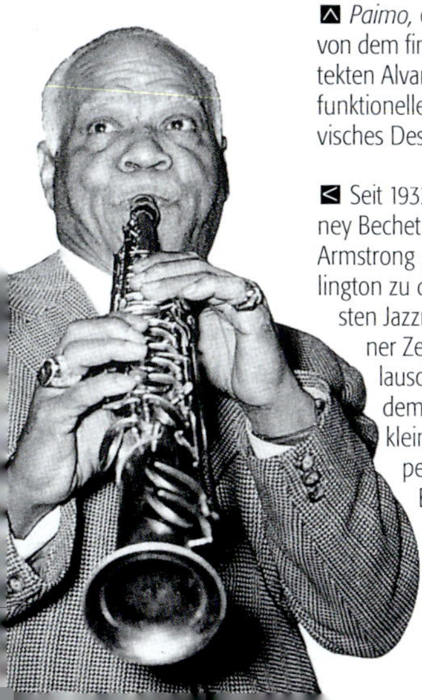

◀ Seit 1932 gehörte Sydney Bechet neben Louis Armstrong und Duke Ellington zu den beliebtesten Jazzmusikern seiner Zeit. Alle Welt lauschte damals dem Sound der kleinen Jazzgruppen und ersten Bigbands.

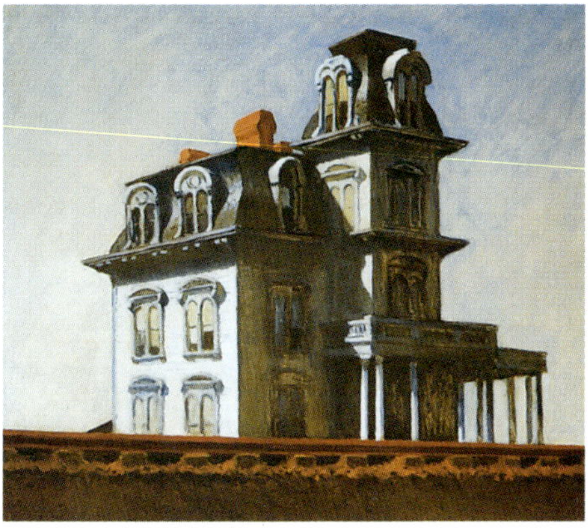

1926–1932

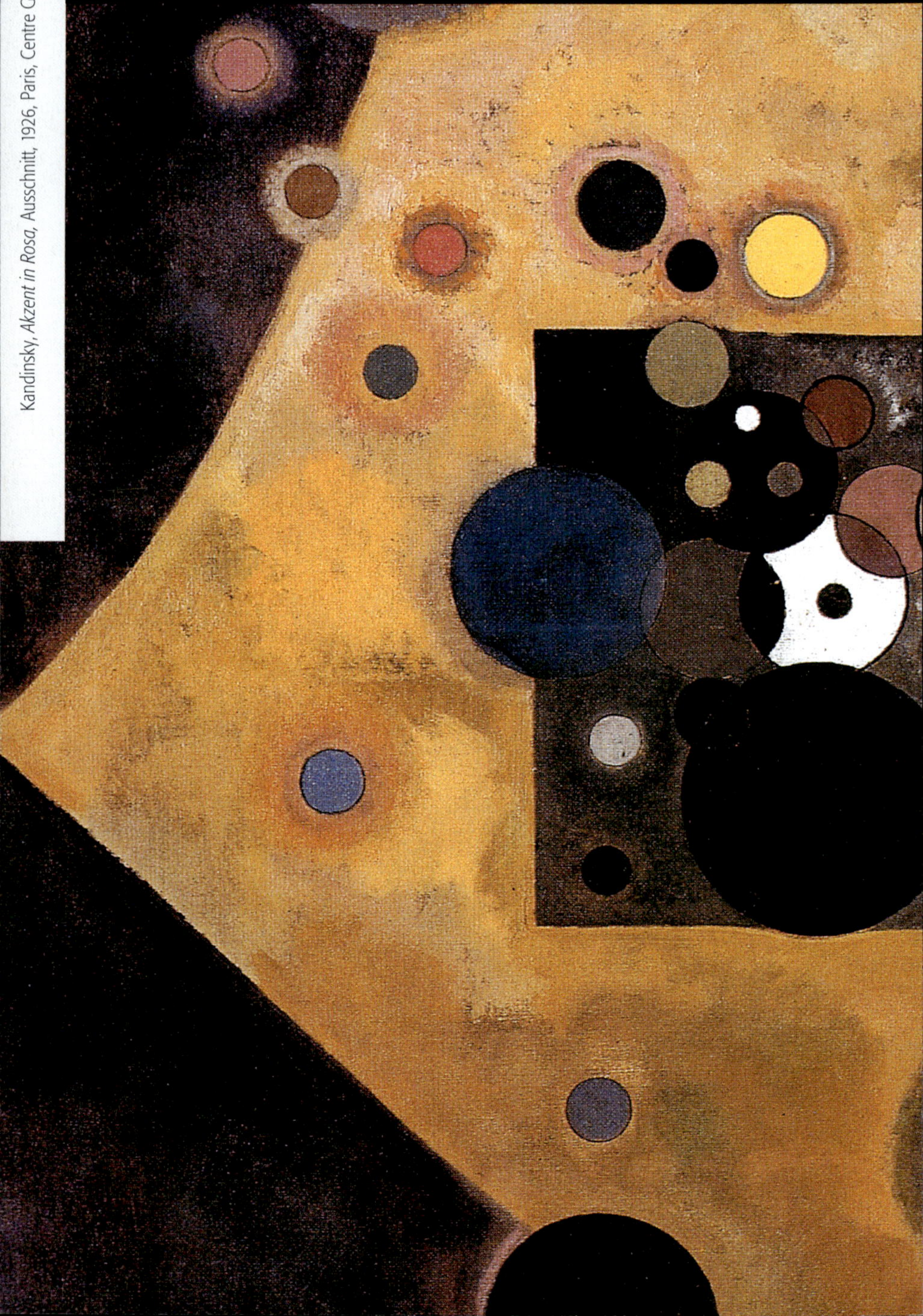

Kandinsky, *Akzent in Rosa*, Ausschnitt, 1926, Paris, Centre Georges Pompidou

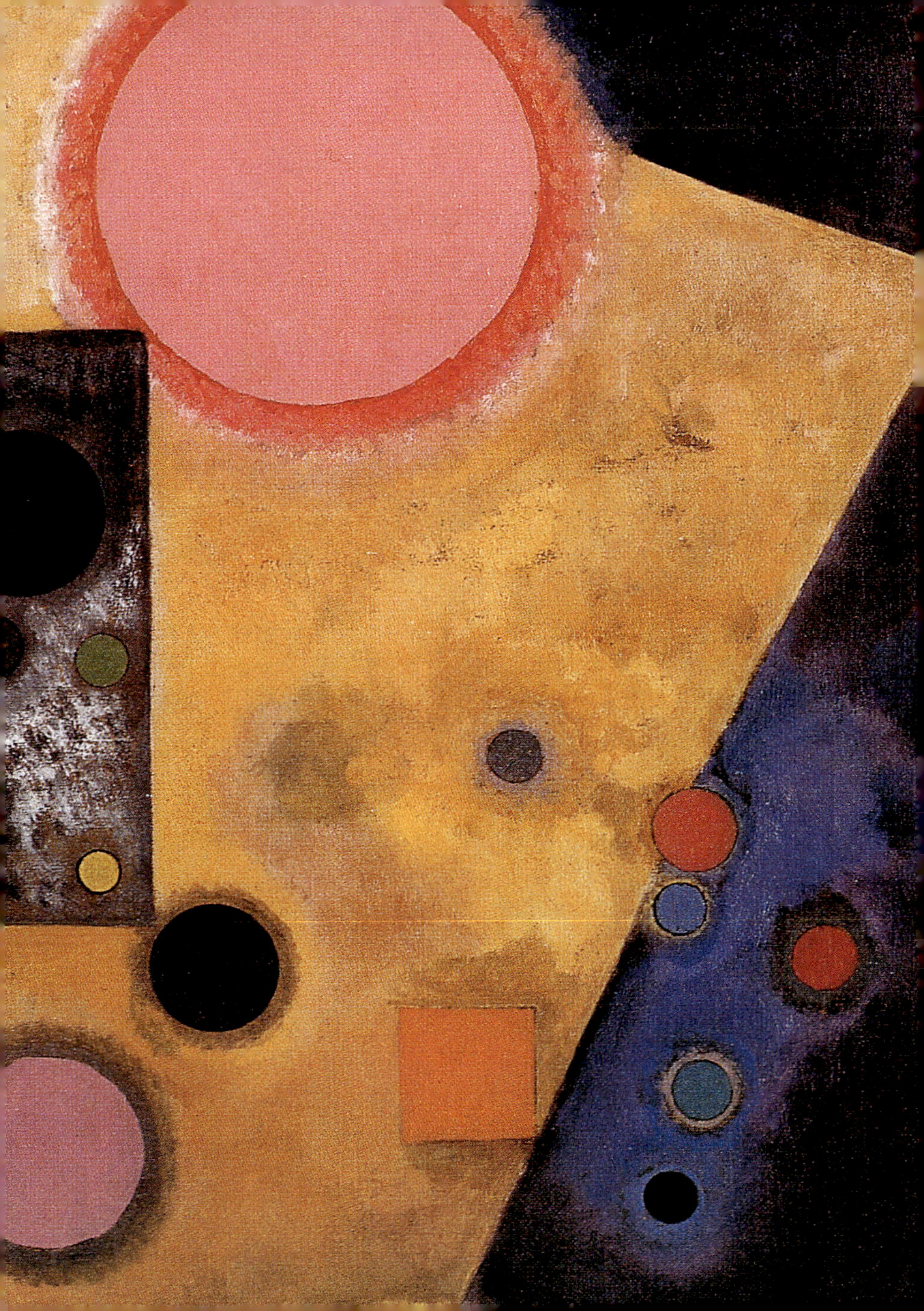

1926–1932

Punkt und Linie zu Fläche

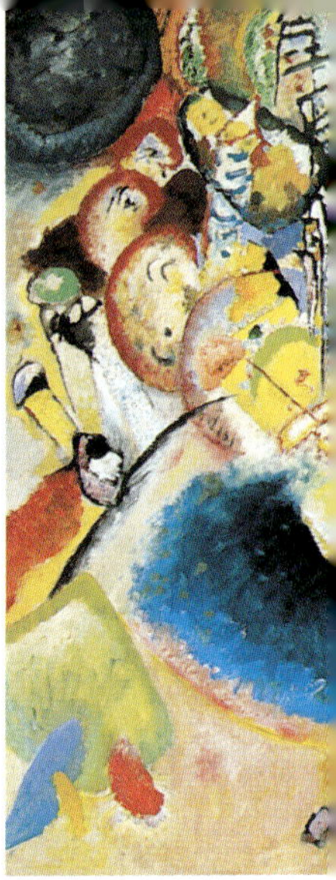

Im Herbst 1925 kann das Bauhaus seine Pforten in Dessau wieder öffnen. Inzwischen legt Kandinsky einen neuen Baustein in sein Theoriegebäude: seine Schrift *Punkt und Linie zu Fläche* wird 1926 in der Reihe der *Bauhausbücher* veröffentlicht, eine von Walter Gropius und László Moholy-Nagy herausgegebene Sammlung von Publikationen der Schule. In seinem Charakter unterscheidet sich dieses Buch grundlegend von Kandinskys früherer Schrift *Über das Geistige in der Kunst,* die Züge einer mystisch-dunklen Verkündigung trägt. Diese neue Arbeit hingegen ist eine regelrechte Abhandlung über die Ästhetik, ja über die »Metaphysik der Form«, die eine unglaubliche Resonanz findet. Mit mathematisch klarem Verstand und der Hingabe eines Kindes, das gerade die Welt entdeckt, kondensiert der Künstler seine über Jahre als Maler und Lehrer gesammelten Aufzeichnungen und Gedanken zu einer geordneten Abfolge von Beobachtungen, die sich mit den Relationen zwischen den geometrischen Grundelementen und deren Verhältnis zur Fläche befassen.

▲ Kandinsky, *Improvisation mit kalten Formen,* 1914, Moskau, Staatliche Tretjakow-Galerie. Seit seiner Münchner Zeit hatte sich Kandinsky künstlerisch in der einmal eingeschlagenen Richtung enorm weiterentwickelt.

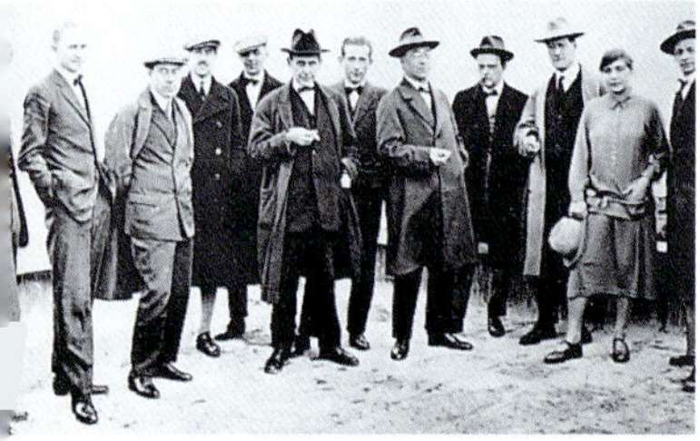

▲ Die Dozenten am Bauhaus um Walter Gropius, dem Mann mit Zigarette in der Bildmitte. Der zweite und dritte zu seiner Linken sind Klee und Kandinsky (Fotografie, 1926, Paris, Centre Georges Pompidou).

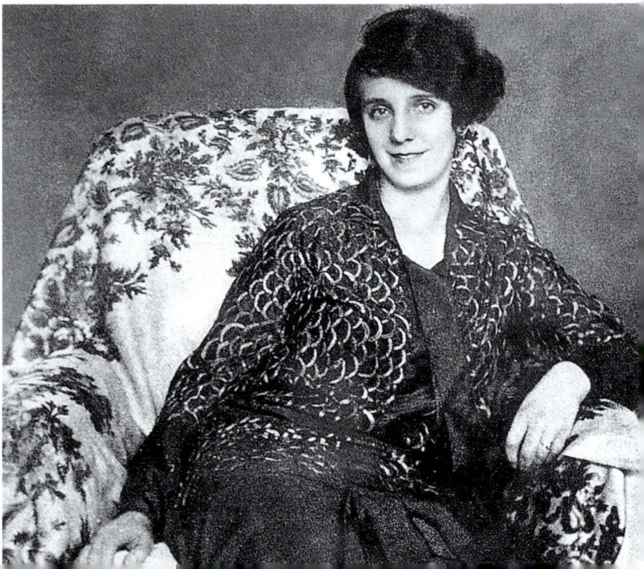

▶ Nina Andrejewskaja, Kandinskys treue Gefährtin. In ihrem Buch *Kandinsky und ich* veröffentlichte sie ihre Memoiren (Fotografie von Hugo Erfurth, Paris, Centre Georges Pompidou).

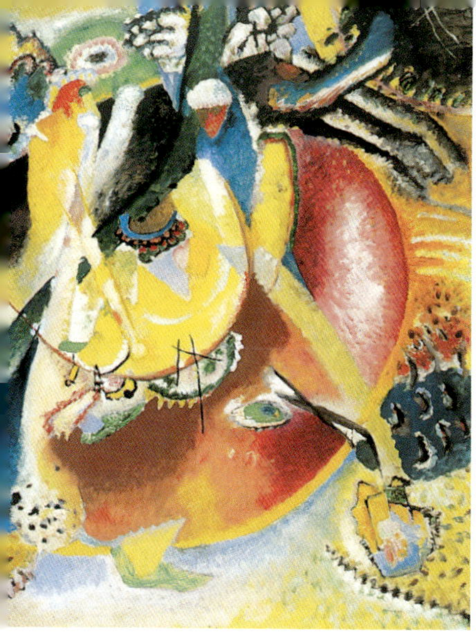

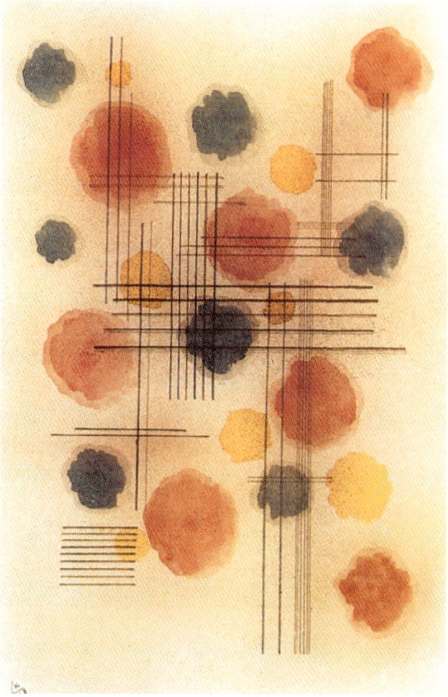

◘ Kandinsky, *Spitzen im Bogen,* 1927, Paris, Privatsammlung. Die Dreiecke vermitteln den Eindruck einer mit extremer Langsamkeit stattfindenden Bewegung.

◘ Kandinsky, *Regungen,* 1928, Schweiz, Privatsammlung. Die verschwimmenden Farbtupfen sind ein Ausdruck des Geistigen.

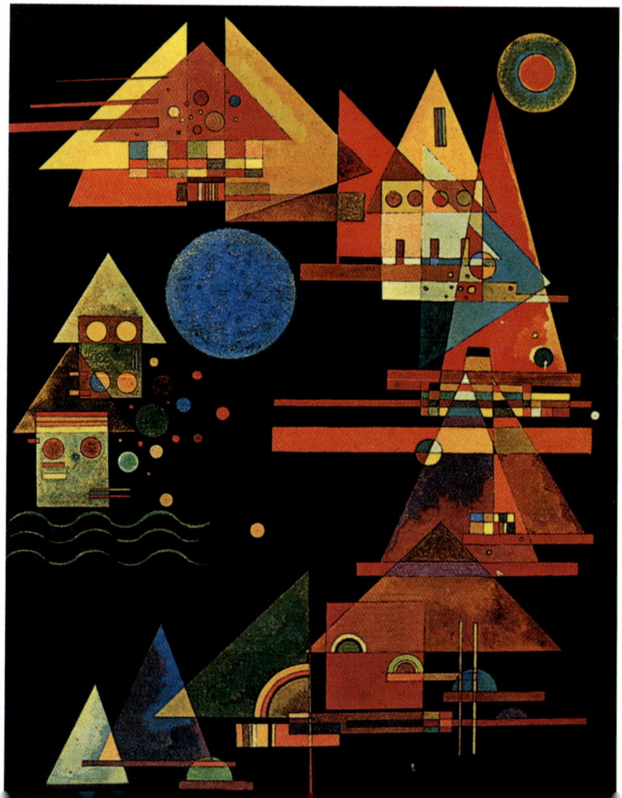

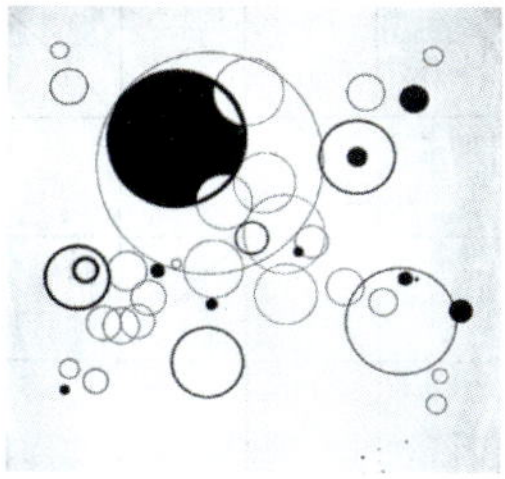

◘ Kandinsky, *Erster Entwurf für Einige Kreise,* 1926, Paris, Centre Georges Pompidou. In dieser Phase seines Schaffens lagen vielen von Kandinskys Arbeiten mathematische und geometrische Analysen zugrunde.

Die zwanziger Jahre in Italien und Deutschland

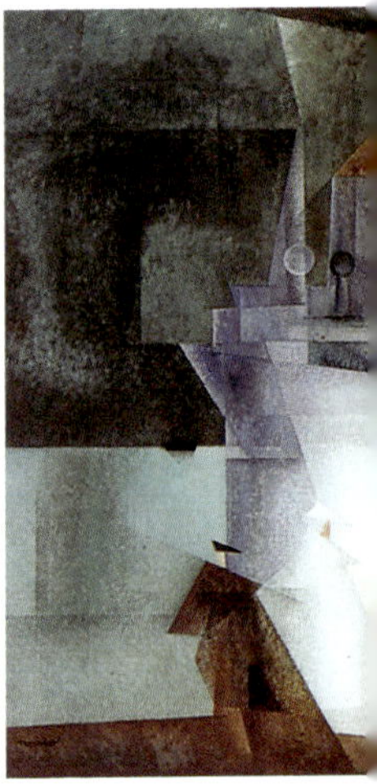

Zur gleichen Zeit, als für Kandinsky am Bauhaus eine neue künstlerische Phase beginnt, setzt sich in Italien die faschistische Partei unter der Führung von Benito Mussolini als politische Kraft durch. Der »Marsch auf Rom« 1922 und die gewonnenen Wahlen von 1924 sind die Stationen auf dem Weg zu dem diktatorischen Regime des »Duce«, das alle Bereiche des Lebens und der Kultur Italiens in diesem Jahrzehnt durchdringt. Die Künstlergruppe »Novecento« etwa vertritt Mussolinis Ideale, gleichzeitig aber wird in der Stadt Monza das moderne italienische Design aus der Taufe gehoben. Schon bald verlagert sich das Zentrum der künstlerischen Auseinandersetzungen nach Mailand, wo sich die Triennale der Architektur, dem Städtebau und der Kunst öffnet. Deutschland hat sich noch nicht wieder von den harten Auflagen des Versailler Friedensvertrags erholt, es tritt allerdings 1926 dem Völkerbund bei. Die Stimmung im Land ist bedrückt, und viele Künstler besinnen sich auf die Werte der objektiven Wirklichkeit. In den künstlerischen Strömungen dieses Jahrzehnts sind noch die Nachwirkungen der expressionistischen Phase vor dem Ersten Weltkrieg spürbar. Neben dem Dadaismus beginnt sich die Neue Sachlichkeit mit ihren bisweilen unheimlichen Darstellungen durchzusetzen.

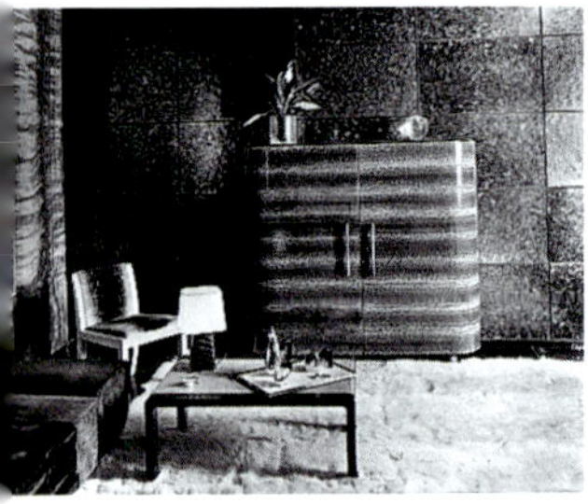

◄ Linoleum-Möbel, 1933–35, Triennale, Mailand, Historisches Archiv. Die Triennale war ein wichtiges Kulturforum von internationaler Bedeutung.

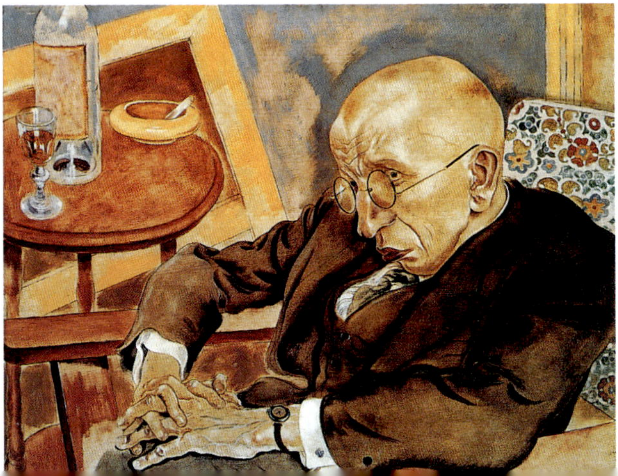

◄ George Grosz, *Max Herrmann-Neisse*, 1927, New York, The Museum of Modern Art. In den Bildern des deutschen Malers und Zeichners spiegelt sich eine in der Krise befindliche Nation. Das Häßliche dient als Ausdruck der kollektiven Befindlichkeit, und seine unheimlichen Gestalten vermitteln ein Gefühl düsterer Dekadenz.

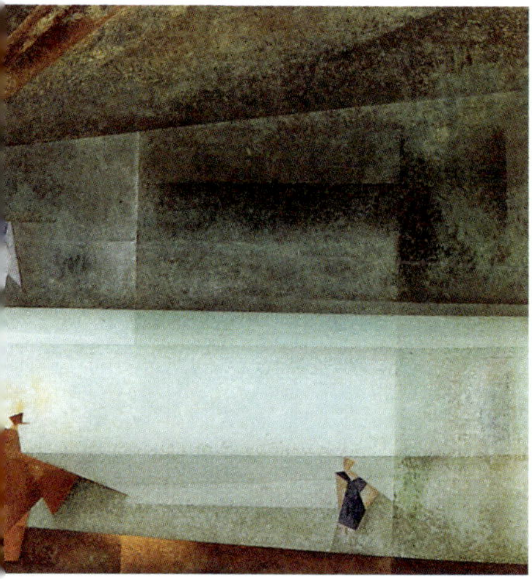

▲ Lyonel Feininger, *Dampfer »Odin« I,* 1927, New York, The Museum of Modern Art. Der Maler blieb seinem einmal gefundenen Stil treu.

▶ Georgia O'Keeffe, *Lilie, Weiß mit Schwarz,* 1927, Santa Fe, The Georgia O'Keeffe Museum. Georgia O'Keeffe, eine der interessantesten Persönlichkeiten der amerikanischen Kunstszene dieser Zeit, konnte in der wilden, ursprünglichen Natur von New Mexico ihre ausgeprägte sinnliche und geistige Erlebnisfähigkeit voll entfalten, die sich in der zart nuancierten Farbigkeit ihrer Bilder ausdrückt.

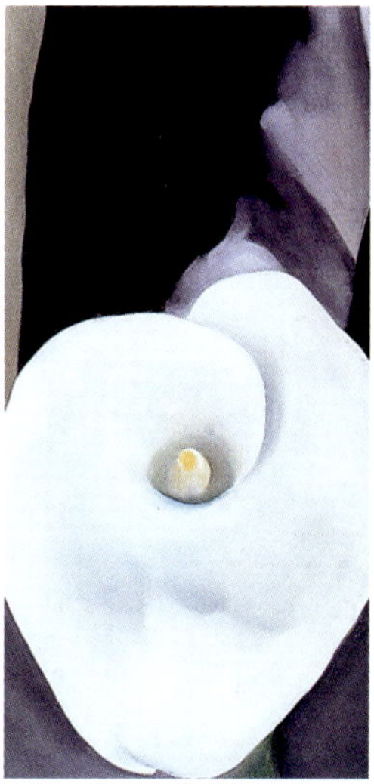

▼ Hermetische Taschenuhr, Silbergehäuse mit rosa Haifischhaut überzogen, Henry Blanc, um 1930, Genf.

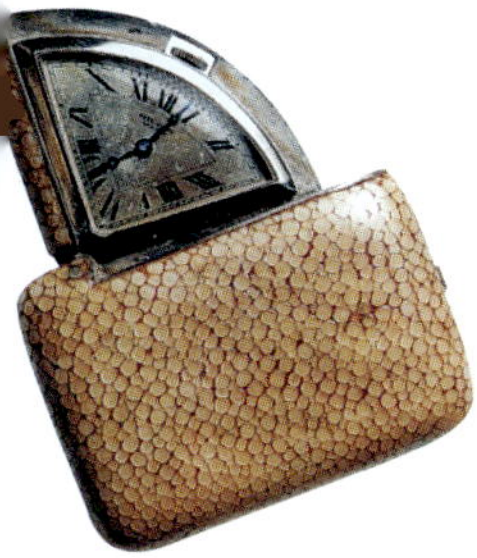

▶ Paul Klee, *Hauptweg und Nebenwege,* 1929, Köln, Museum Ludwig. Ein berühmtes Meisterwerk, das die Beziehung zwischen der uns umgebenden Realität und ihrer künstlerischen Umsetzung offenlegt.

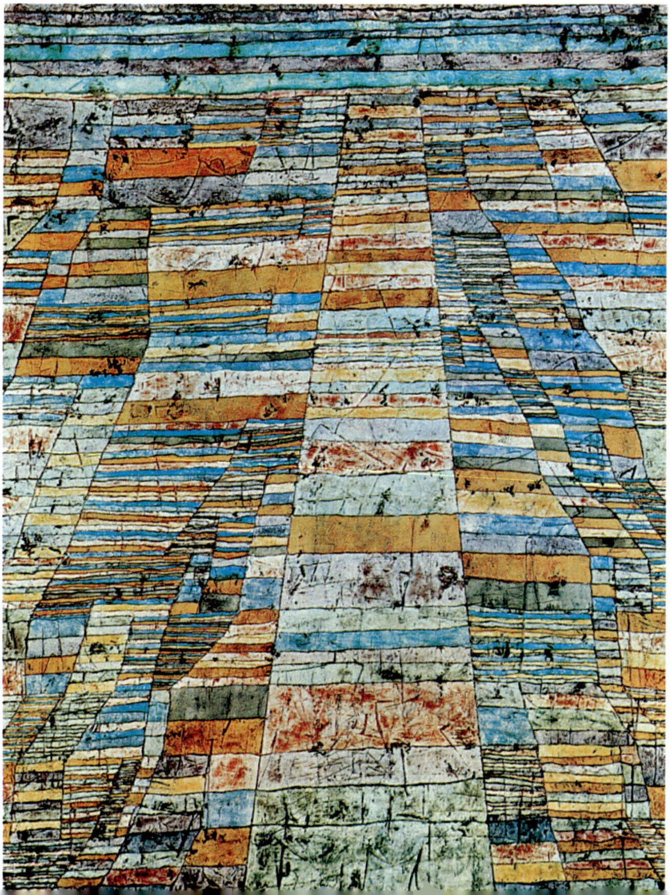

Akzent in Rosa

Das Gemälde entstand 1926, als Kandinsky am Dessauer Bauhaus wirkte. Ein großes, unregelmäßiges Viereck ist von Kreisen besetzt, unter denen sich einer besonders hervorhebt. Aus dieser Zeit stammt eine Äußerung Kandinskys, er liebe nun den Kreis, wie er früher das Pferd geliebt habe, und vielleicht noch mehr, denn im Kreis lägen größere innere Möglichkeiten verborgen (Paris, Centre Georges Pompidou).

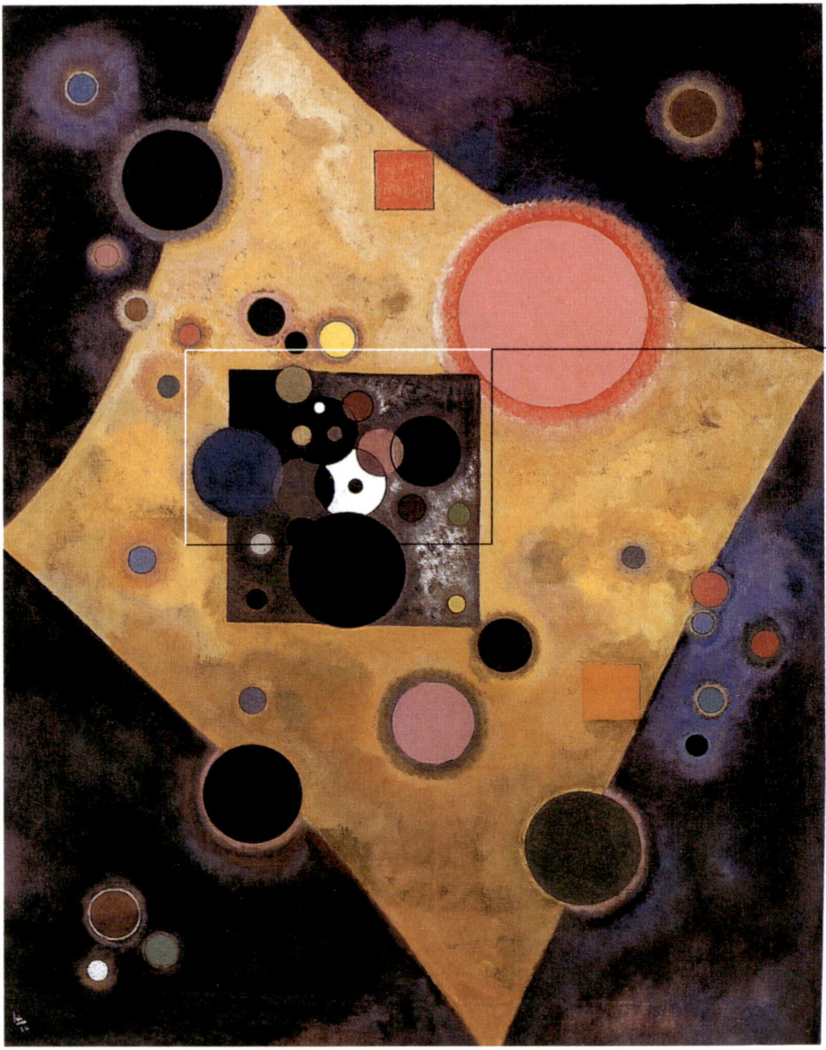

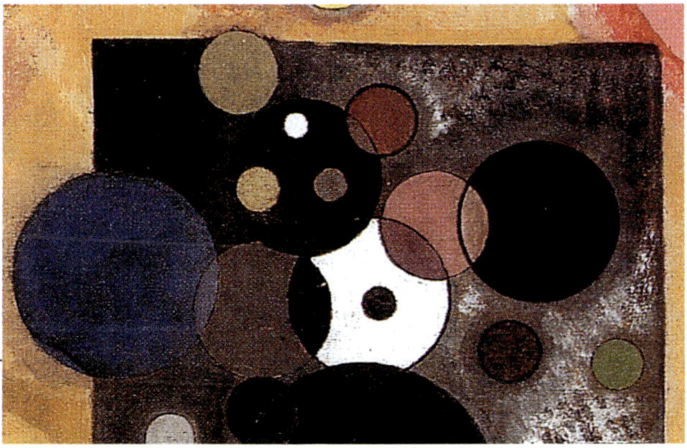

◂ Die Kreise sind von unterschiedlichster Art und Größe, doch ist keiner weniger bedeutsam als die anderen: die Kraft eines Kreises hängt nicht von seiner Größe ab, sondern ist in seiner schieren Existenz begründet. Die Kreise verkörpern eine positive Energie und überlagern ein Viereck, das in seiner Unbeweglichkeit in gewissem Sinne negativ besetzt ist.

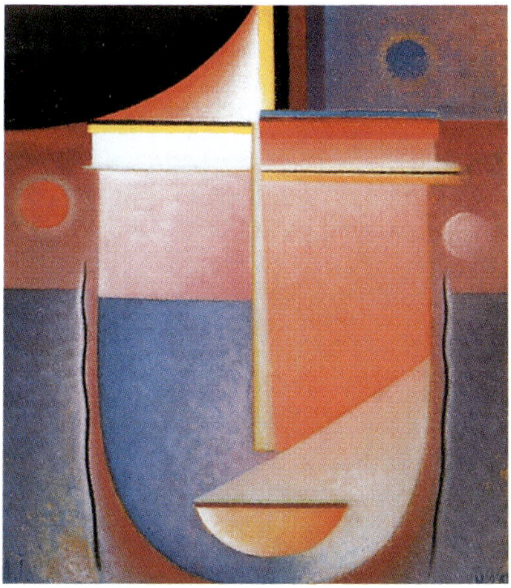

◂ Alexej von Jawlensky, *Inneres Schauen / Rosiges Licht / Annunciator,* 1926, Philadelphia, Museum of Art. Für Jawlensky war das menschliche Gesicht ein faszinierendes Experimentierfeld.

■ Links unten: Lyonel Feininger, *Glasscherbenbild,* 1927, New York, Sammlung Achim Moeller Fine Art. Feininger liebte das Spiel mit der Transparenz, das seine sich überschneidenden Linien hervorrufen.

▾ Paul Klee, *Bild-Brief,* 1926, Paris, Centre Georges Pompidou. In diesen Jahren schrieb Klee, die Probleme der Algebra, der Geometrie und der Mechanik seien alle nur Etappen eines Lernprozesses, der uns zum Wesentlichen führe. Man lerne, hinter die Fassade zu blicken und den darunter verborgenen Lebensfluß zu erkennen. Der dunkle Vorhang werde zerreißen, und man trete ein in eine andere Dimension.

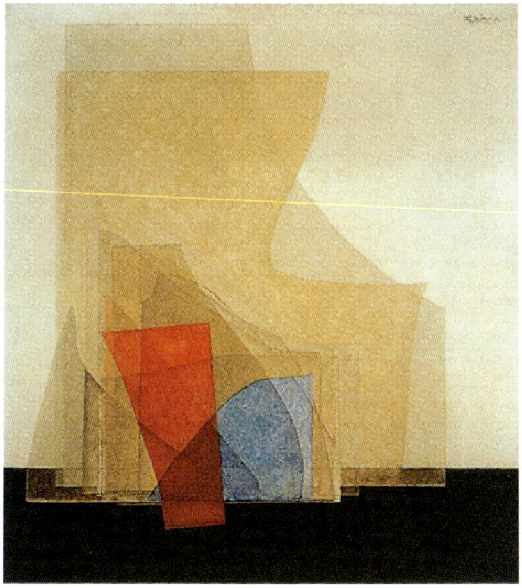

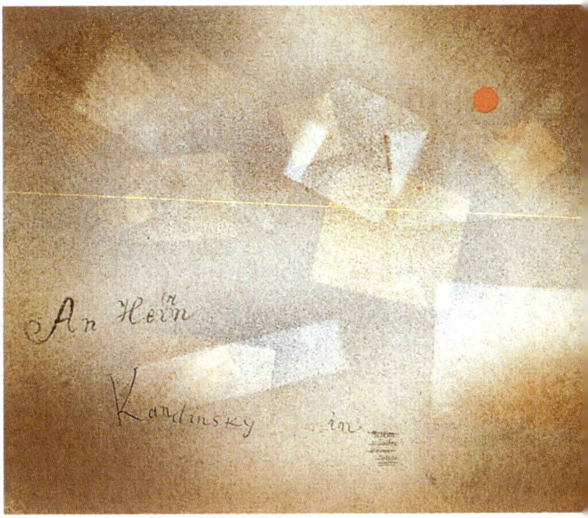

Weiterentwicklung der Münchner Ideen

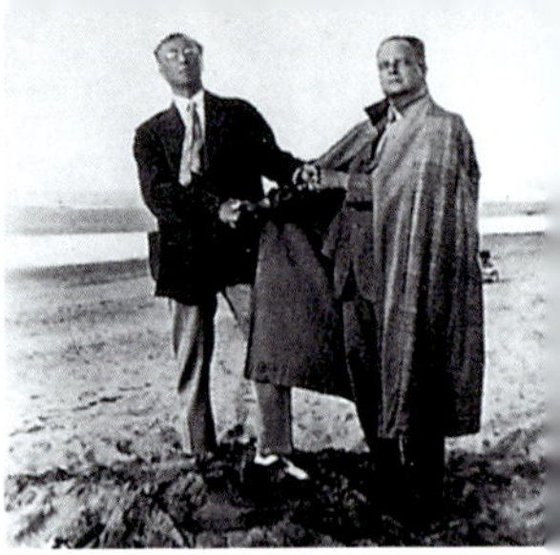

▲ Wassily Kandinsky und Paul Klee 1929 am Strand von Hendaye, das Goethe-Schiller-Denkmal in Weimar persiflierend. Ihre Freundschaft ist beispielhaft dafür, wie gegenseitiger Respekt einen fruchtbaren Boden für Kreativität bereiten kann (Fotografie, Paris, Centre Georges Pompidou).

In seiner ebenso knappen wie prägnanten Abhandlung *Punkt und Linie zu Fläche* verarbeitet Kandinsky systematisch seine umfangreiche Sammlung an theoretischem Material. Dabei ist es ihm stets darum zu tun, die enge Verflechtung zwischen der allumfassenden Natur und der Malerei aufzuzeigen. Auch Paul Klee vertritt die Ansicht, der Dialog mit der Natur bleibe für den Künstler unabdingbar. Kandinsky und Klee sind eng befreundet, unterrichten im gleichen Fach und haben eine ähnliche Auffassung von Kunst. Kandinskys Vorgehensweise beruht auf Analyse, Deduktion und Synthese: »Die gestern scharf abgesonderten Gebiete der Erscheinungen, die wir Kunst nennen, ... sind heute zu einem zusammengeschmolzenen Gebiet geworden, dessen Grenzen vor anderen Gebieten des Menschlichen verschwinden ...« Sein Anliegen sei es lediglich, einige Richtlinien anzubieten – eine analytische Methode, die sich zugleich der großen Zusammenhänge bewußt ist. So bestehen etwa Beziehungen zur Musik, Grammatik, Biologie, Geometrie, zur Farbenlehre, Optik und anderen Disziplinen. Kandinsky nimmt seine Tätigkeit als Dozent sehr ernst. Er ist sich der Bedeutung der Aufgabe bewußt, seinen Studenten die Probleme der abstrakten Kunst in verständlicher Form nahezubringen.

▼ Kandinsky, *Lastend,* 1928, Long Beach, Museum of Art. Von 1925 bis 1928 durchlebte der Künstler seine »Kreis-Phase«.

► Kandinsky, *Aus kühlen Tiefen,* 1928, Pasadena, Norton Simon Museum of Art. Der sechzigjährige Kandinsky hatte nichts von seiner Energie verloren. Dem Bauhaus sollte er vom Ende der zwanziger Jahre bis zur Schließung als stellvertretender Direktor vorstehen. Auch in den problematischen Jahren zwischen 1928 bis 1930, als sich das Bauhaus zunehmend Angriffen ausgesetzt sah, blieb er stets seinen Überzeugungen treu.

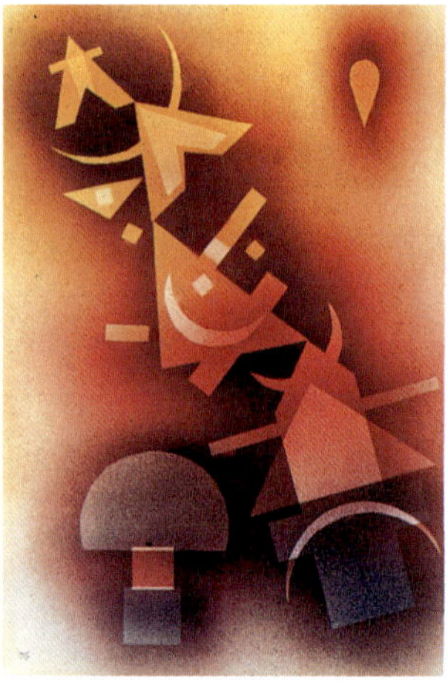

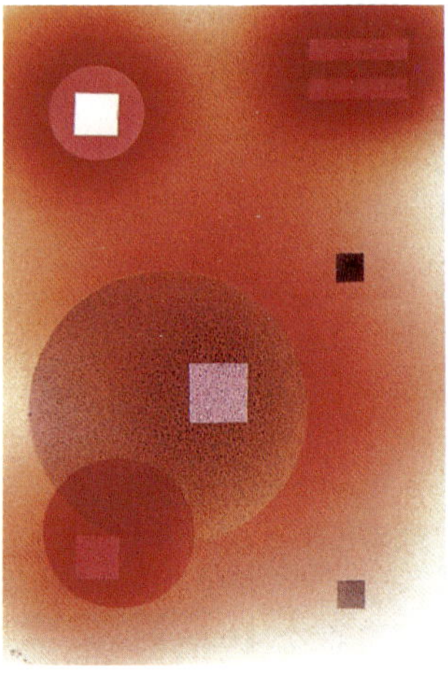

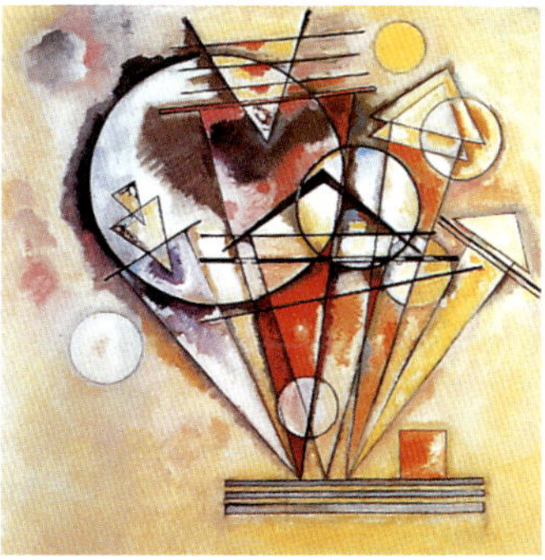

◄ Kandinsky, *Auf Spitzen,* 1928, Paris, Centre Georges Pompidou. Die vom Dreieck ausgehende Kraft überträgt sich auf die Fläche, um dann mit Macht dem Kreis als der Quelle des Geistigen entgegenzustreben.

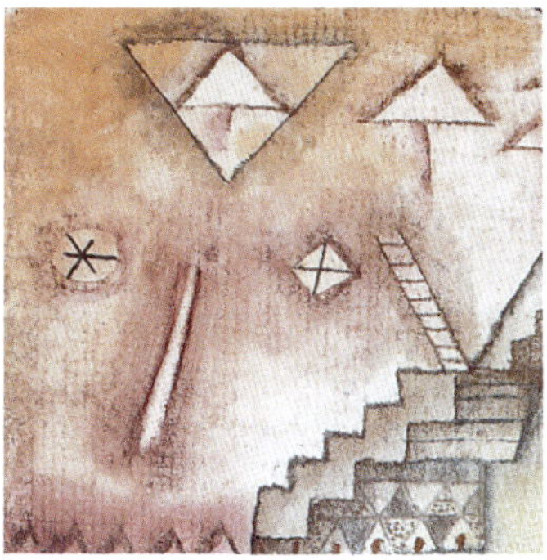

◄ Paul Klee, *Treppe und Leiter,* 1928, Paris, Centre Georges Pompidou. Eine Komposition zarter geometrischer Formen.

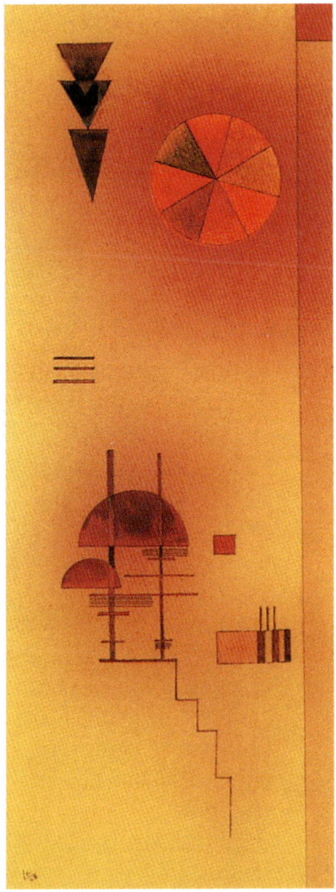

► Kandinsky, *Ohne Titel,* 1928, Schweiz, Privatsammlung. Die Treppe ist ein von Klee übernommenes und mehrmals neu überarbeitetes Motiv.

▼ Lyonel Feininger, *Pazifikreise III,* 1933, Pasadena, Norton Simon Museum of Art. Das Meer war Feiningers Passion. Diese grazilen Schiffe haben ihre großen, kraftvollen Segel gesetzt, um hinauszufahren auf den Ozean der Phantasie. Die zarte, strahlende Farbigkeit vermittelt ein Gefühl der Heiterkeit, aber auch der Freude und Hoffnung.

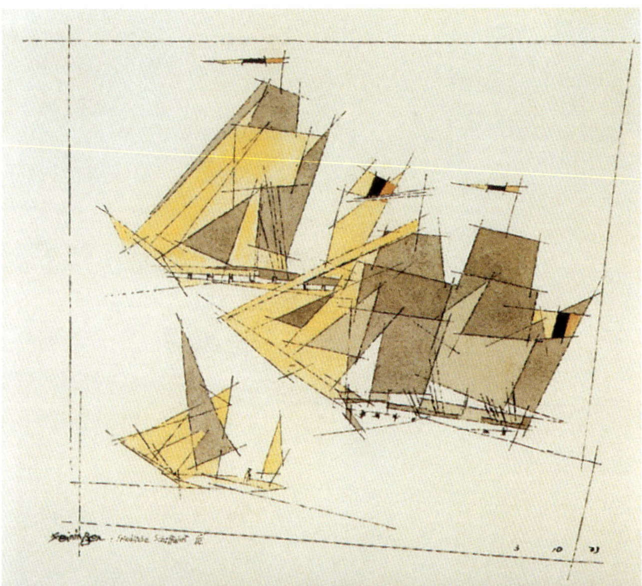

Funktionalismus und Rationalismus

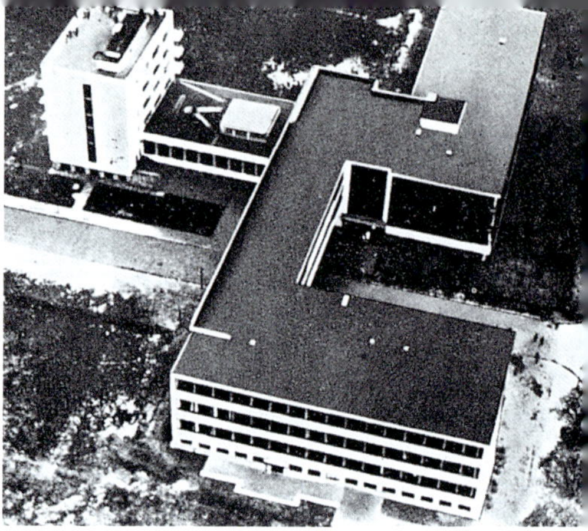

Schon seit Urzeiten setzt sich der Mensch mit der Baukunst auseinander. Die Architektur – ihrem Wesen nach ein stets neu zu findender Kompromiß zwischen Notwendigkeit und reinem Ideal – erfüllt sein Grundbedürfnis nach einer Wohnung, einem Arbeitsplatz, einem Ort des Vergnügens oder einer Stätte für das Gebet. Die Architekten des 20. Jahrhunderts reagieren auf den raschen Wandel innerhalb der Gesellschaft mit Entwürfen, die den Bedürfnissen dieser »neuen Menschheitsepoche« entgegenkommen. Ohne verallgemeinern zu wollen, läßt sich dabei eine Tendenz zu eher funktionalen und schlichten als imposanten Bauwerken feststellen. Historische Stilformen und theatralisch anmutende Inszenierungen weichen einem rein geometrisch geprägten Stil. Die neue Architektur bevorzugt große, lichtdurchflutete Räume ohne schmückende Details und robuste, edle Materialien wie Marmor, daneben aber auch Eisen- oder Stahlbeton. Kurzum, der Rationalismus befindet sich auf dem Vormarsch. Überall in Europa erscheint eine Fülle von Fachzeitschriften, werden Kongresse abgehalten und Ausstellungen organisiert, so daß sich eine Debatte auf internationaler Ebene entwickelt. Dann aber tritt die Architektur wieder in eine Phase des Klassizismus ein, und im Lauf der folgenden Jahre erschöpft sich ihre Kreativität.

▲ Walter Gropius, Bauhaus-Gebäude in Dessau, 1925–26. Der gesamte Komplex war bis ins kleinste Detail in Gemeinschaftsarbeit von Dozenten und Schülern entworfen worden. Die Innenräume waren großzügig und lichtdurchflutet.

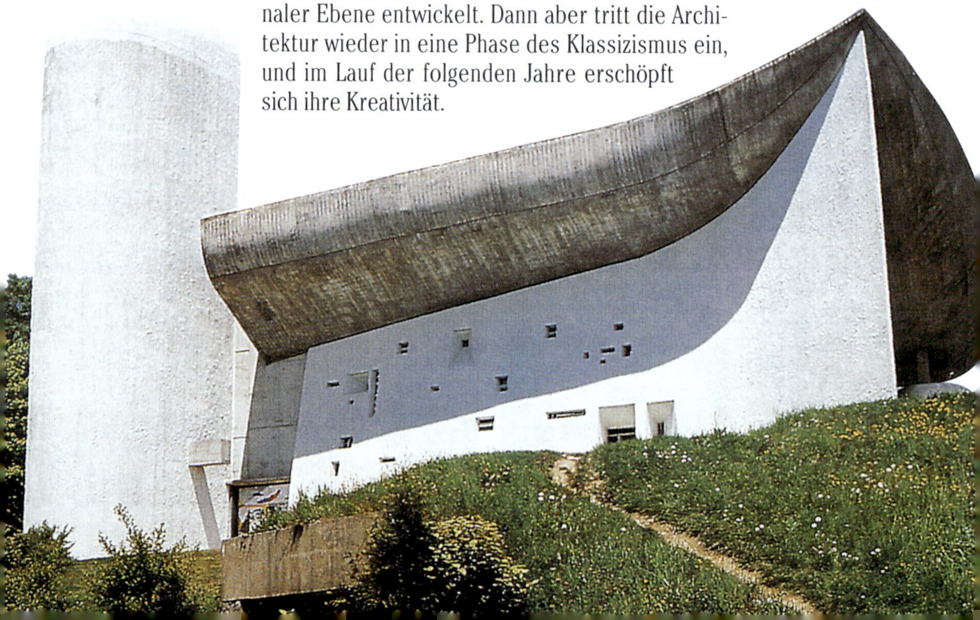

▼ Le Corbusier, Wallfahrtskirche Notre-Dame-du-Haut in Ronchamp, 1950–55. Das segelförmige Dach ist ein signifikantes Beispiel für die Architektur der Avantgarde in der Nachkriegszeit.

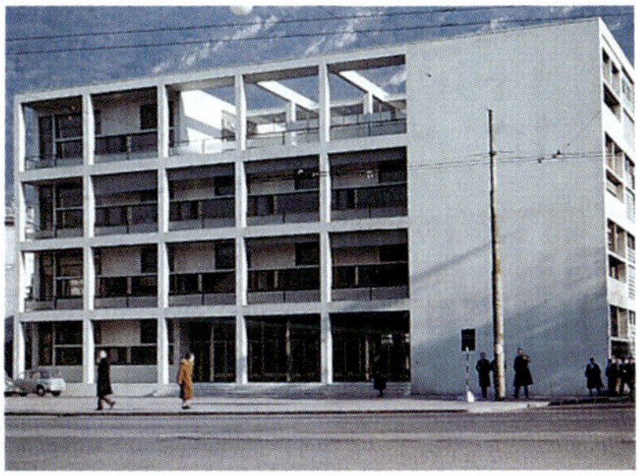

Giuseppe Terragni, Casa del Fascio, Como, 1932–36. Rationalistische Architektur in Italien.

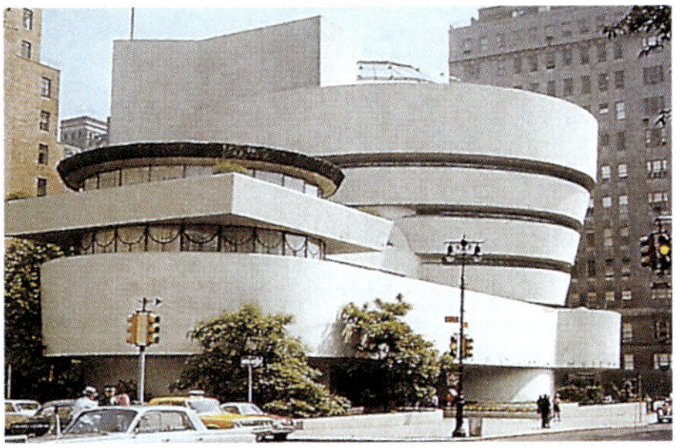

Frank Lloyd Wright, The Solomon R. Guggenheim Museum, New York, 1946–59.

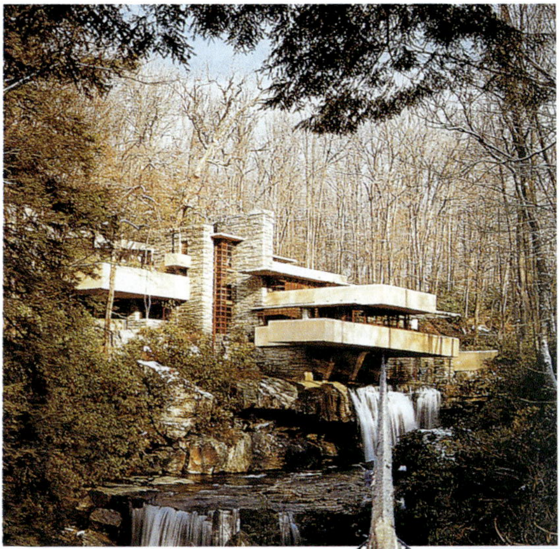

Frank Lloyd Wright, Fallingwater House in Bear Run (USA), 1936. Die Architektur steht hier für eine Bauweise im Einklang mit der Natur.

Die Universitätsbibliothek in Mexiko-Stadt. Auch in Mittel- und Südamerika trat die Moderne ihren Siegeszug an. Zahlreiche öffentliche Gebäude entstanden, deren Dekoration aber auch die Verwurzelung in den eigenen Traditionen erkennen läßt.

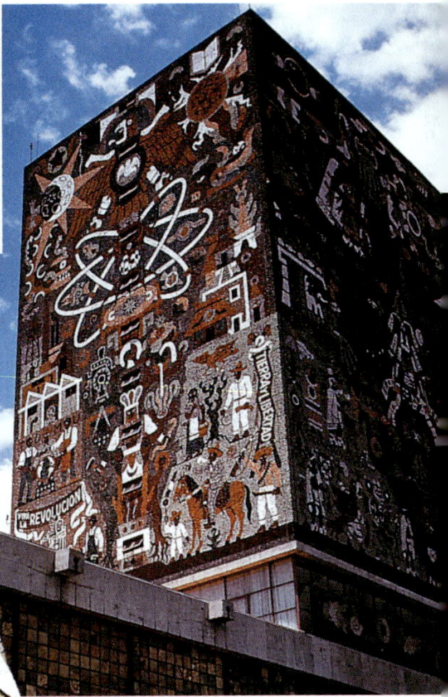

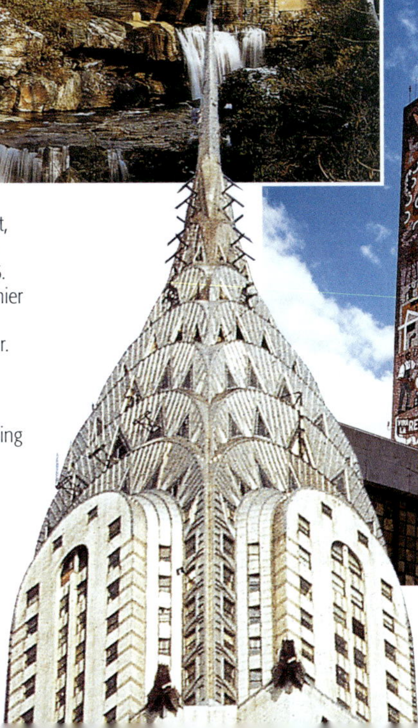

Das Chrysler Building in New York. Mit 319 Metern Höhe war das Gebäude ein Jahr lang – 1930 – der höchste Wolkenkratzer der Welt.

Weitere Meilensteine für Kandinsky

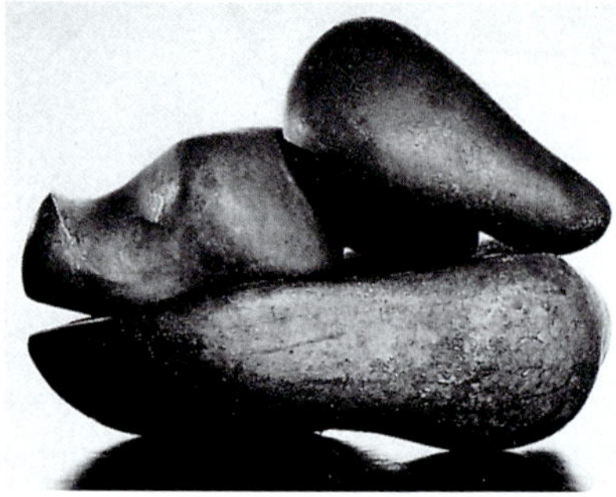

Kandinsky widmet sich nun mit besonderer Konzentration der Entwicklung seiner Theorien. Doch seine praktischen Arbeiten stehen dem in nichts nach. Sie sind noch vielschichtiger geworden, auch dank seiner Kontakte zu zahlreichen anderen Künstlern am Bauhaus, deren Kunstauffassungen sich naturgemäß nicht unerheblich von denen des russischen Malers und auch von denen Paul Klees unterscheiden. Man muß bedenken, daß Klee und Kandinsky am Bauhaus beinahe die einzigen waren, die der engen inneren Beziehung zwischen Kunst und Natur so hohen Wert beimaßen. 1925 gibt Kandinsky die Werkstatt für Wandmalerei ab, und Gropius überträgt deren Leitung Hinnerk Scheper. Dabei mag auch Kandinskys »romantisches« Ideal von einem Gesamtkunstwerk eine Rolle gespielt haben, das manche als übertrieben empfinden. Kandinsky widmet sich von neuem seinen Theorien und arbeitet mit Erfolg an der Bühnenrealisation seines Werkes *Bilder einer Ausstellung* nach der Musik von Modest Mussorgsky. Als Gropius die Leitung der Schule niederlegt, wird Kandinsky dank Klees Fürsprache die Klasse für freie Malerei übertragen. Unter dem neuen Leiter des Bauhauses, dem Architekten Ludwig Mies van der Rohe, kehrt wieder etwas Ruhe in das Institut ein, wobei sich jetzt allseits eine gewisse Stagnation bemerkbar macht.

▲ Hans Arp, *Pagodenfrucht auf Schale*, 1934, Paris, Privatsammlung. Auch Arp, der sowohl der Dada-Bewegung als auch dem Surrealismus verbunden war, arbeitete an einer grundlegenden Erneuerung des Formbegriffs.

■ Links unten: František Kupka, *Abstraktion in Schwarz-Weiß*, 1930, Paris, Centre Georges Pompidou.

▼ Paul Klee, *Springer*, 1930, Schweiz, Privatsammlung. Zwei unterschiedliche, dabei aber gleichermaßen faszinierende Interpretationen der Geometrie.

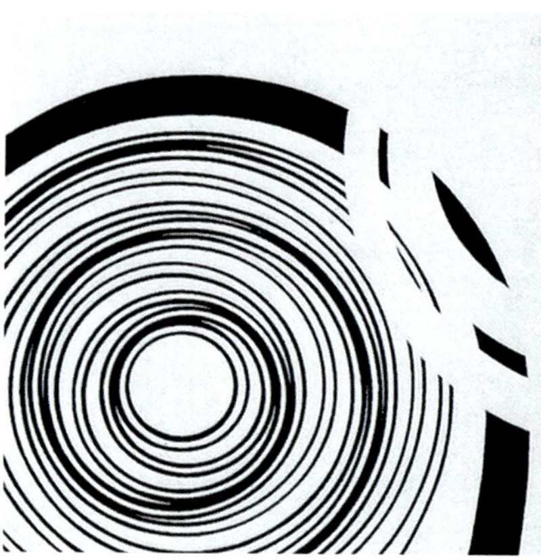

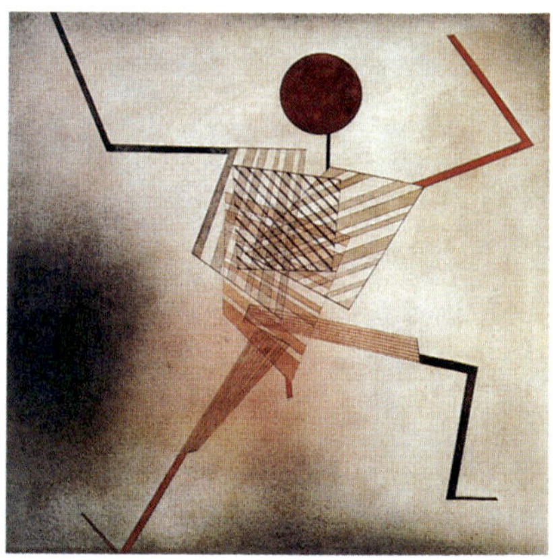

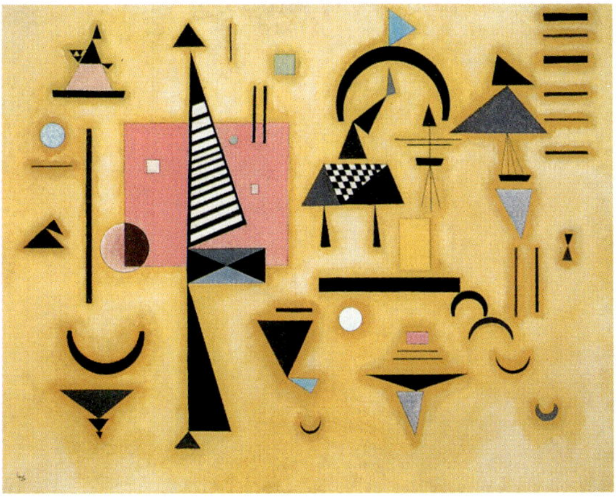

▲ Kandinsky, *Entscheidendes Rosa,* 1932, New York, The Solomon R. Guggenheim Museum. Der bedeutende Kunstsammler Solomon Guggenheim lernte Kandinsky 1929 persönlich kennen.

▼ Kandinsky, *Ohne Titel,* 1931, Paris, Centre Georges Pompidou. Kandinskys formale Experimente schlugen sich in zahlreichen Tuschezeichnungen auf Papier nieder.

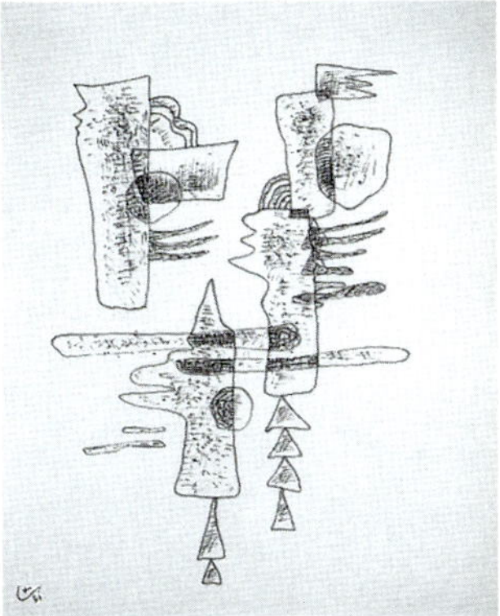

Perfekte Übereinstimmung

Für Kandinsky gab es eine grenzenlose Vielfalt möglicher Formen. Doch auch die Farbe besaß für ihn einen unerschöpflichen Reichtum an Nuancen, die jeweils auf den Sinn des jeweiligen Bildes abgestimmt werden mußten.

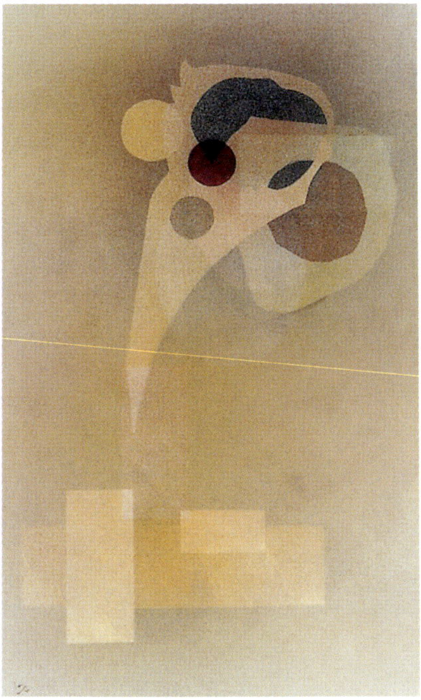

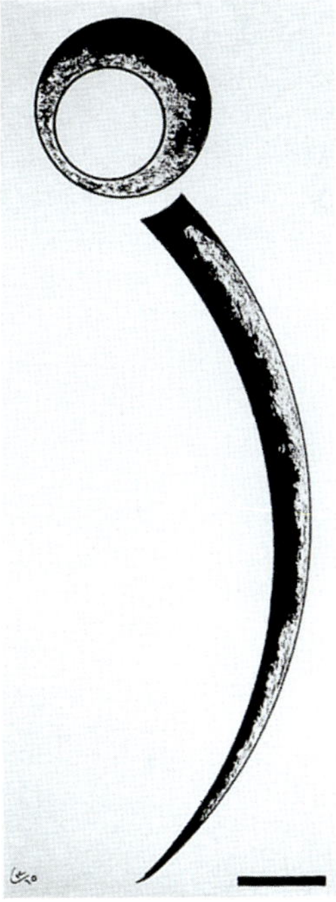

■ Ganz links: Kandinsky, *Blasser Knäuel,* 1931, Schweiz, Privatsammlung. Die schweren Formen bleiben am Boden, während die leichte Seele entschwebt. Die Form wird so zum Ausdruck geistigen Wesens.

◄ Kandinsky, *Ohne Titel,* 1930, Paris, Centre Georges Pompidou. Eine mit der Feder angelegte Tuschezeichnung auf kleinformatigem Papier.

Die Kunst zwischen Realität und Weltflucht

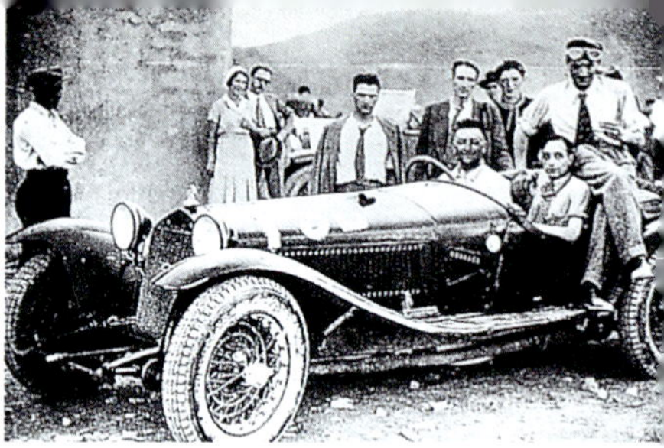

Ende der zwanziger Jahre beginnt sich die politische Situation in der Alten Welt zuzuspitzen. In Italien herrscht der Faschismus, oppositionelle politische Kräfte und Intellektuelle werden zum Schweigen gebracht. Unterdessen sind in Deutschland die Nationalsozialisten auf dem Vormarsch, 1933 wird Hitler Reichskanzler. In Rußland hat sich Stalin ab 1927 gegen seine Widersacher in der KPdSU durchgesetzt. Auch in Frankreich, Großbritannien und Spanien ist die Lage gespannt. Selbst die Vereinigten Staaten durchleben eine kritische Phase. Der New Yorker Börsenkrach erschüttert den amerikanischen Markt nachhaltig, was gravierende Auswirkungen auf die gesamte Weltwirtschaft hat. Die internationale Kunstszene zeigt sich ausdrucksstark. Von Paris aus findet 1924 André Bretons *Surrealistisches Manifest* Verbreitung. In ihrer Kunstkonzeption, die weder ein absolutes Schönheitsideal noch irgendeine formale Regelmäßigkeit kennt, knüpfen die Surrealisten an die Dada-Bewegung an, mildern allerdings deren kämpferische und brutale Töne zugunsten eines ästhetischen Ideals. Eine ihrer wichtigsten Inspirationsquellen ist sicherlich Giorgio de Chirico – auch wenn er selbst sich nie als geistiger Vater des Surrealismus sah. De Chirico vertritt eine sehr eigenwillige Kunstauffassung: »Um unsterblich zu sein, muß ein Werk vollkommen außerhalb der Grenzen des Menschlichen angesiedelt sein: gesunder Menschenverstand und logisches Denken können dabei nur hinderlich sein.« Zu den Hauptthemen des Surrealismus gehören das Unbewußte, die Welt des Traums und das Erotische.

▲ Ferrari und Valisi im AR 2300 8c am Passo del Penice, Arese, Zentrum für Historische Dokumentation Alfa Romeo. Der Rausch der Geschwindigkeit hatte inzwischen alle erfaßt.

▶ Christian Schad, *Operation,* 1929, München, Städtische Galerie im Lenbachhaus. Schad ging 1915 in die Schweiz und stand in Verbindung mit den Dadaisten in Zürich und Genf. In den zwanziger Jahren schloß er sich der Neuen Sachlichkeit an. Viele seiner Bilder aus dieser Zeit kennzeichnet ein schonungsloser Verismus und ein unterkühltes, distanziertes Menschenbild.

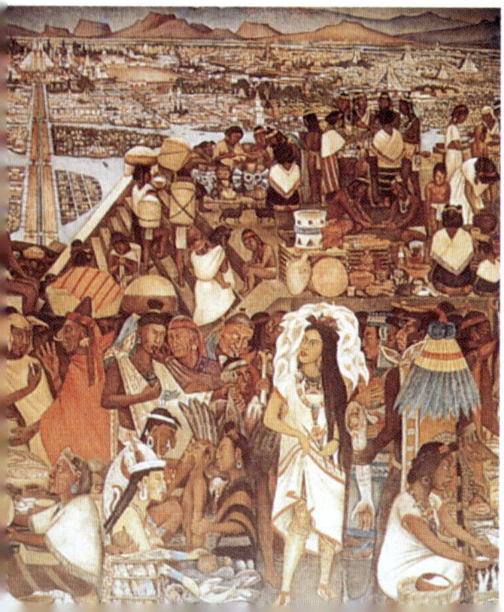

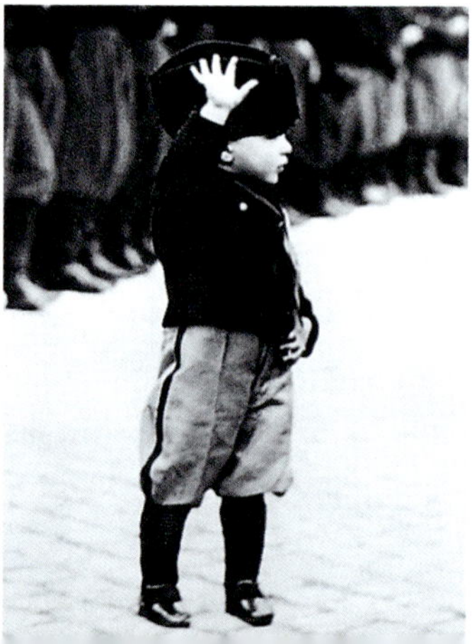

■ Ganz links: Diego Rivera, *Geschichte Mexikos,* 1930–32, Mexiko-Stadt, Palacio Nacional. Das Fresko zeigt Szenen aus dem Leben des Volks.

◀ Ein kleiner Junge in faschistischer Uniform salutiert vor Mussolini (Rom, 1932).

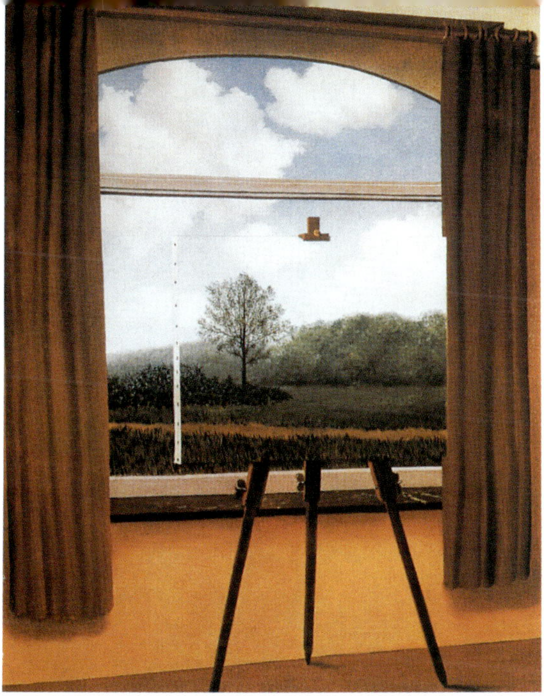

◀ René Magritte, *Die Beschaffenheit des Menschen (La Condition humaine),* 1933, Washington, National Gallery of Art. Magritte ist ein bedeutender Vertreter des Surrealismus.

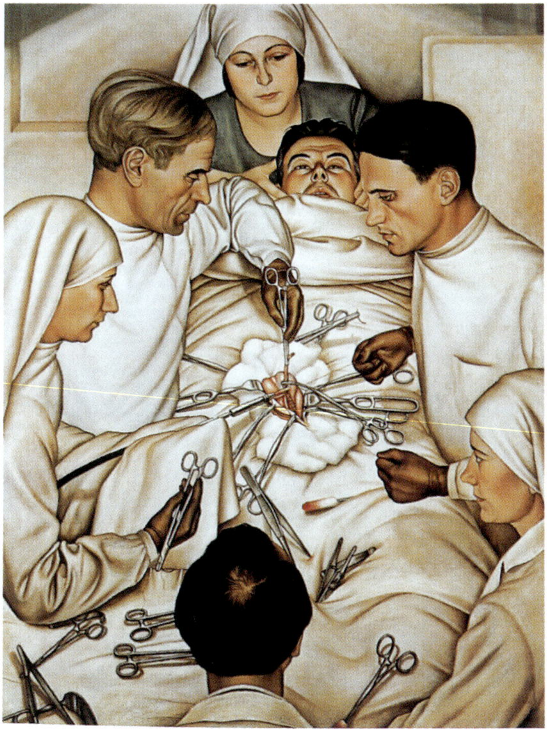

▼ Georgia O'Keeffe, *Blutendes Herz,* 1932, Santa Fe, The Georgia O'Keeffe Museum.

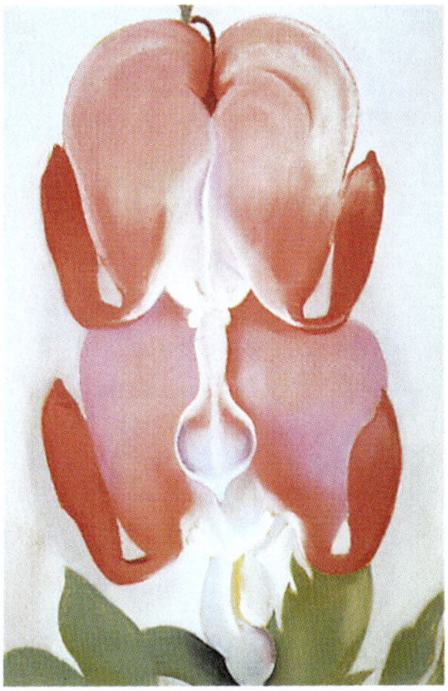

▼ Pietro Melandri, *Windmaske,* 1932, Keramik, Faenza, Museo Internazionale delle Ceramiche.

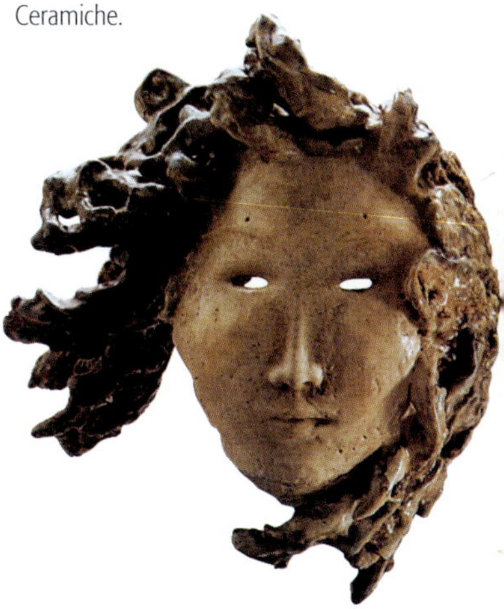

Schwebende Kraft

Dieses 1928 entstandene kleinformatige Aquarell (34,5 x 47 cm) besitzt herausragende Bedeutung in Kandinskys Werk. Der Maler hatte sich stets sehr sorgfältig mit der Aquarelltechnik auseinandergesetzt, die ihm beim Malen größere Spontaneität erlaubte. Ein einziges Dreieck reicht aus, um die schwere Last von der Stelle zu bewegen (Mailand, Privatsammlung).

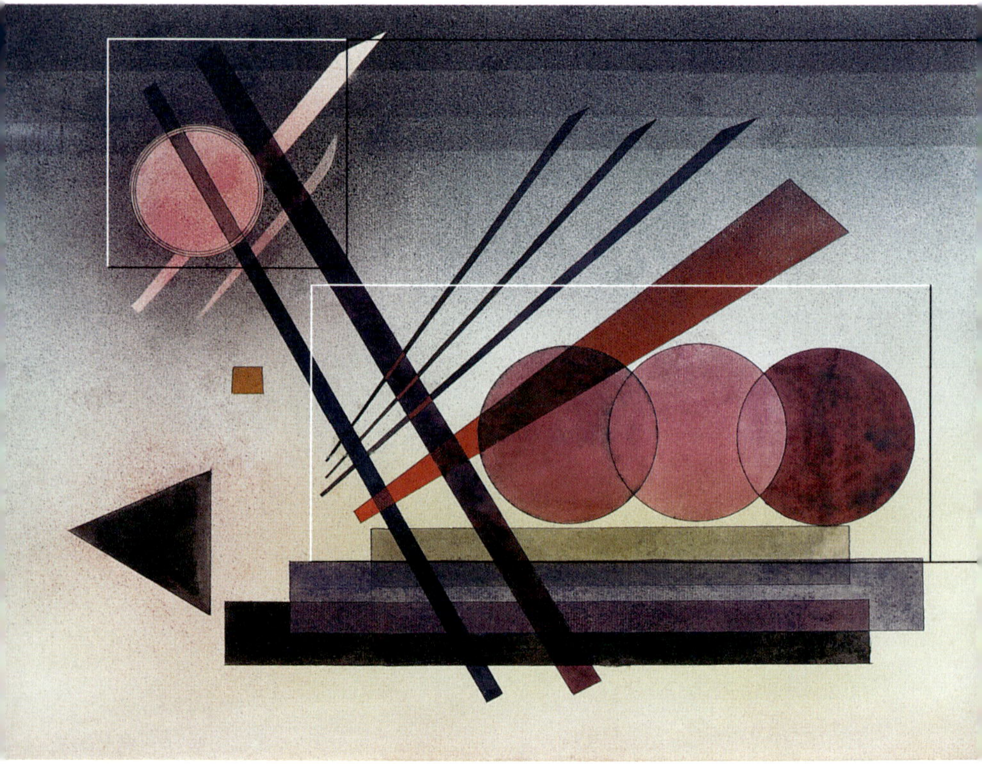

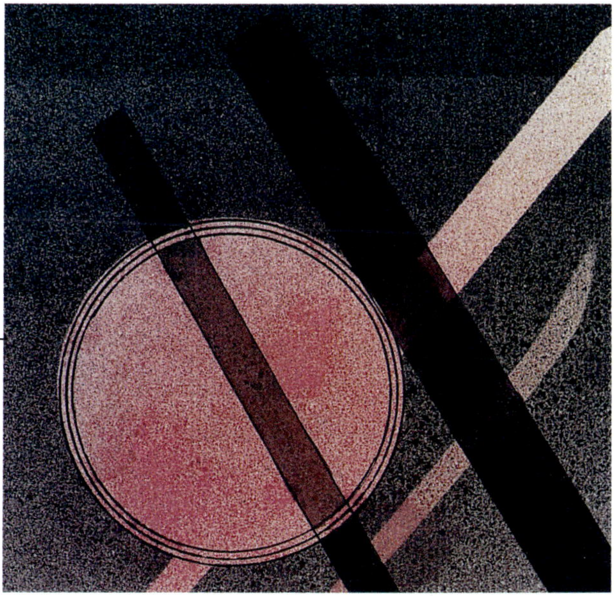

◀ Die Diagonale, die Kandinsky als Zeichen einer nach oben gerichteten Bewegung einsetzt, weist darauf hin, von wo der leichte Kreis aufgestiegen ist und in welche Richtung er sich bewegt. Das Licht bekommt hier eine andere Qualität, da sich in der flimmernden Atmosphäre der Sitz des Geistigen befindet. Dort verliert der Kreis an materieller Substanz, gleich der ins Göttliche aufsteigenden Seele, die ihre irdische Last abgestreift hat. In jenen Jahren widmete sich Kandinsky eingehend diesem Motiv.

▼ Beim Betrachten des Bildes gewinnt man den Eindruck, in eine andere räumliche und zeitliche Dimension einzutreten. Die unteren Kreise befinden sich im Gleichgewicht auf der Fläche und nehmen aufeinander Bezug. Alle drei haben unterschiedliche Farben und Gewichte. Der Kreis ist eine weiterentwickelte Form des Punkts und damit Ausdruck einer Primärkraft, die sich auf unzählige Arten manifestieren kann. Seinem Wesen nach unbeweglich, verkörpert er den Wert der Universalmaterie. In seinen theoretischen Schriften stellte Kandinsky einen Zusammenhang zwischen der Größe des Kreises und seinem musikalischen Klang her. Seiner Überzeugung nach läßt sich dem Kreis nämlich ein bestimmter akustisch-harmonischer Wert zuordnen.

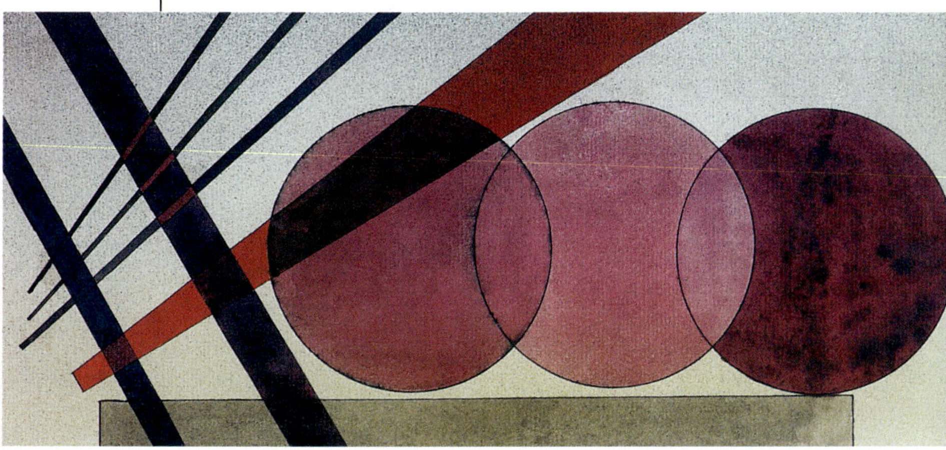

1933–1944

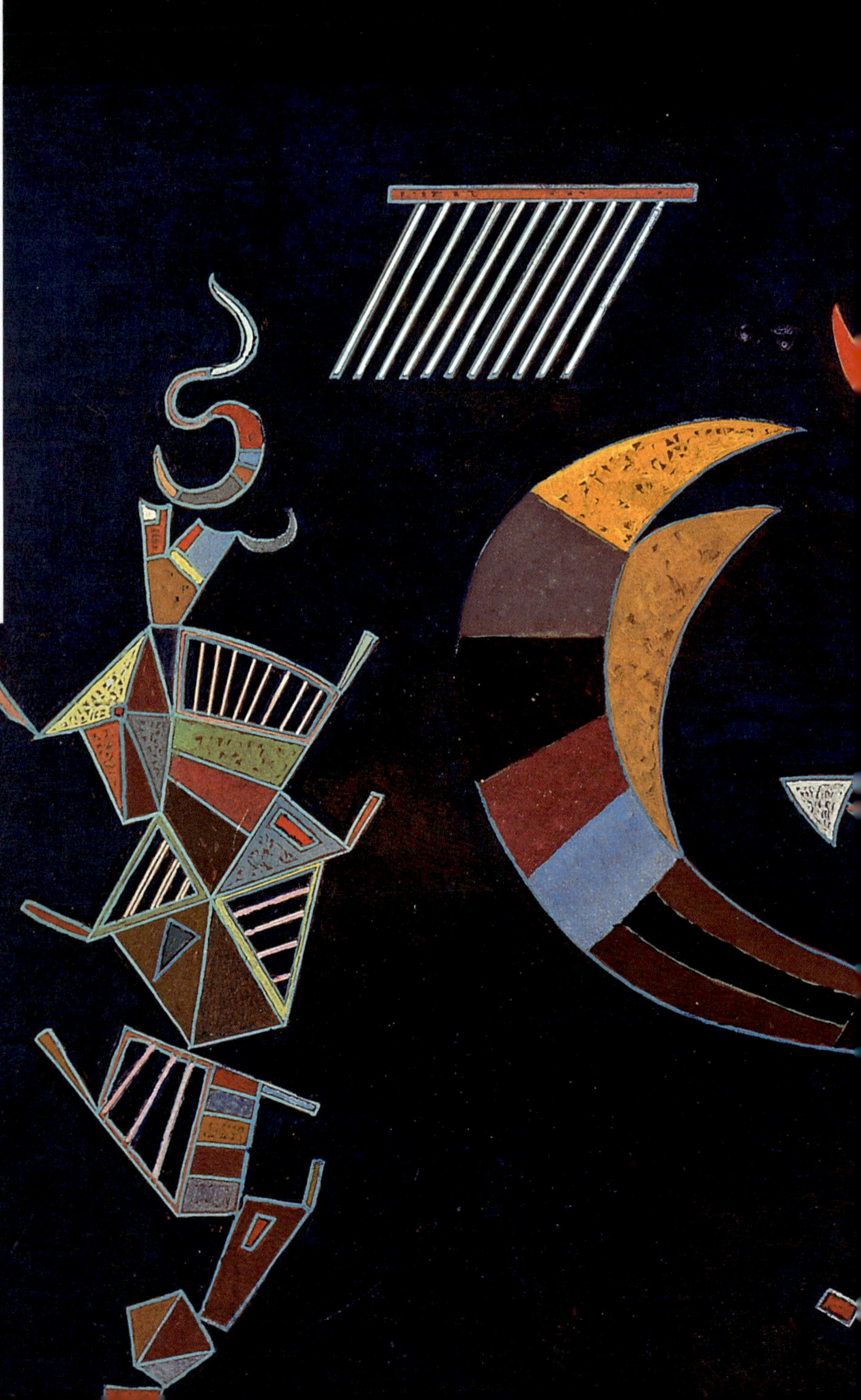

Kandinsky, *La flèche (Der Pfeil)*, Ausschnitt, 1943, Basel, Kunstmuseum

Die »synthetische« Phase

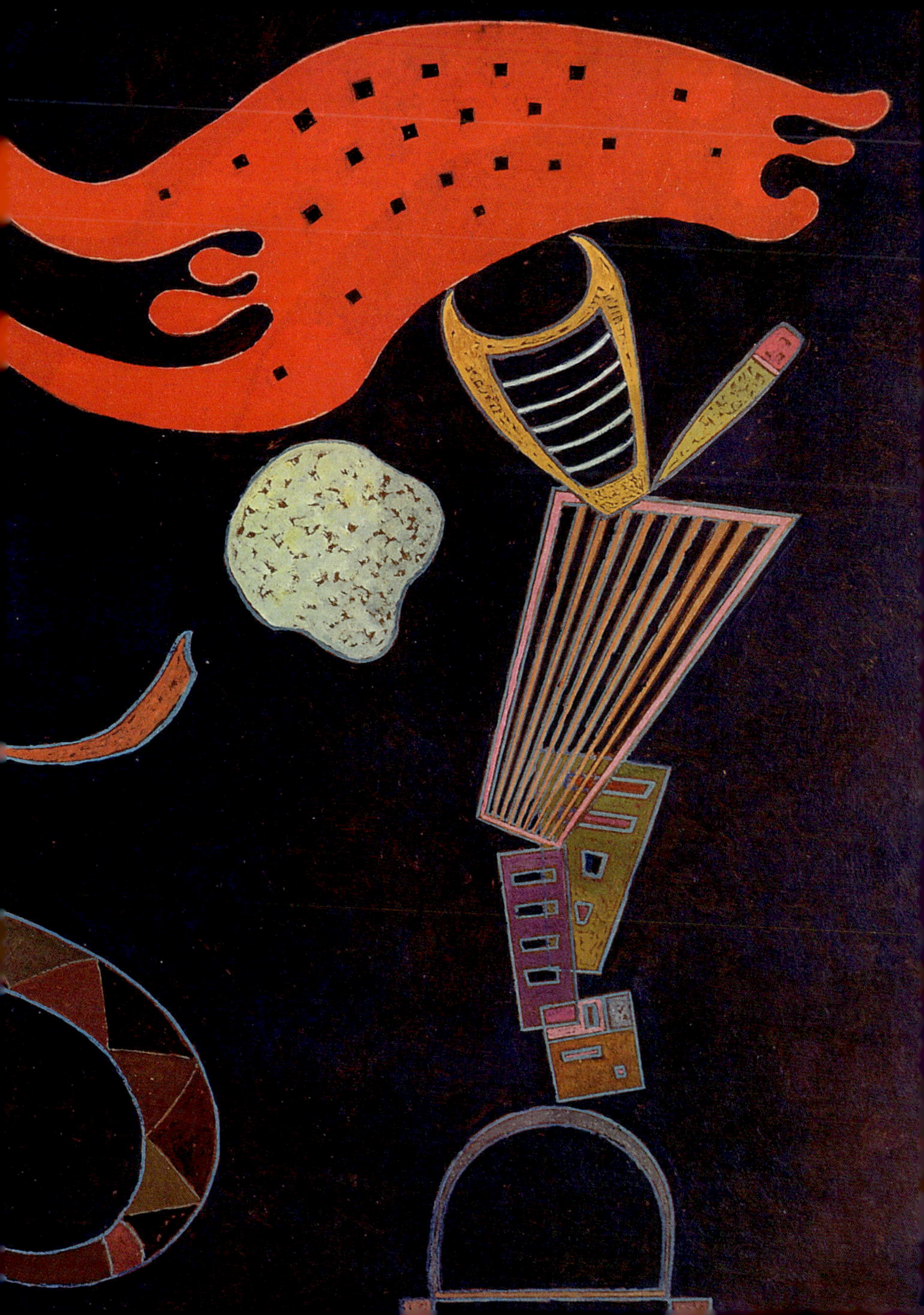

Ankunft in Paris

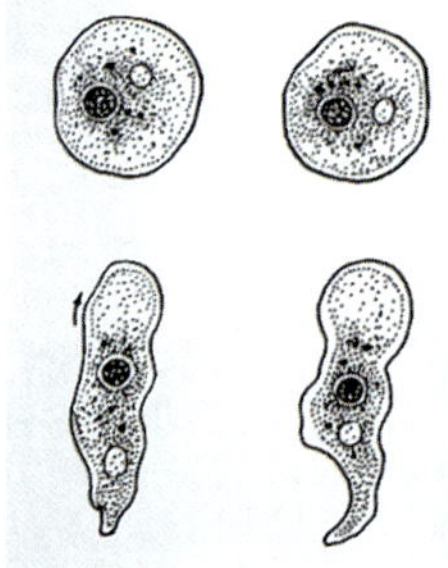

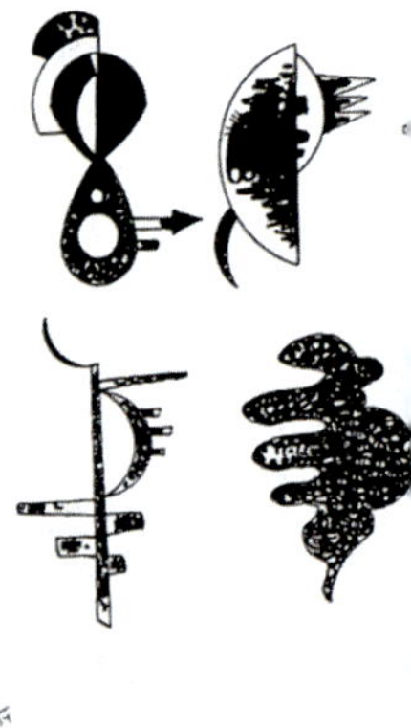

Das Jahr 1933 ist für Kandinsky nicht mit positiven Erinnerungen verbunden. Paul Klee hat bereits das Bauhaus verlassen, um eine Lehrtätigkeit in Düsseldorf aufzunehmen. Unter dem Druck der radikalen Rechten sieht sich Mies van der Rohe gezwungen, dem Bauhaus seine politische Ausrichtung zu nehmen, was eine allgemeine Entmutigung zur Folge hat. Als die Nationalsozialisten die Wahlen für das Landesparlament in Anhalt gewinnen, betreiben sie die Schließung der Schule. Mies van der Rohe verlegt daraufhin in eigener Verantwortung den Unterricht in eine leerstehende Berliner Fabrik. Doch im April 1933 durchsucht die Gestapo die Räumlichkeiten, und am 19. Juli wird das Bauhaus endgültig geschlossen. Kandinsky wird vom Regime nicht aus den Augen gelassen, bleibt aber bis zum bitteren Ende: Erst im Dezember 1933 reist er gemeinsam mit Nina nach Paris.

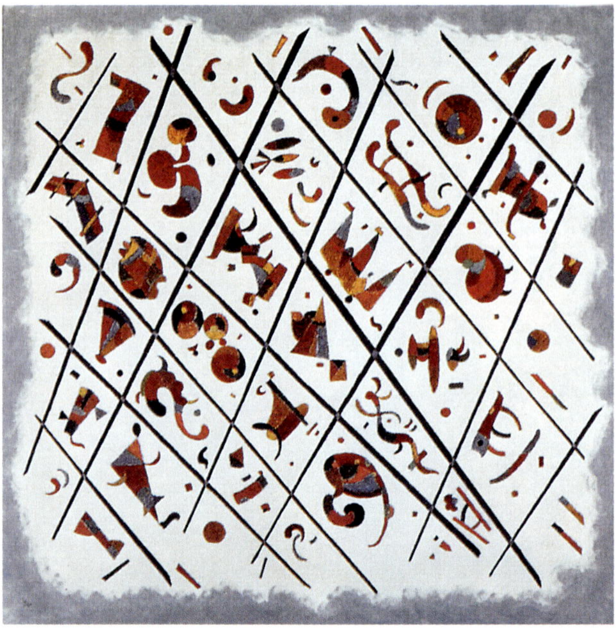

■ Ganz oben: Amöbenformen aus der *General Biology* von Henry A. Barrows, 1935. In den Werken Kandinskys sind konkrete Einflüsse solcher wissenschaftlichen Illustrationen erkennbar.

◀ Kandinsky, *Division – Unité (Teilung – Einheit)*, Mischtechnik in Öl und Sand auf Leinwand, 1934, Tokio, Seibu Museum of Art. Kandinsky zufolge kann sich die Malerei einer unbegrenzten Zahl sogenannter freier Formen bedienen. Die diagonale Rasterung hat keine teilende Wirkung, sondern trägt im Gegenteil einend zur kompositionellen Gestaltung der energiegeladenen Formenvielfalt bei.

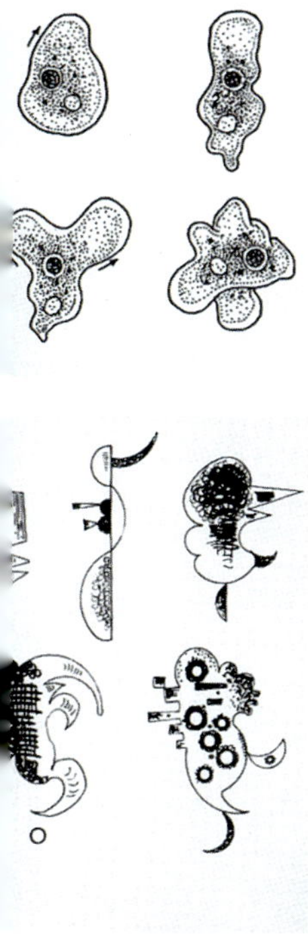

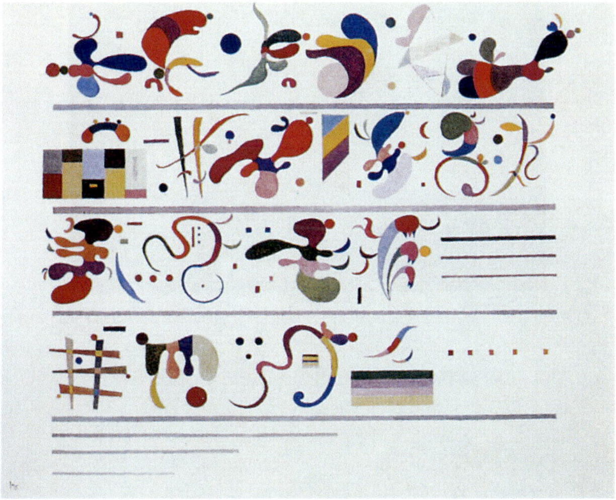

◀ Kandinsky, Studie für das Werk *Jedes für sich,* 1934, Frankreich, Privatsammlung.

▲ Kandinsky, *Succession (Aufeinanderfolge),* 1935, Washington, The Phillips Collection. Die ausgeprägte Geometrisierung der Komposition wurde zu Kandinskys Leitmotiv während seiner Pariser Jahre. Jede einzelne, mit einer bestimmten Farbe gekennzeichnete Form besitzt ihr eigenes Prinzip der Lebenskraft. Die Wiederholung ist ein Mittel zur Verstärkung der Botschaft.

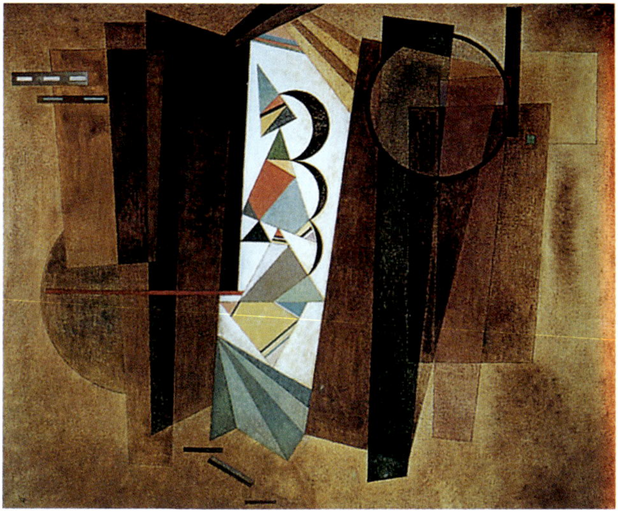

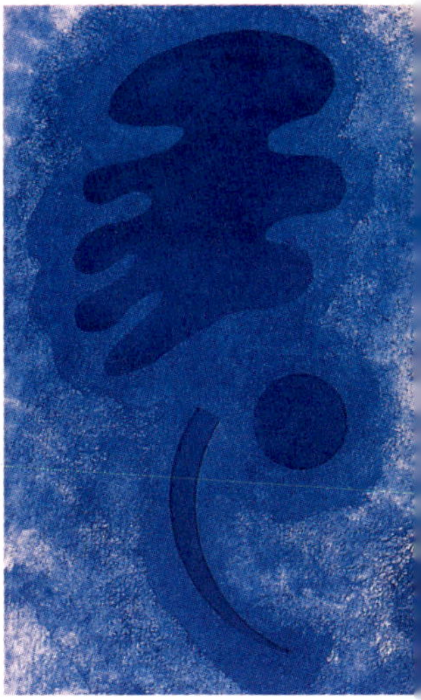

▲ Kandinsky, *Entwicklung in Braun,* 1933, Paris, Centre Georges Pompidou. Kandinskys letztes Gemälde, das am Bauhaus entstand. In dem lichtdurchfluteten Fenster im Zentrum bewegt sich als Sinnbild des Lebens ein Dreieck graziös und kraftvoll zugleich nach oben.

▲ Kandinsky, *Bleu Plongé (Versunkenes Blau),* 1934, Schweiz, Privatsammlung.

Neue Tendenzen in der abstrakten Kunst

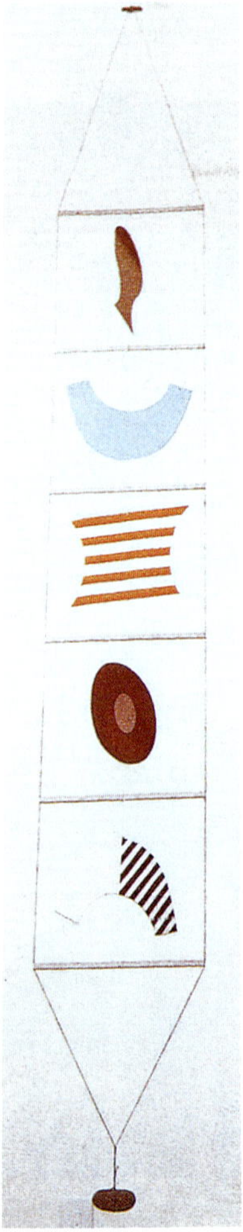

In den dreißiger Jahren befindet sich die abstrakte Kunst in einer Phase rasanter Entwicklung, in deren Verlauf sich der begrenzte Horizont ihrer Entstehungsjahre wesentlich erweitert. Auf der Suche nach neuen Impulsen orientieren sich viele zeitgenössische Künstler und auch zahlreiche Maler der jüngeren Generation vornehmlich an Kandinsky, Klee und Mondrian. Hierzu gehören beispielsweise die 1930 und 1931 in Paris entstandenen Gruppierungen »Cercle et Carré« um Michel Seuphor sowie »Abstraction-Création« um František Kupka, aber auch Alberto Magnelli oder Max Bill, die keiner Vereinigung angehören. Die Reihe läßt sich fortführen mit abstrakten Künstlern aus der Lombardei, genauer gesagt aus Como und Mailand, zu denen unter anderem Lucio Fontana und Bruno Munari zählen. Daneben sind die Galerie Il Milione und der Kunstkritiker Carlo Belli mit seinen innovativen Theorien zu erwähnen. Schließlich tendiert auch der zweite Futurismus, der bereits Mitte der zwanziger Jahre in Mailand aufgekommen war, zu einer neuartigen geometrischen Umsetzung natürlicher Formen – man denke nur an die originellen Werke von Fortunato Depero, ein Maler und Designer von internationalem Ruf. Aber auch Naturalismus und Expressionismus haben noch nichts von ihrer Kraft eingebüßt, wie die naturalistisch geprägten italienischen »Chiaristi« sowie die expressionistische Gruppierung der »Scuola Romana« eindrucksvoll beweisen.

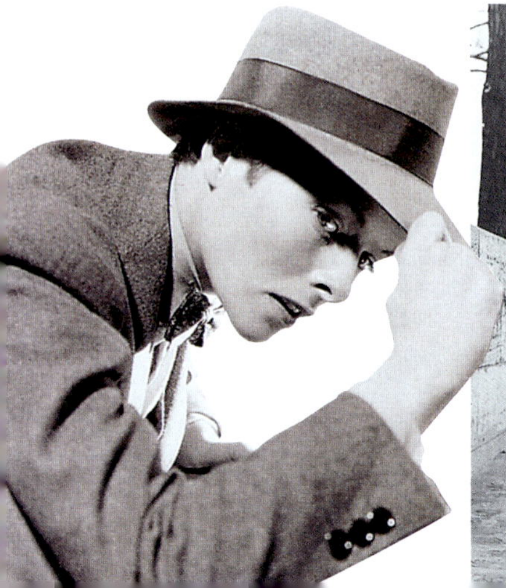

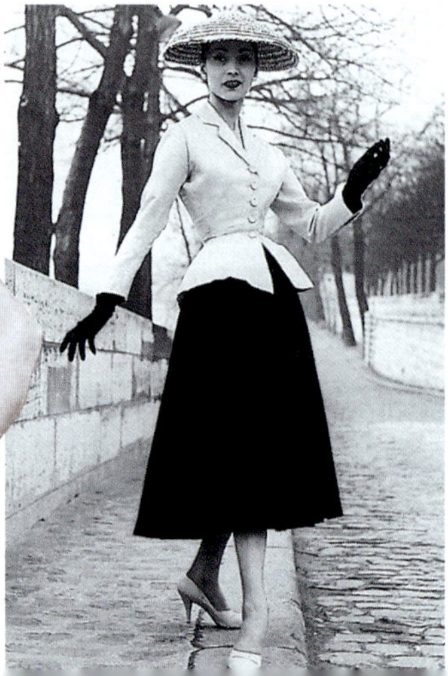

▲ Bruno Munari, *Unbrauchbare Maschine,* 1934, Rom, Galleria Nazionale d'Arte Moderna. Ein Werk von bewundernswerter Leichtigkeit, gefertigt unter Verwendung von Papier, bemaltem Holz und Schnur.

◄ Zwei Aspekte der damaligen Mode: Katherine Hepburn im maskulinen Stil und der »New Look« von Christian Dior.

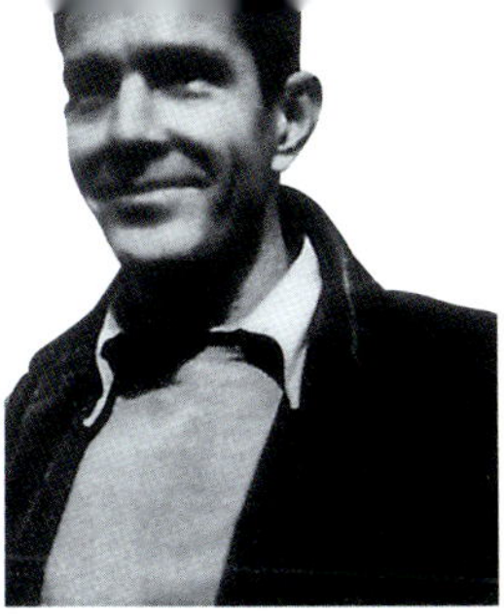

▲ John Cage auf einer Fotografie von 1935. Er zählt zu den größten Komponisten des zwanzigsten Jahrhunderts, dessen Werk allerdings noch nicht die gebührende Anerkennung gefunden hat.

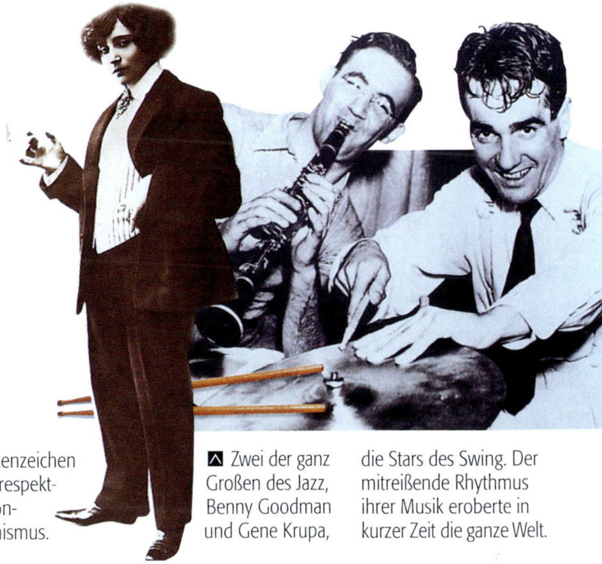

▶ Die französische Schriftstellerin Sidonie-Gabrielle Colette in einer typischen Pose. Ihr Markenzeichen war ein respektloser Nonkonformismus.

▲ Zwei der ganz Großen des Jazz, Benny Goodman und Gene Krupa, die Stars des Swing. Der mitreißende Rhythmus ihrer Musik eroberte in kurzer Zeit die ganze Welt.

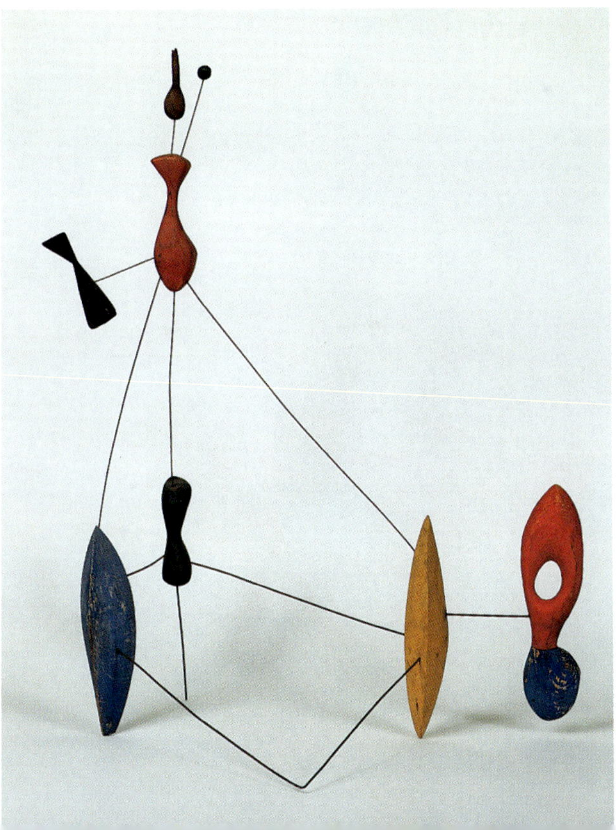

◀ Alexander Calder, *Farbige Konstellation,* 1943–44, Paris, Privatsammlung. Zu den interessantesten Interpreten der abstrakten Kunst gehört auch der Plastiker Calder. Seine stabilen und mobilen Konstruktionen *(Stabilés/Mobilés)* mit ihren aufs Wesentliche reduzierten Formen bestehen aus alltäglichen Materialien wie Holz und Draht.

Himmelblau

1940, in demselben Jahr, in dem Paris von der Wehrmacht besetzt wurde, wendete sich Kandinsky wieder seiner bevorzugten Farbe Blau zu, von der er einst geschrieben hatte: »Sehr tiefgehend entwickelt das Blau das Element der Ruhe« (Paris, Centre Georges Pompidou).

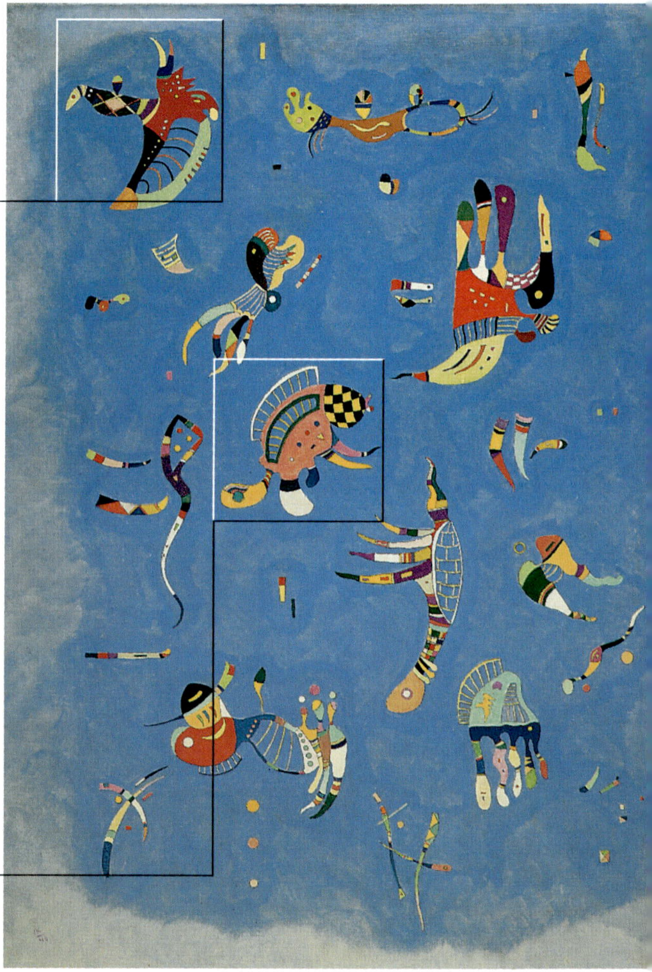

☑ Kein symmetrisches Korsett hindert diese meisterhaft ausgewogene Komposition an ihrer Entfaltung, so daß die Formen unbeschwert im Raum umherschweben können.

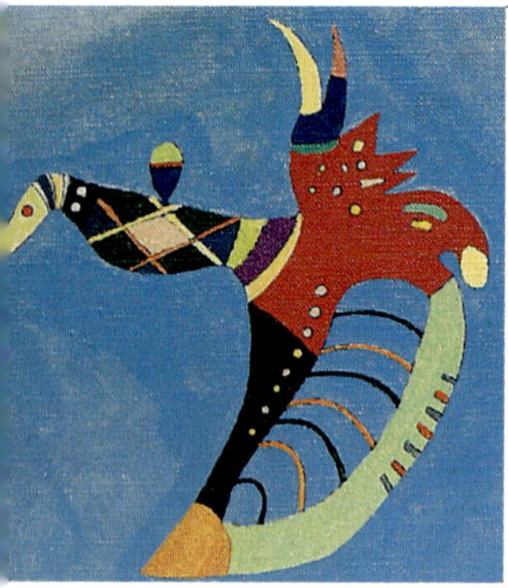

☑ Die verschiedenen Bildelemente erinnern an Mikroorganismen. Wie in einer Momentaufnahme hält Kandinsky in seinem Gemälde eine Art seltsamer, geradezu possierlicher Wesen fest.

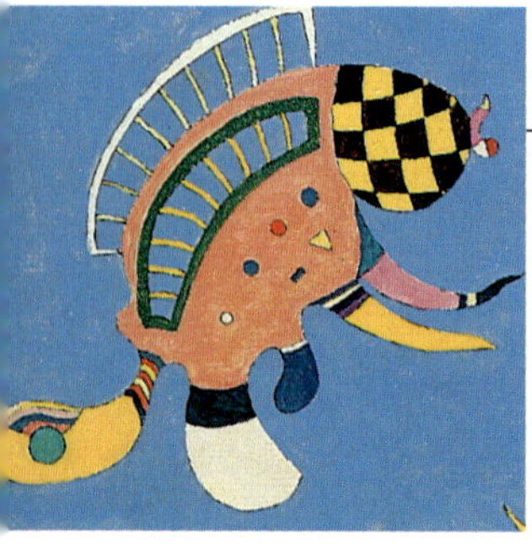

▷ Paul Klee, *Diesseits – Jenseits »Gefangen«,* 1940, Basel, Sammlung Beyeler. Auch Klee hatte eine Vorliebe für Blau, das ihm eine Empfindung von Ruhe und Heiterkeit vermittelte. Zu dieser Zeit stand Kandinskys Freund allerdings bereits am Ende seines Lebens. Wie schon der Titel suggeriert, empfand er sich als Gefangener seiner Krankheit, so daß das Blau eine traurige, melancholische Färbung angenommen hat. Mit ausdruckslosem Mund und einem geöffneten und einem geschlossenen Auge blickt das stilisierte Gesicht den Betrachter an. Interessant ist die angewandte Technik: Als Bildträger diente ein Stück Jute (55 x 50 cm, auf Leinwand aufgezogen), auf das Klee mit Kleister angereicherte Farbe auftrug. Abgesehen von dem charakteristischen Bildmotiv ist das Schachbrett ein wiederkehrendes Element sowohl auf Klees wie auch auf Kandinskys Bildern, das von der gemeinsamen Gedankenwelt der beiden Künstler zeugt. Klees sehr individueller Stil ließ dem Spielerischen viel Raum.

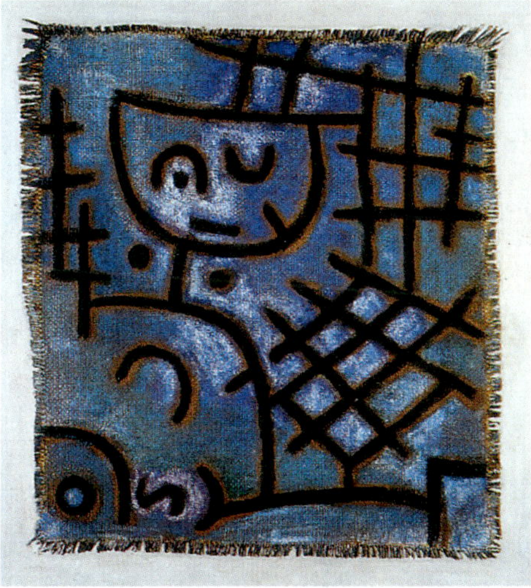

▽ Paul Klee, *Blaue Blume,* 1939, Schweiz, Privatsammlung. Der empfindsame Künstler malte diese berühmte Blume – eine bizarre Sonnenblume mit halb geschlossenen Blütenblättern – in Aquarellfarben auf ein Stück Baumwollstoff, der zuvor sowohl mit Öl als auch mit Ei präpariert worden war. Klee bewies zeit seines Lebens eine außerordentliche Kreativität im Umgang mit den unterschiedlichsten Techniken.

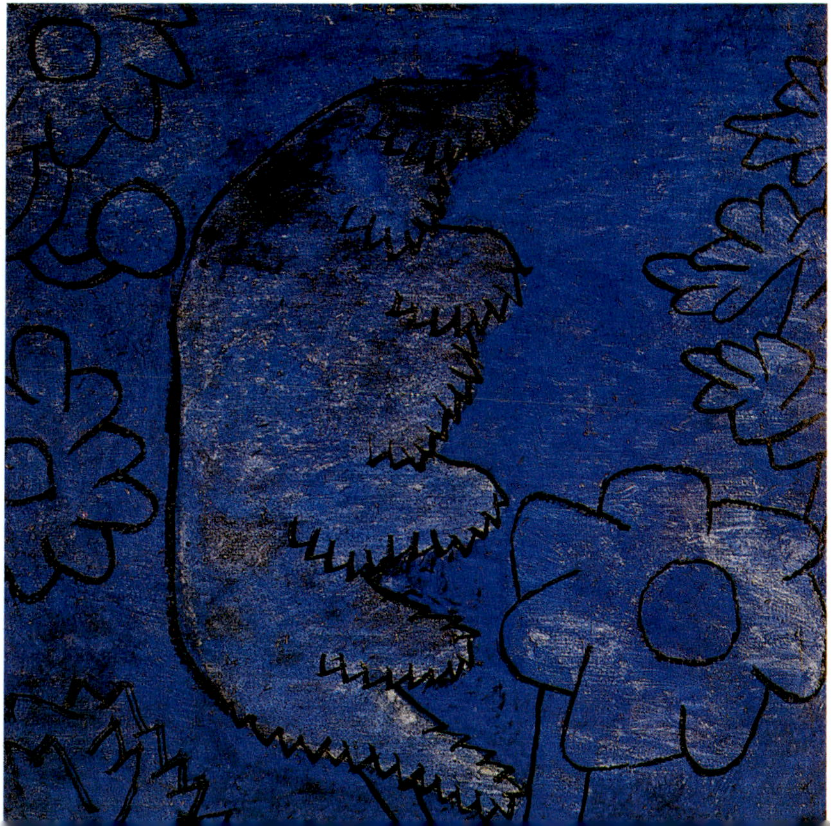

Der biomorphe Stil

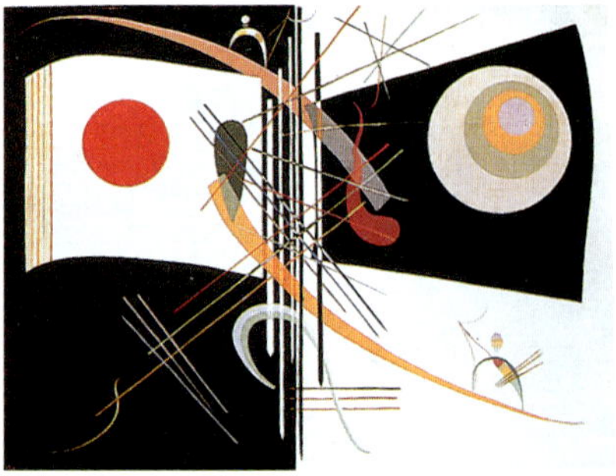

Im Pariser Vorort Neuilly-sur-Seine führt das Ehepaar Kandinsky ein eher zurückgezogenes Dasein und nimmt wenig am gesellschaftlichen Leben teil. Vor allem unterhält Kandinsky kaum Kontakte zu Künstlerkreisen. Lediglich Hans Arp und Joan Miró, die sich beide seit dem zweiten Jahrzehnt des Jahrhunderts in Paris aufhalten, sowie Alberto Magnelli gehören zu seinen engeren Freunden. Für Kandinsky beginnt nun die Phase des »synthetisch-tektonischen Stils«. Charakteristisch dafür sind Kompositionen, die häufig durch in sich geschlossene Felder unterteilt sind. Diese Flächen werden von Mikroorganismen nach wissenschaftlichen Illustrationen bevölkert, denen häufig eine leicht ironische, amüsante Note zu eigen ist. Erwähnenswert sind darüber hinaus einige technische Neuerungen, so etwa die Beimischung von feinem Sand und der Einsatz von schwarzer Temperafarbe für den Fond. Für Schwarz hatte Kandinsky bis dahin nie eine besondere Vorliebe gezeigt, die Farbe war für ihn bislang negativ besetzt gewesen. Seine »kalte Romantik« der zwanziger Jahre hat sich in eine beherrschte Ruhe gewandelt, und aus dem reifen Kandinsky ist ein älterer Herr geworden, der vielleicht nicht vollkommen mit seinem Leben zufrieden, aber doch seinen Idealen stets treu geblieben ist.

▲ Kandinsky, *Deux etc. (Zwei usw.)*, 1937, Paris, Sammlung Maeght. Hier wird die tektonische Struktur der Komposition mit den scharf abgegrenzten Bildfeldern besonders deutlich.

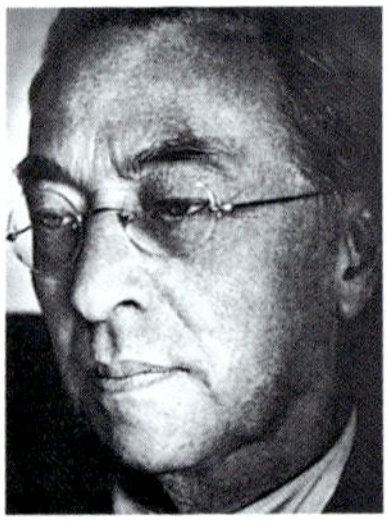

▲ Um 1938 war Kandinsky noch immer ein attraktiver Mann mit ausdrucksvollen Gesichtszügen (Fotografie von Hannes Beckmann).

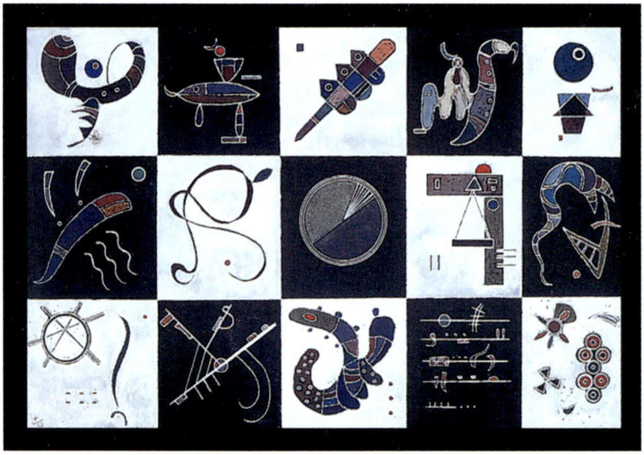

◀ Kandinsky, *Quinze (Fünfzehn)*, 1938, Bern, Kunstmuseum. Zuweilen versammelte der Maler alle seine bevorzugten Motive in einem einzigen Gemälde: das Schachbrett, Schwarz und Weiß, den Kreis, die freie Linie, das Dreieck und die biomorphe Form.

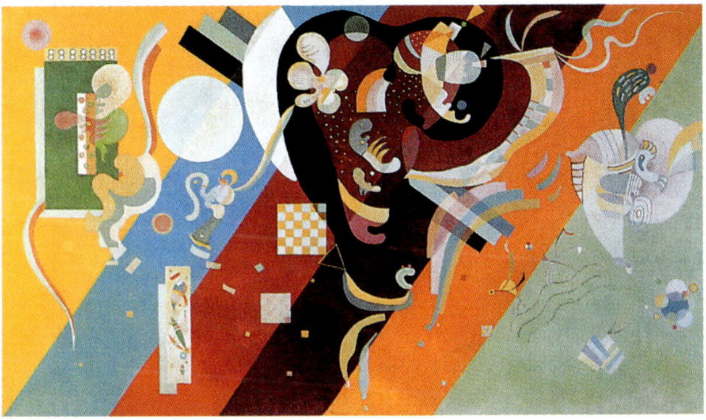

◀ Kandinsky, *Komposition IX,* 1936, Paris, Centre Georges Pompidou. Auf der in diagonaler Bewegungsrichtung angeordneten Farbsequenz sorgt die unüberschaubare Vielfalt freier Formen für überraschende Lebhaftigkeit.

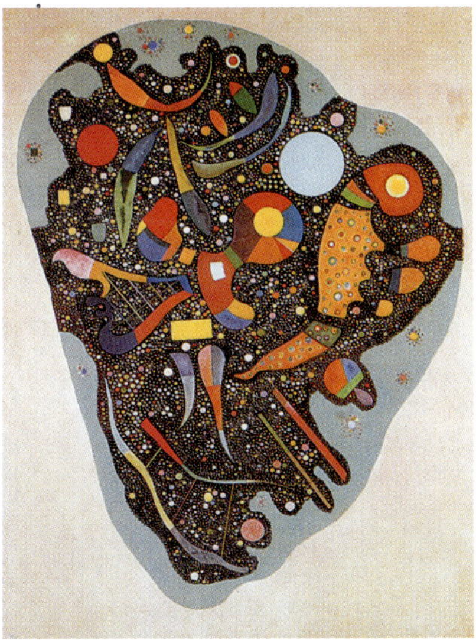

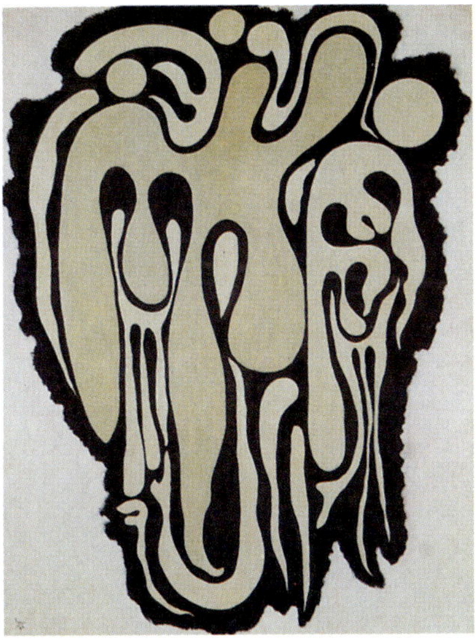

▲ Kandinsky, *Ensemble multicolore (Buntes Ensemble),* 1938, Paris, Centre Georges Pompidou. Das Werk zählt zu den gelungensten Arbeiten aus Kandinskys Pariser Zeit. Entstammen die Formen der Phantasie oder einem Forschungslabor? Beides trifft zu, denn Ausgangspunkt ist die Wissenschaft, Zielpunkt eine Interpretation, die für sich selbst stehen kann.

▲ Kandinsky, *Figure verte (Grüne Figur),* 1936, Paris, Centre Georges Pompidou. Die hier verwendete freie Form erinnert an das Werk von Kandinskys Künstlerfreund Hans Arp. Auf solche organischen Wachstumsformen griff Kandinsky auch später noch öfter zurück. Ein weiteres wichtiges Gemälde dieser Art ist *Complexité simple (Kompliziert – Einfach)* von 1939.

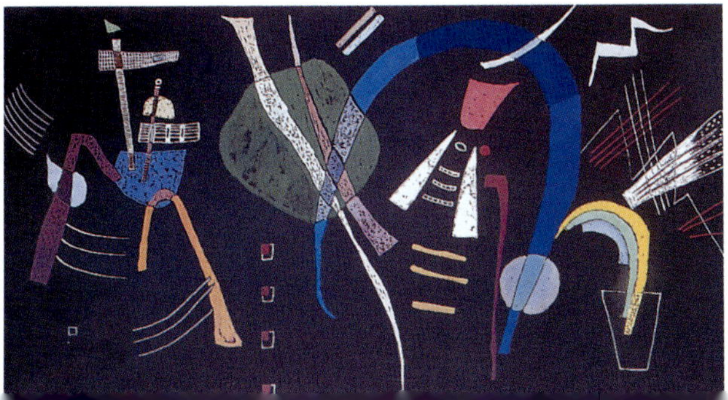

◀ Kandinsky, *L'arc bleu (Der blaue Bogen),* 1938, Schweiz, Privatsammlung. In dieser Phase entstanden verschiedene Gemälde mit dunklem Fond.

Der Weg in die Katastrophe

Während sich Kandinskys Leben allmählich seinem Ende zuneigt, zeichnet sich die grauenhafte Tragödie des Zweiten Weltkriegs bereits am Horizont ab. In Malerei und Skulptur bestehen gegenständliche und abstrakte Tendenzen nebeneinander, wobei die Moderne, zumal in Deutschland, mehr und mehr unter politischen Druck gerät. Die Nationalsozialisten, einmal an der Macht, verfügen umgehend die Schließung des Bauhauses, das ihnen als eine der noch verbliebenen Keimzellen kritischer Unabhängigkeit unbequem ist. Die »Kulturexperten« des Regimes organisieren 1937 in München die berüchtigte Ausstellung »Entartete Kunst«, um auf perfide Art und Weise die Kunst der Moderne zu diffamieren. Dabei werden zahlreiche Gemälde von Künstlern wie Ernst Ludwig Kirchner, Emil Nolde, Otto Dix, Franz Marc, George Grosz, Paul Klee und Kandinsky zerstört oder auch – gewinnbringend – veräußert. Der Einfall deutscher Truppen in Polen am 1. September 1939 läßt das ohnehin labile politische Gleichgewicht in Europa endgültig zusammenbrechen und führt geradewegs in den Zweiten Weltkrieg.

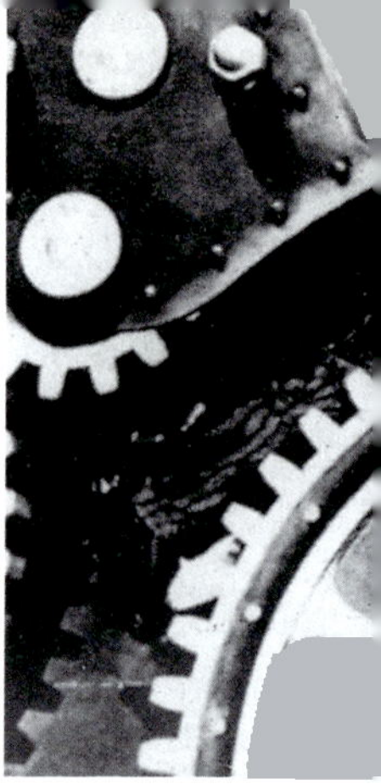

Charlie Chaplin in dem Film *Moderne Zeiten* von 1936. Er war ein Komiker mit subtilem Humor, dessen Ironie nie verletzend wirkte.

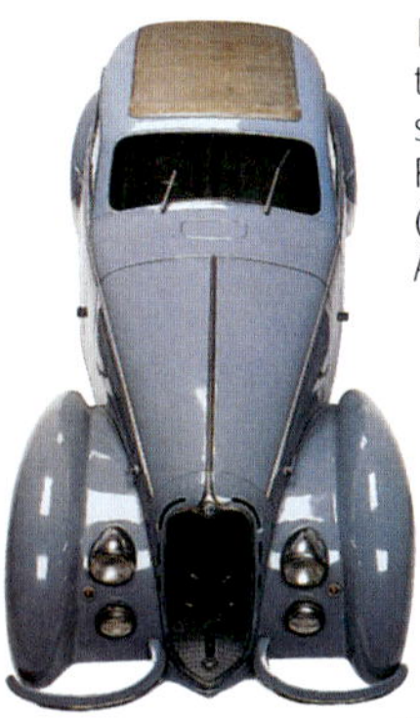

Eines der berühmtesten Automobile seiner Zeit, der Alfa Romeo 2900 von 1938 (Historisches Museum Alfa Romeo, Arese).

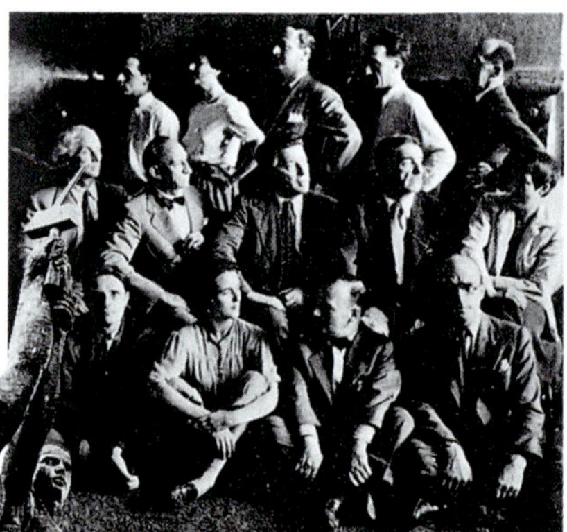

Europäische Künstler im New Yorker Exil, zusammen mit Peggy Guggenheim: Max Ernst, Breton, Léger, Mondrian, Duchamp und andere.

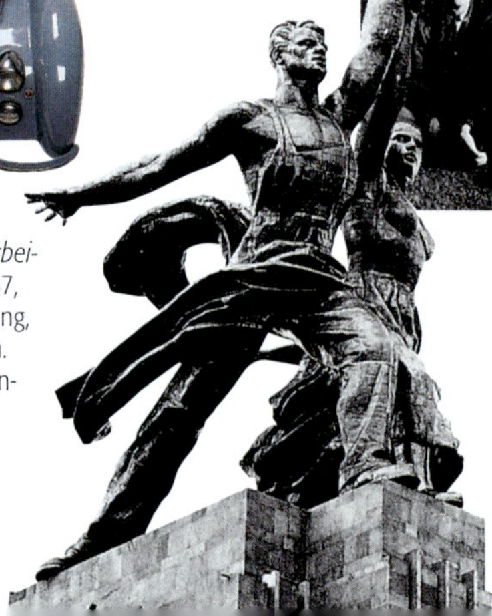

Vera Muchina, *Arbeiter und Bäuerin,* 1937, Pariser Weltausstellung, sowjetischer Pavillon. Stalinistisches Heldenpathos.

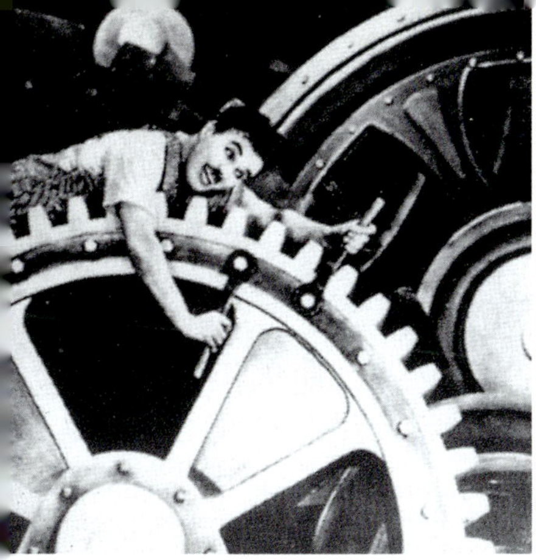

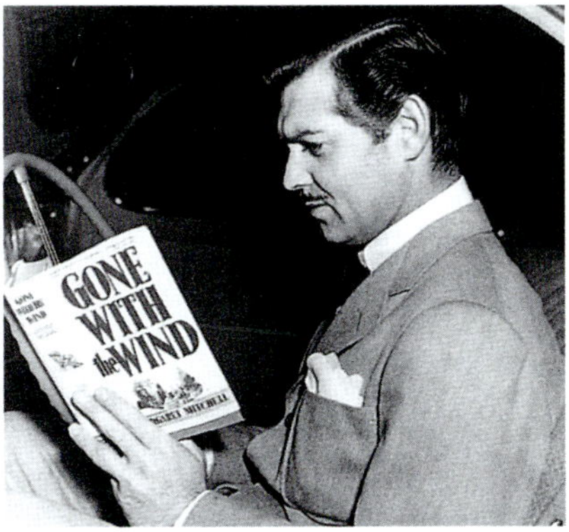

Der Film als neue Kunstform

Seit den Gebrüdern Lumière hat der Film als Kunstform einen gewaltigen Schritt nach vorn getan. In den ersten Jahrzehnten des 20. Jahrhunderts werden viele historische Filme gedreht, aber auch Spielfilme, die oft auf das aktuelle Zeitgeschehen Bezug nehmen.

▲ Clark Gable beim Lesen des Romans, dessen Verfilmung seinen Ruhm als Schauspieler begründen sollte: *Vom Winde verweht* (1939), die fiktive Geschichte einer unglücklichen Liebe vor dem Hintergrund des amerikanischen Bürgerkriegs.

▼ Sitz der Cariplo-Bank in Mailand, errichtet 1937–1941 von Muzio und Greppi.

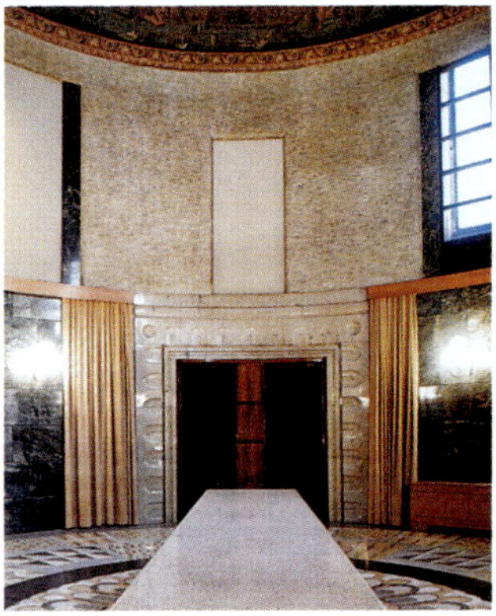

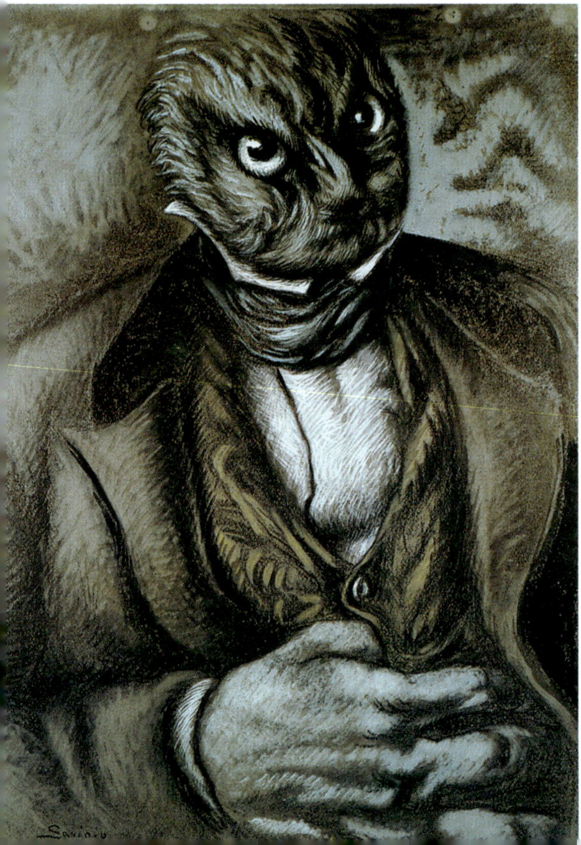

◄ Alberto Savinio, *Selbstbildnis,* 1936, Turin, Civica Galleria d'Arte Moderna. Der wenig bekannte Künstler – ein Bruder Giorgio de Chiricos – gehört zu den interessantesten italienischen Malern und Schriftstellern der ersten Jahrhunderthälfte.

Leiser Abgesang

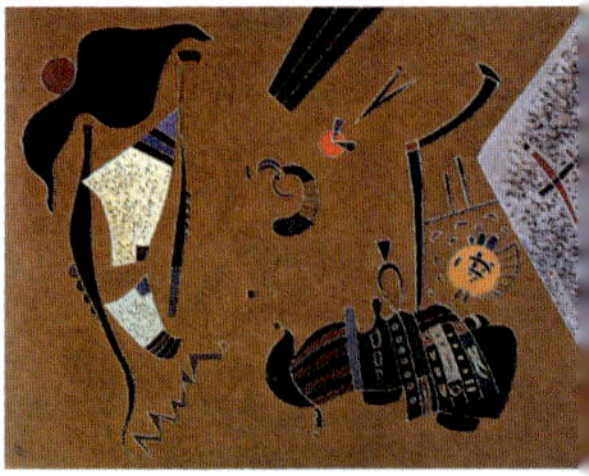

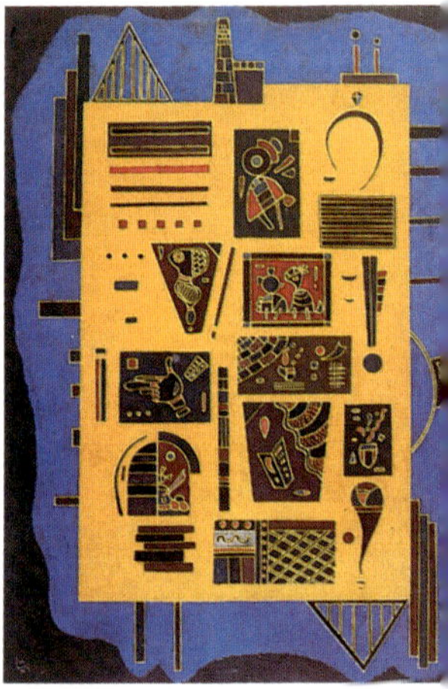

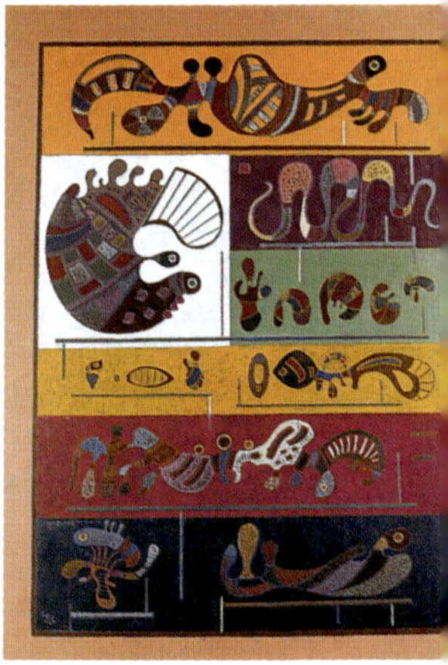

Auch in seinen letzten Lebensjahren in Paris ist Kandinsky nach wie vor sehr aktiv, obwohl er nur von einer Handvoll Kollegen, Kritikern und Galeristen geschätzt wird. Kandinsky empfindet sich selbst als »altmodischen Kauz«, und im Grunde sind die Surrealisten – mit Ausnahme von Arp und Miró – nicht gerade nach seinem Geschmack. Sie sind ihm zu vulgär, da ihren Werken stets etwas Erotisches anhaftet, sie reizen den Publikumsgeschmack und sie »verkaufen sich nicht schlecht«. Doch er läßt sich nicht entmutigen, nicht einmal als er hört, daß die Nationalsozialisten ihn als »entarteten Künstler« gebrandmarkt und so gut wie alle seiner im Besitz deutscher Museen befindlichen Werke verkauft haben. Er arbeitet konsequent jeden Tag und bringt noch etliche einzigartige Gemälde hervor. Sein Alterswerk provoziert kontroverse Reaktionen, im allgemeinen aber wird seine Vielschichtigkeit anerkannt. Mit Bildern seines Spätwerks nimmt er an zwei großen internationalen Ausstellungen teil, 1936 in New York und 1937 in Paris. Erteilen wir zum Schluß dem Künstler selbst das Wort, mit einem Zitat aus *Punkt und Linie zu Fläche:* »Es darf hier beispielsweise bemerkt werden, daß die an der Zukunft der abstrakten Kunst Zweifelnden mit dem Entwicklungsstadium der Amphibien rechnen, die von entwickelten Wirbeltieren beträchtlich weit entfernt sind, und nicht das Endresultat der Schöpfung darstellen, sondern den ›Anfang‹«. Am Abend des 13. Dezember 1944 stirbt Kandinsky an einem Schlaganfall. Es ist ein Tod ohne langes Leiden – vielleicht, so erinnert sich seine Frau Nina, weil für den abergläubischen Künstler die 13 eine magische Zahl war.

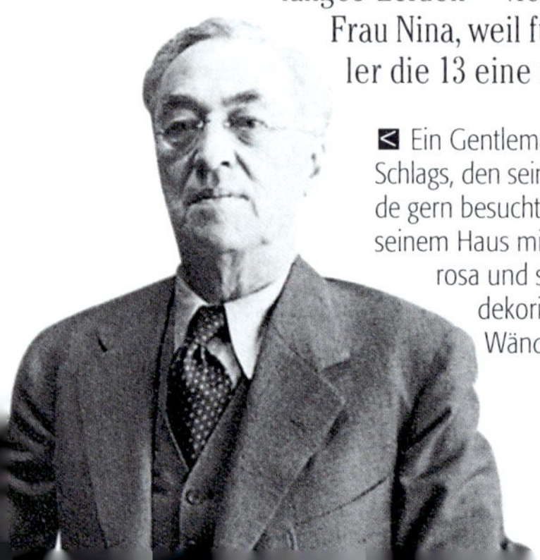

◀ Ein Gentleman alten Schlags, den seine Freunde gern besuchten. In seinem Haus mit den rosa und schwarz dekorierten Wänden wurde nach Kandinskys Tod nichts verändert. Nina schrieb in ihren Memoiren, die Gemälde im Haus seien eine »lebendige Erinnerung« an den geliebten Verstorbenen.

▲ Ganz oben: Kandinsky, *Der kleine rote Kreis,* 1944; Mitte: *Konglomerat,* 1943, beide Paris, Centre Georges Pompidou; Unten: *Sieben,* 1943, Privatsammlung.

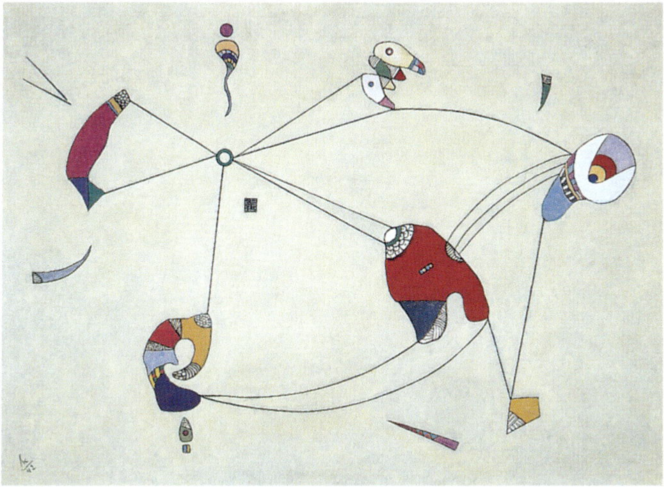

▶ Kandinsky, *Jonctions (Bindungen)*, 1942, Privatsammlung. Einige Bindungen lösen sich, während andere standhalten. Durch die harmonische Vereinigung der Formen soll die ganze Kraft ihrer Vitalität freigesetzt werden, eine Vitalität, die von dem kleinen Kreis in der Mitte ausgeht und sich im gesamten Umfeld ausbreitet. Es handelt sich um ein subtiles, kleinformatiges Ölgemälde auf Karton.

▼ Kandinsky, *Accord réciproque (Wechselseitiger Gleichklang)*, 1942, Paris, Centre Georges Pompidou. Der Bildtitel ist aus der Sprache der Musik entlehnt. Für Kandinsky hat jeder Farbton seine Entsprechung in einem musikalischen Ton. Wenn man den Farben intensiv »lauscht«, gelangen sie durch das Auge in die Seele, wo sie ein positives Klangerlebnis auslösen. Die Musik leistet einen wichtigen Beitrag zur Befriedigung der geistigen Bedürfnisse des Menschen.

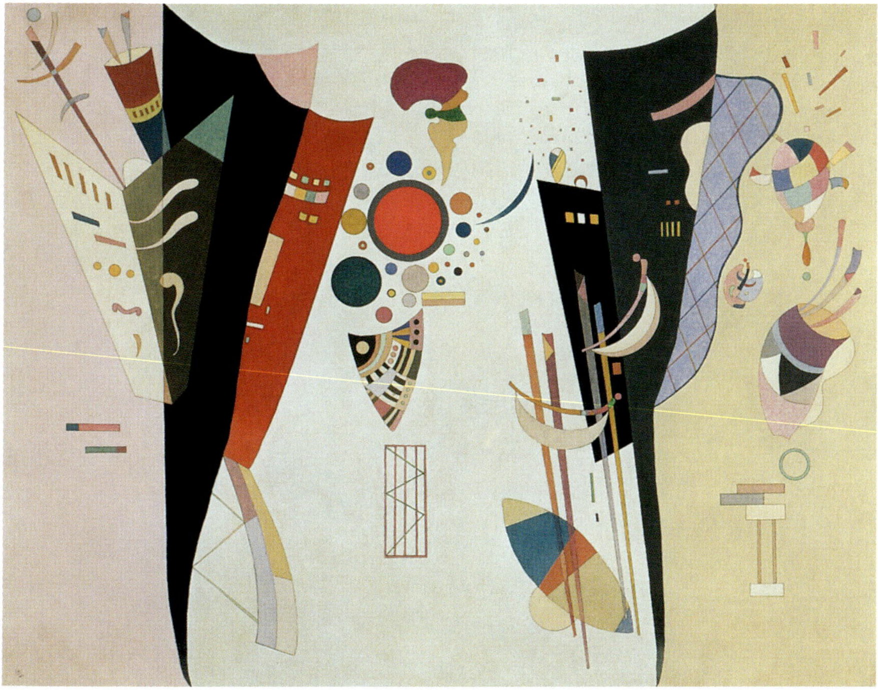

Der Blick nach vorne

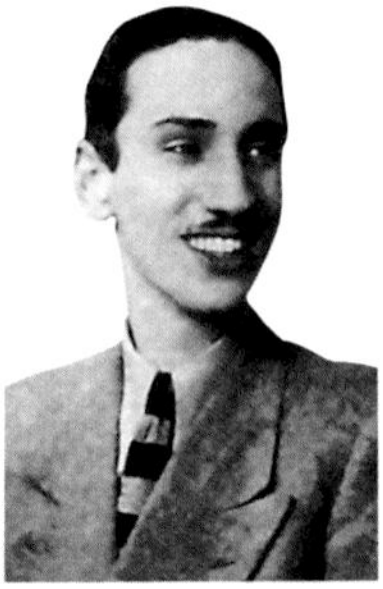

▲ Gorni Kramers Musikerkarriere begann 1941. Sein Orchester half den Italienern, die dunklen Jahre mit einem Lächeln zu überstehen.

In den letzten Jahren verläuft das Leben für Kandinsky im wesentlichen nicht anders als für die meisten Menschen in Europa. Der politische, gesellschaftliche und wirtschaftliche Zusammenbruch ist da. Der Krieg entfaltet seine zerstörerische Kraft. Nach seinem Ende zählt man die Toten und handelt einen Frieden aus, doch letzten Endes will man das Gewesene so schnell wie möglich hinter sich lassen. Aber obgleich der Krieg einen tiefen Einschnitt bedeutet, sind kulturell doch nicht sämtliche Brücken zur Vergangenheit abgebrochen. In der Architektur etwa findet ein entscheidender Umbruch statt, der auf die Vorkriegszeit zurückgeht. In den dreißiger Jahren hatte sich das Konzept einer städtebaulichen Planung im großen Stil durchgesetzt, das man – etwas verallgemeinernd – als rationale Architektur bezeichnen kann. Jetzt, während des Wiederaufbaus der Nachkriegszeit, überbieten sich die Theoretiker gegenseitig in ihrem Bestreben, der Architektur ein neues Gesicht zu verleihen. 1936 hatte Nikolaus Pevsner seine Schrift *Pioneers of Modern Movement. From William Morris to Walter Gropius* veröffentlicht. Nun nehmen andere Architekten die Herausforderung an – und eine neue Generation von Malern, Plastikern, Musikern und Schriftstellern tut es ihnen gleich und weist den Weg in eine neue Zukunft.

▼ Auch Italien erholte sich von seinem Kriegstrauma – es schöpfte wieder neue Hoffnung und strebte nach Wohlstand: Noch vor dem Fernsehen, das als Sinnbild für eine Generation steht, der es wieder besser ging, sollte die Vespa (Completo d'Ascanio, Piaggio, 1946) für die Italiener die Verwirklichung eines Traums bedeuten. Der legendäre Motorroller ist ein repräsentatives Designprodukt des 20. Jahrhunderts.

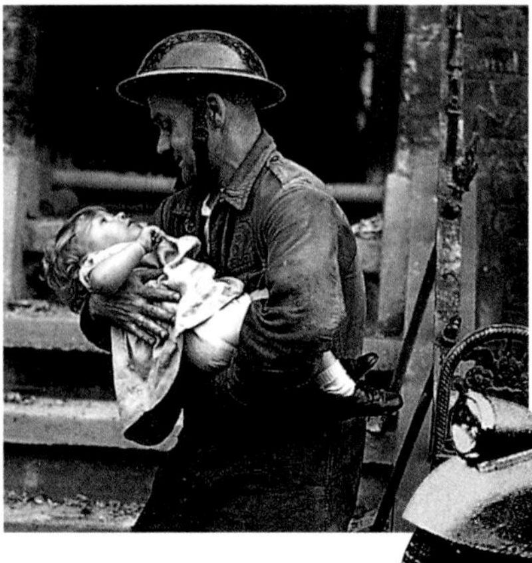

◄ Ein kleines Mädchen in den Armen seines Retters während des Bombenhagels.

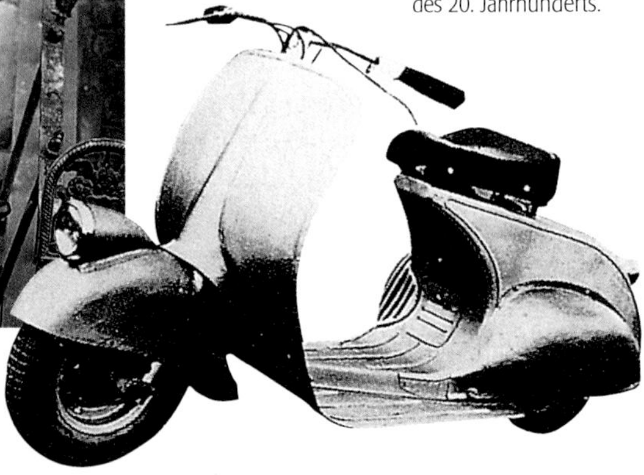

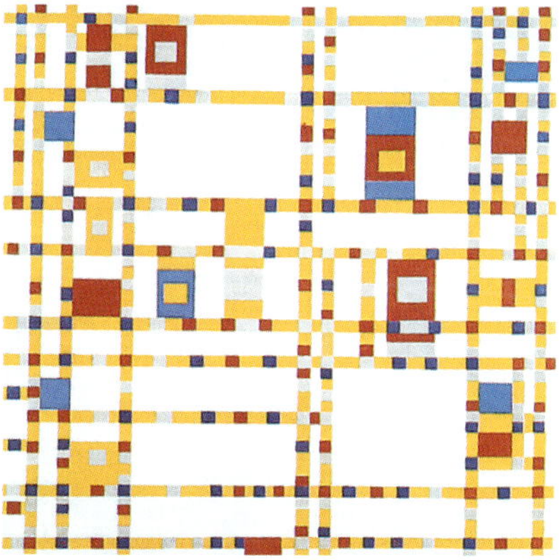

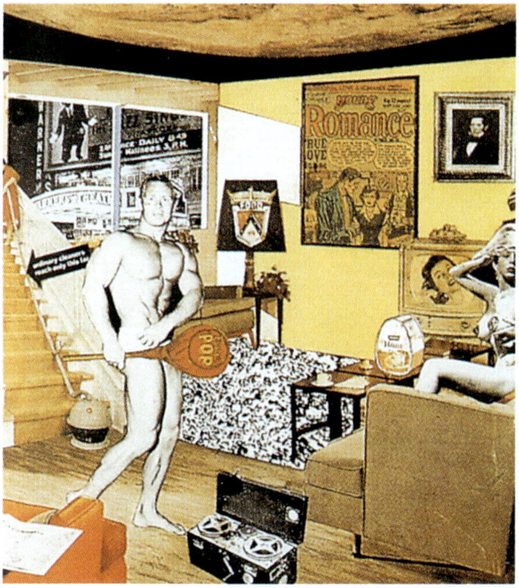

▲ Piet Mondrian, *Broadway Boogie-Woogie,* 1942–43, New York, The Museum of Modern Art. Typisch für Mondrians Arbeiten ist die äußerste Präzision in der formalen Gestaltung.

▶ Richard Hamilton, *Just what is it that makes today's home so different, so appealing?,* 1956, Großbritannien, Privatsammlung. Es war die Geburtsstunde der Pop-art.

▼ Arshile Gorky, *Garden in Sochi,* 1940, New York, The Museum of Modern Art. Der amerikanische Künstler ist nur ein Beispiel unter vielen für die Verschmelzung verschiedener Stilrichtungen. Sein Abstrakter Expressionismus war Ausdruck einer künstlerischen Haltung, die sich erst in Europa, dann aber vor allem in Amerika entwickelte.

Die Pop-art

Die Pop-art, abgeleitet vom englischen Begriff *popular art,* kam in den fünfziger Jahren auf. Diese neuartige Bewegung orientierte sich stark an der Ästhetik der Werbung, an Massenprodukten, Comics und spektakulären Fotografien und entwickelte daraus eine neue Form der Kunst.

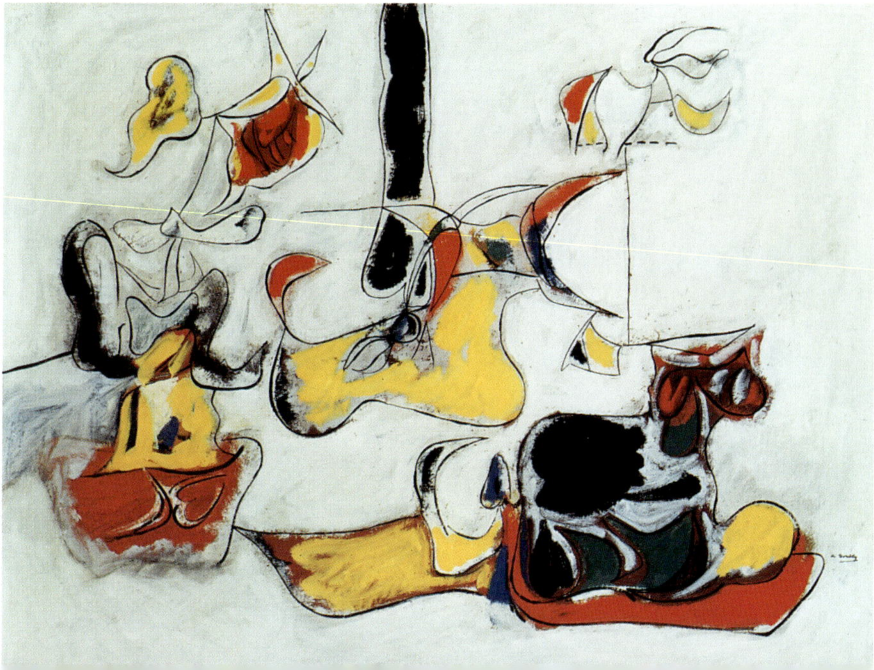

Letztes Aquarell

Das Werk entstand 1944 in Aquarell, Tusche und Bleistift auf Papier (25 x 34 cm). Obgleich Kandinsky bereits erkrankt war, widmete er sich bis zuletzt mit ungebrochenem Tatendrang seiner Malerei. In Paris schuf er über 250 Aquarelle und Gouachen, die von seinem auch damals noch ausgeprägten Erfindungsreichtum zeugen (Paris, Centre Georges Pompidou).

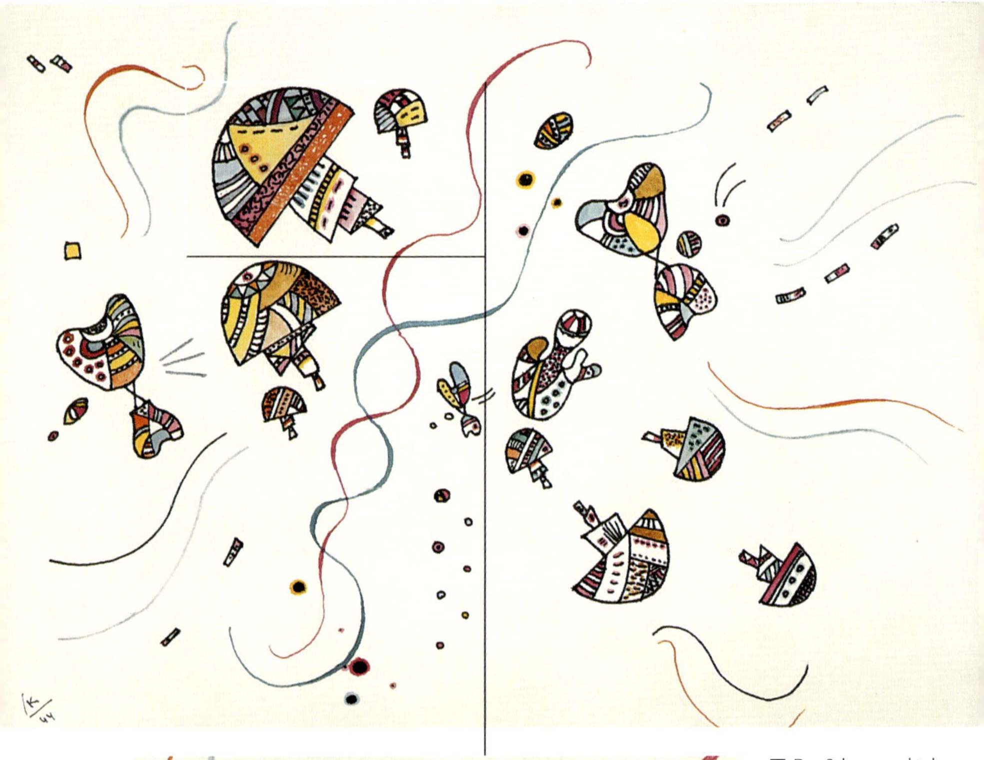

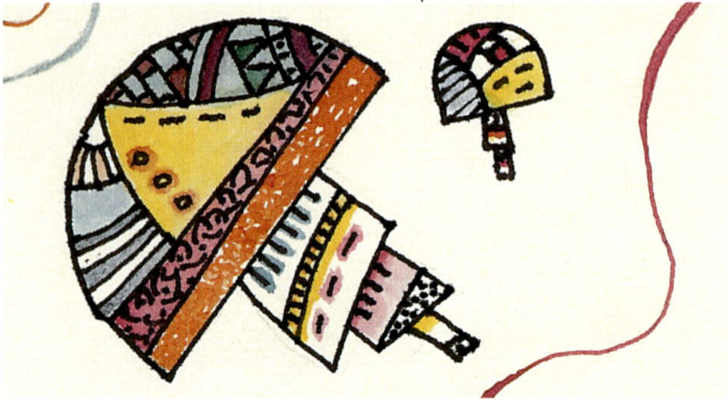

◀ Der Schwerpunkt der Komposition ist nicht auszumachen, er liegt irgendwo innerhalb des Raums. Die detaillierte zeichnerische Ausführung verleiht den einfachen Formen ihre Komplexität. Es ist, als könne man Kandinsky über die Schulter sehen, während er diese Formen aus seiner inneren Welt heraus Gestalt annehmen läßt.

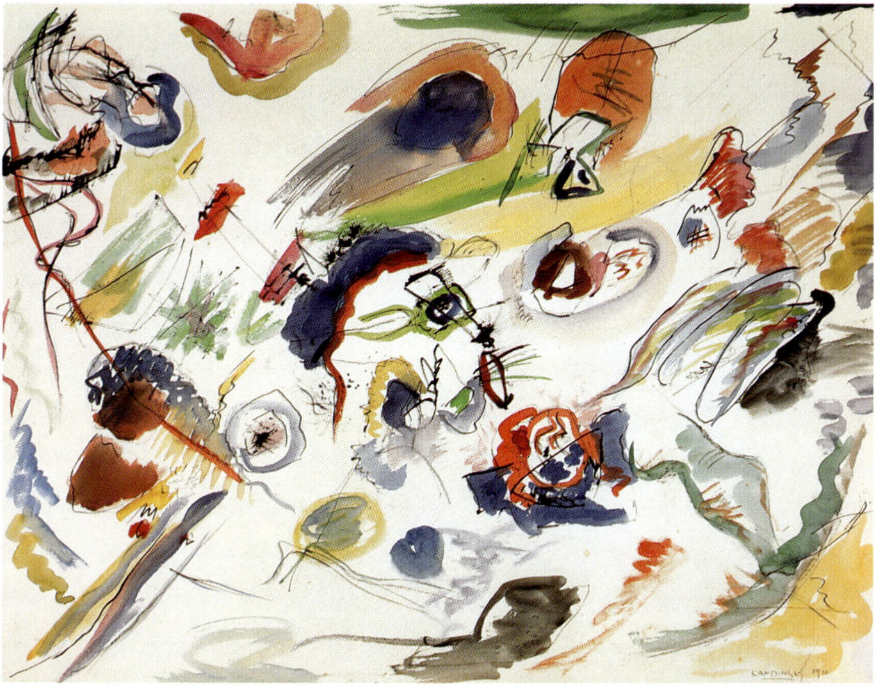

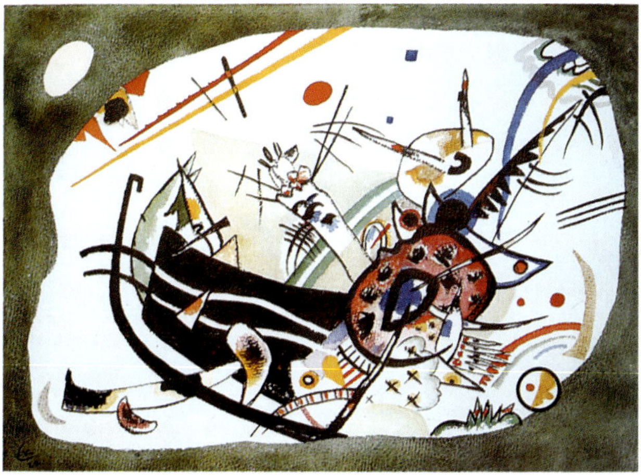

▲ Kandinsky, *Entwurf für Der Grüne Rand,* 1920, Paris, Centre Georges Pompidou. Durch die Umrahmung ins Innere blickend, kann der Betrachter des Gemäldes an einem kleinen Ereignis teilhaben: Ein Boot durchpflügt ein aufgewühltes Meer von beweglichen Formen, die den Zusammenstoß von Energien versinnbildlichen.

▲ Kandinsky, *Ohne Titel,* 1910, Paris, Centre Georges Pompidou. Das kleinformatige Gemälde (49,6 x 64,8 cm) läßt sich zweifellos als eines der gelungensten Werke des Künstlers bezeichnen. Auf dem schöpferischen Höhepunkt seiner Münchner Schaffensperiode entstand eine durchdachte Komposition, die in ihrer Lebendigkeit den Betrachter unmittelbar anspricht. Von der objektiven, naturalistischen Darstellung hatte sich Kandinsky inzwischen ganz abgewendet. Er erfand die natürliche Physiologie neu und ließ sich beim Malen von seiner Intuition leiten, um die Menschen »das Geistige in den Dingen« erfassen zu lassen.

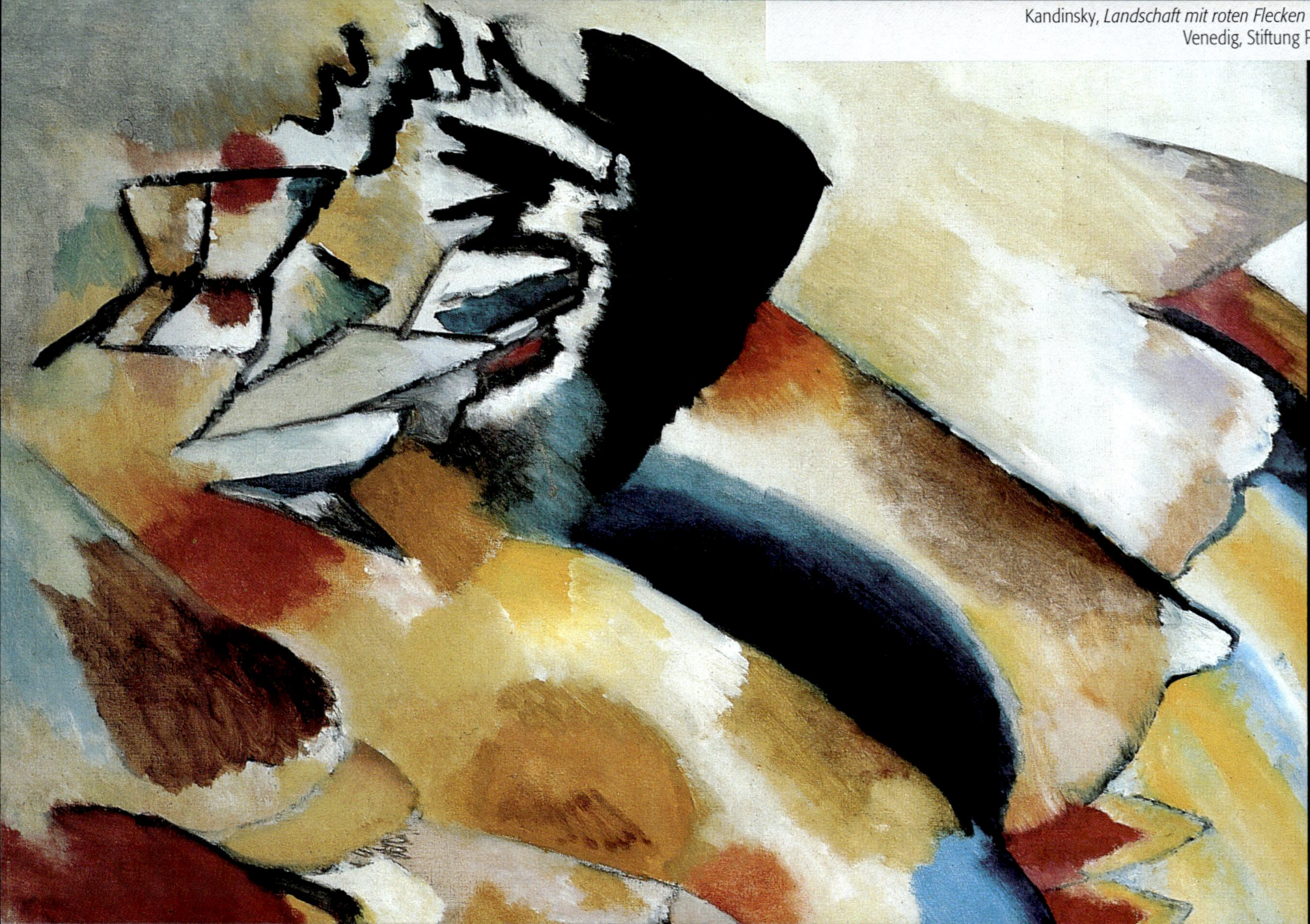

Kandinsky, *Landschaft mit roten Flecken II,* Ausschnitt, 1913,
Venedig, Stiftung Peggy Guggenheim

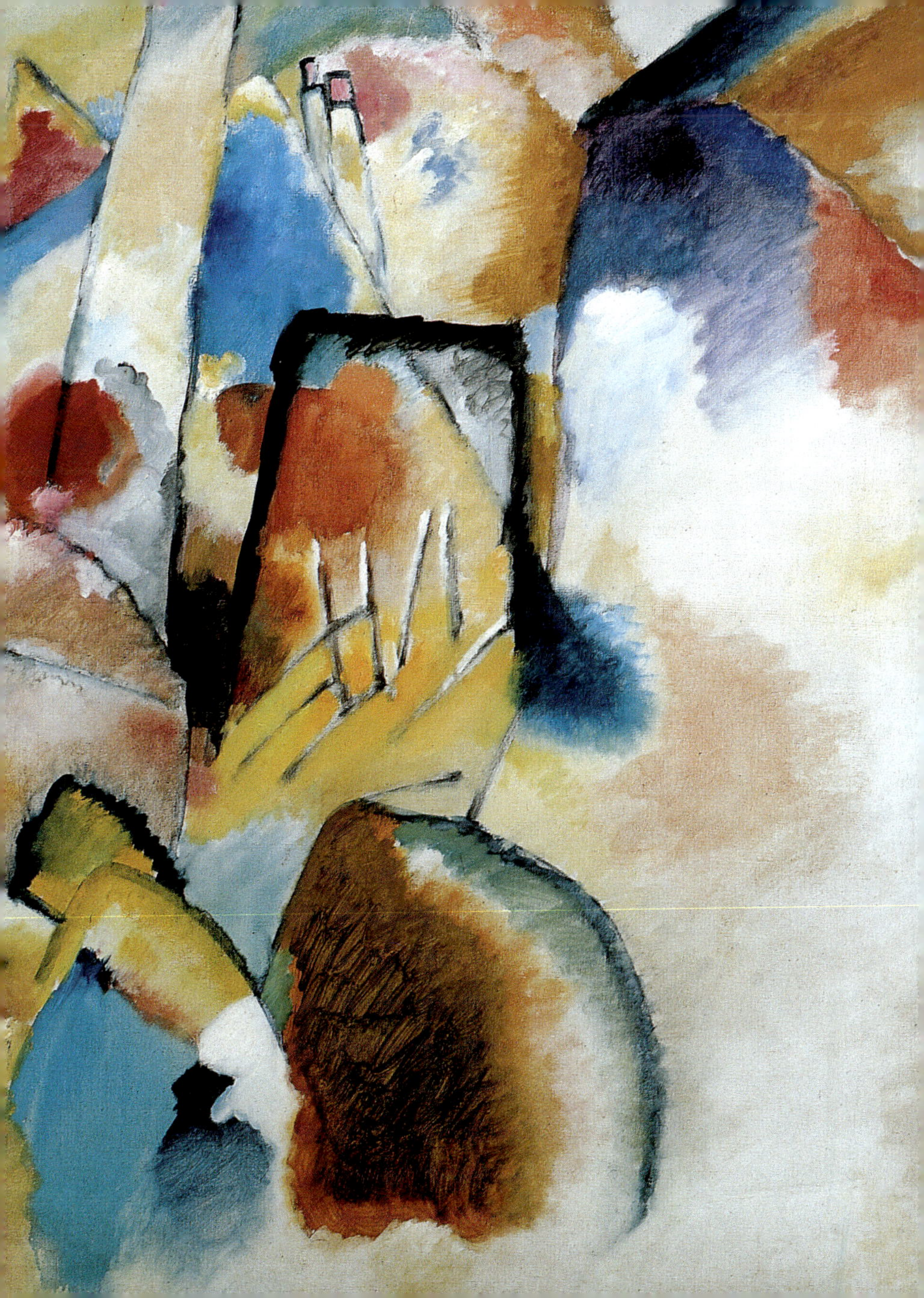

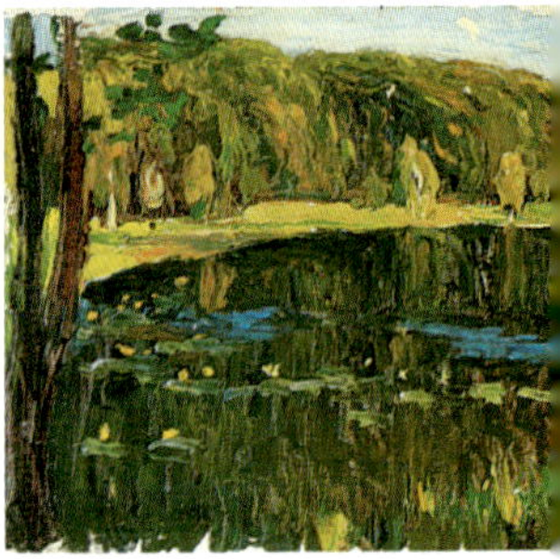

Kandinsky, *Achtyrka, Dunkler See,* 1901, München, Städtische Galerie im Lenbachhaus.

Hinweis

Das Verzeichnis enthält die in diesem Buch abgebildeten Werke von Kandinsky, geordnet nach den Orten, an denen sie sich heute befinden und in alphabetischer Reihenfolge. Werke in Privatsammlungen sind nicht verzeichnet.

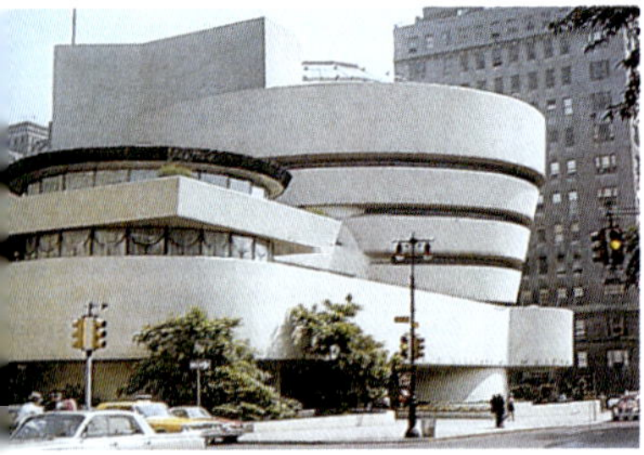

Frank Lloyd Wright, The Solomon R. Guggenheim Museum, New York.

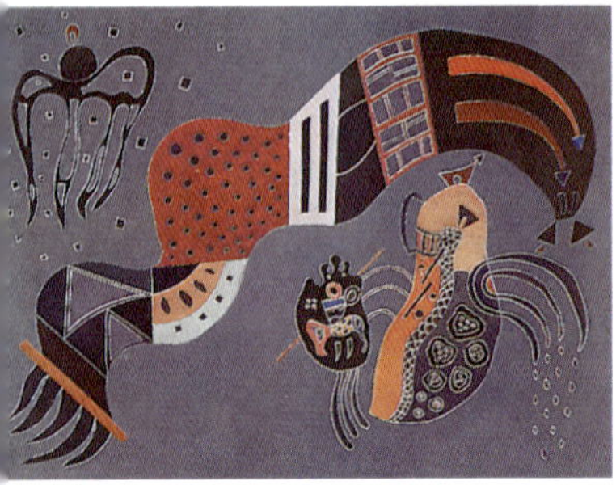

Kandinsky, *Gedämpfter Elan,* 1944, Paris, Centre Georges Pompidou.

▼ Ieoh Ming Pei, National Gallery of Art, Washington.

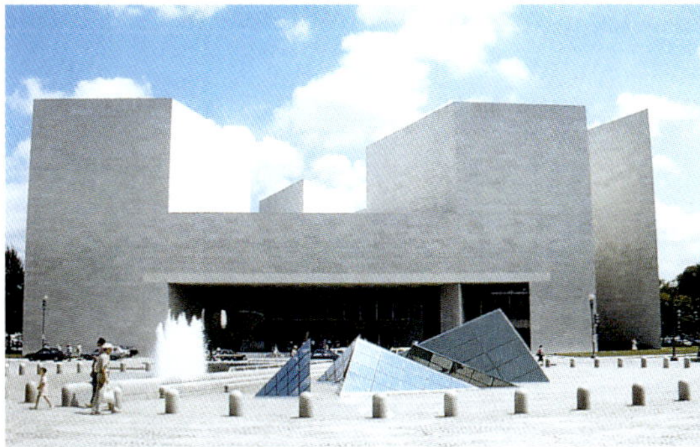

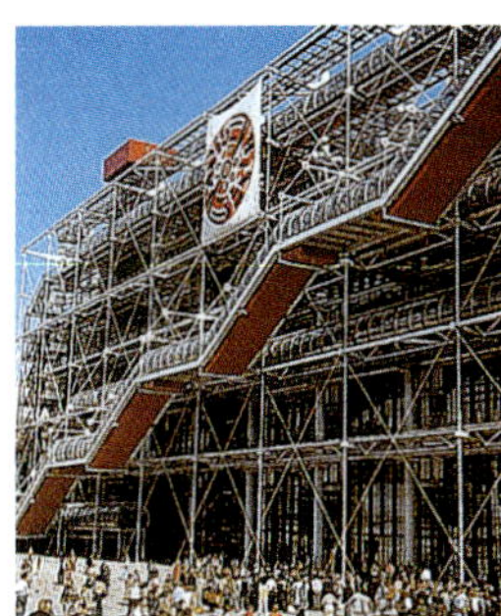

▲ Renzo Piano, Richard Rogers, Centre Georges Pompidou, Paris.

Hinweis

Die hier aufgeführten Persönlichkeiten – Künstler, Gelehrte, Politiker und Geschäftsleute – standen auf die eine oder andere Weise mit Kandinsky oder seinem Werk in Verbindung. Hinzu kommen zeitgenössische Maler, Bildhauer und Architekten, die an denselben Orten wie Kandinsky wirkten.

Andrejewskaja, Nina, die zweite Frau Kandinskys. Sie begleitete den Maler als treue und einfühlsame Gefährtin bis zum Ende seines Lebens. Später veröffentlichte sie das autobiographische Werk *Kandinsky und ich.* S. 62, 63, 68, 74, 98, 116, 126

Apollinaire, Guillaume (Rom 1880–Paris 1918), französischer Dichter und Kunstkritiker. Er unterstützte die aufkommende Avantgarde-Bewegung, indem er das Publikum für die neue Kunst sensibilisierte. Zu seinen Schriften gehören unter anderem *Die kubistischen Maler* (1913), *Der ermordete Dichter* (1916) sowie der Gedichtband *Kalligramme* (1918). S. 58

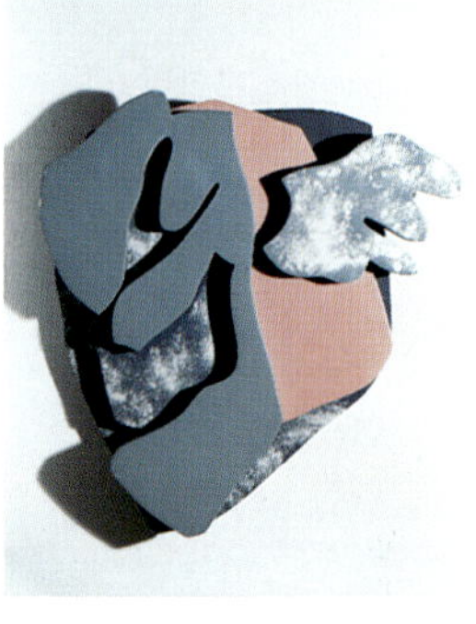

Arp, Hans (Straßburg 1886 bis Basel 1966), deutscher Maler und Plastiker. Er gehörte den Kreisen der künstlerischen Avantgarde an und beteiligte sich 1912 an der berühmten Ausstellung der Gruppe »Der Blaue Reiter«. Kandinsky war ein Bewunderer seiner Werke und künstlerischen Zielsetzungen. Als Mitbegründer des Dadaismus arbeitete Arp auch mit Künstlern aus dem Umkreis der Zeitschrift »De Stijl« sowie den Gruppierungen »Cercle et Carré« und »Abstraction-Création« zusammen. S. 108, 122, 126

Ažbè, Anton (Dolencice 1862 bis 1905 München), Kandinskys Lehrer während seines ersten Aufenthalts in München. S. 22

Bergson, Henri (Paris 1859 bis 1941), französischer Philosoph. Er übte auf die Intellektuellen des ausgehenden 19. Jahrhunderts einen entscheidenden Einfluß aus. Bergsons auf qualitativen und biologischen Aspekten basierenden Zeitbegriff hat Marcel Proust seinem Romanwerk *A la recherche du temps perdu* zugrunde gelegt. Zu den Schriften des Philosophen gehören etwa *Materie und Gedächtnis* (1896) und *Die schöpferische Entwicklung* (1907). S. 38

Bill, Max (Winterthur 1908 bis Berlin 1994), Schweizer Architekt, Plastiker, Maler und Designer. Er studierte am Bauhaus Architektur, wo er sich an der Entwicklung und Verbreitung des Bauhausgedankens sowie an seiner praktischen Umsetzung in der Lehre beteiligte. Er gehörte der Gruppierung »Abstraction-Création« an und war daneben Herausgeber des Gesamtwerks von Le Corbusier. S. 118

◀ Hans Arp, *Porträt Tristan Tzara,* 1916, Genf, Musée d'Art et d'Histoire.

Breton, André (Tinchebray/Orne 1896–Paris 1966), französischer Schriftsteller. Gemeinsam mit Aragon, Eluard, Picabia und Ernst rief er die Bewegung des Surrealismus ins Leben; 1924 schrieb er das *Surrealistische Manifest.* Breton ging in seiner poetischen und existentiellen Konzeption bis an die Grenzen des sprachlichen Automatismus und der psychischen Dissoziation. S. 110, 124

Breuer, Marcel (Pécs/Ungarn 1902–New York 1981), ungarisch-amerikanischer Designer und Architekt. Er war Schüler und Mitarbeiter am Bauhaus und entwarf einige der bekanntesten Objekte modernen Designs. So gehört etwa der Stuhl *Wassily B 3* für Kandinskys Wohnhaus in Dessau zu seinen Entwürfen. Während der Zeit des Nationalsozialismus hielt er sich in New York auf, wo er gemeinsam mit Gropius an der Errichtung bedeutender Bauwerke im modernen Stil mitwirkte. Breuer war an der Planung des UNESCO-Gebäudes in Paris maßgeblich beteiligt S. 95, 137

▶ Lyonel Feininger, *Wolken überm Meer II,* 1923, Sammlung Feininger.

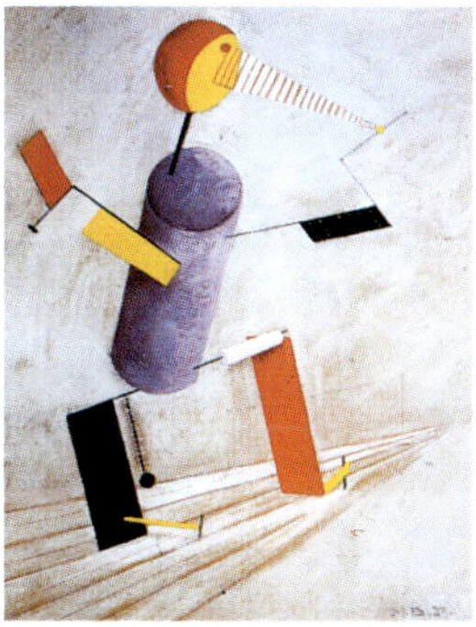

◀ Marcel Breuer, *Mechanische Figur,* 1923, Stuttgart, Galerie Valentin.

Cézanne, Paul (Aix-en-Provence 1839–1906), französischer Maler. Mit der formalen Reduktion seiner Figuren sowie mit einem Bildraum, der die Gesetze der Linearperspektive weitgehend außer acht ließ, beeinflußte Cézanne das Werk vieler Maler des 20. Jahrhunderts. So sahen Picasso, Braque, Matisse und auch Kandinsky in Cézanne einen »Propheten« der zukünftigen Kunst. S. 52

Chagall, Marc (Witebsk 1887 bis Saint-Paul-de-Vence 1985), russischer Maler. Sein Werk läßt sich als eine Verklärung der malerischen und folkloristischen Traditionen des russischen Volks ins Phantastische umschreiben. S. 49, 57

Corinth, Lovis (Tapiau/Ostpreußen 1858–Zandvoort/Niederlande 1925), deutscher Maler. Er war Vorsitzender der Berliner Sezession und nahm in München an den Ausstellungen der »Phalanx« teil. S. 22

Debussy, Claude-Achille (Saint-Germain-en-Laye 1862 bis Paris 1918), französischer Komponist. Sein Musikstil vereint in einer äußerst eigenwilligen Synthese Einflüsse der französischen und der russisch-östlichen Tradition sowie der Poetik des Symbolismus. Mit seinem außergewöhnlich innovativen Meisterwerk *Pelléas et Mélisande* (1902) erregte er Aufsehen bei Publikum und Kritik. Dem großartigen Pianisten verdanken wir einige der größten Meisterwerke der Klaviermusik des 20. Jahrhunderts. S. 14, 88

Diaghilew, Sergej (Novgorod 1872–Venedig 1929), russischer Ballettdirektor. Er gründete in Paris das berühmte Ensemble der Ballets Russes, mit dem die bedeutendsten Avantgardekünstler aus Musik und Malerei zusammenarbeiteten: von Matisse bis Picasso, von Strawinsky bis Satie. S. 28, 38

Dix, Otto (Gera 1891–Singen 1969), deutscher Maler. In zahlreichen Gemälden prangerte Dix die Schrecken des Ersten Weltkriegs an. Unter der nationalsozialistischen Regierung wurden seine Werke gemeinsam mit denen Kandinskys und anderer zeitgenössischer Künstler in der Ausstellung »Entartete Kunst« gezeigt und anschließend vernichtet. S. 124

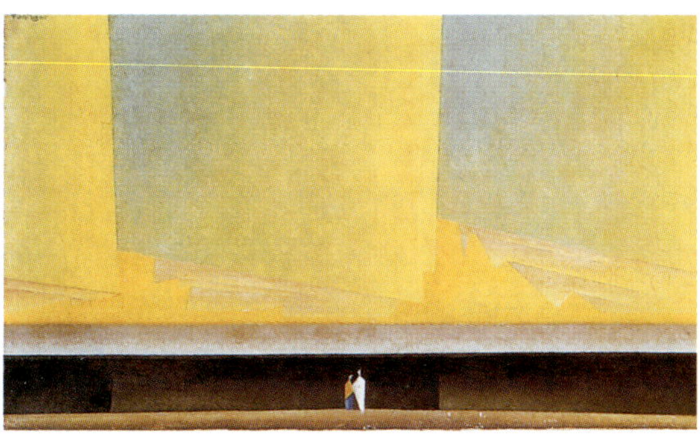

Ehrenfels, Christian von (Rodaun, heute Wien 1859 bis Lichtenau 1932), österreichischer Psychologe. Er gilt als Wegbereiter der Gestaltpsychologie, einer um 1912 in Deutschland aufgekommenen Disziplin. Kerngedanke der Gestaltpsychologie ist die ganzheitliche Erfassung der menschlichen Natur, bei der über der Analyse eines einzelnen Bereichs nie der Mensch als Ganzes aus den Augen verloren werden darf. Dieser organische, ganzheitliche Erkenntnisansatz übte auf Kandinsky einen starken Einfluß aus. S. 80

Ernst, Max (Brühl 1891–Paris 1976), deutscher Maler und Plastiker. Er stand verschiedenen Avantgarde-Bewegungen des 20. Jahrhunderts nahe und unterhielt auch Kontakte zum »Blauen Reiter«. Nach der Machtergreifung der Nationalsozialisten emigrierte er nach Amerika. S. 83, 124

Feininger, Lyonel (New York 1871–1956), amerikanischer Maler und Graphiker. Er trat den Künstlergruppen »Die Brücke« und »Der Sturm« bei. Auch der Gruppe »Der Blaue Reiter« fühlte er sich verbunden, vor allem durch seine Freundschaft mit Paul Klee. Er war Bauhaus-Meister und gründete gemeinsam mit Kandinsky, Klee und Jawlensky die Vereinigung »Die Blaue Vier«. S. 86, 87, 89, 101, 103, 105, 136

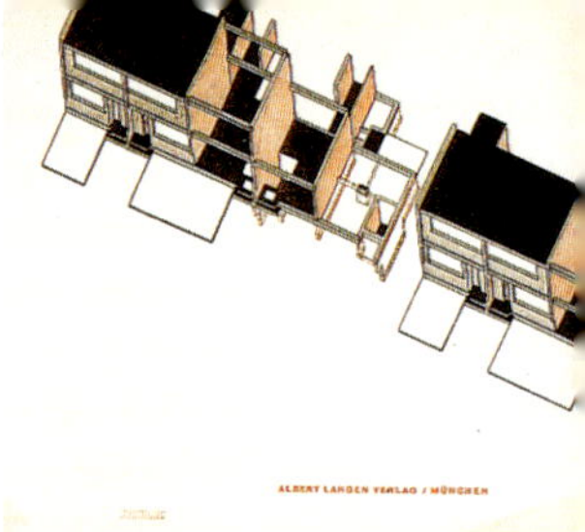

Freud, Sigmund (Freiberg/Mähren 1856–London 1939), österreichischer Arzt. Seine Forschungen im Bereich des Unbewußten, der Traumdeutung sowie zur sexuellen Dimension der menschlichen Existenz beeinflußten nachhaltig weite Gebiete des Geisteslebens des 20. Jahrhundert. S. 31

Gabo, Naum, eigtl. Naum Nehemia Pevsner (Brjansk 1890–Waterbury/Connecticut, 1977), russischer Plastiker und Architekt. Er war einer der bedeutendsten Vertreter der sowjetischen Avantgarde. 1920 verfaßte er das *Realistische Manifest.* S. 77

Goethe, Johann Wolfgang von (Frankfurt a. M. 1749–Weimar 1832), deutscher Dichter und Kunsttheoretiker. In seiner berühmten Schrift *Entwurf einer Farbenlehre* (1810) sprach er sich gegen Newtons naturwissenschaftliche Farbentheorie aus und proklamierte einen pantheistischen Naturalismus klassischer Prägung. Goethes Schrift übte auf Kandinsky einen nachhaltigen Einfluß aus. S. 44

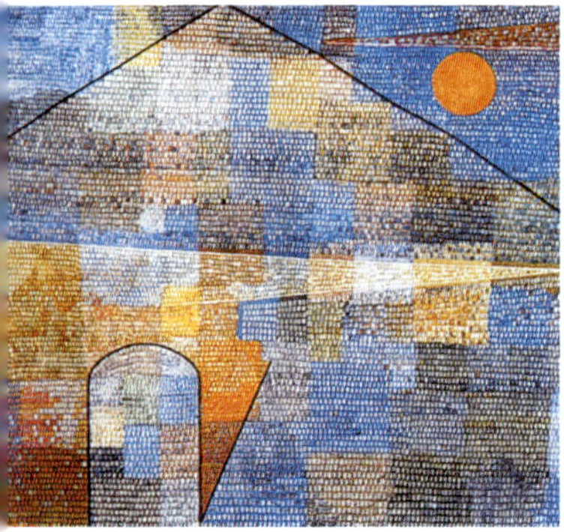

Gropius, Walter (Berlin 1883 bis Boston 1969), deutscher Architekt. 1919 rief er das Bauhaus ins Leben, wo er gemeinsam mit den bedeutendsten Künstlerpersönlichkeiten des 20. Jahrhunderts an der Entwicklung einer freien, funktionalen und gesellschaftlich nutzbaren Kunst arbeitete. Mit Kandinsky verband ihn ein nicht immer konfliktfreies Verhältnis. S. 76, 80, 9, 98, 106, 108

Grosz, George (Berlin 1893–1959), deutscher Maler und Zeichner. Der Sinn seiner Kunst lag für Grosz darin, der heuchlerischen Bourgeoisie und dem Militarismus in der Zeit der Weimarer Republik einen Spiegel vorzuhalten. Seine Werke wurden von den Nationalsozialisten als »entartete Kunst« beschlagnahmt. S. 71, 100, 124

Itten, Johannes (Südernlinden 1888–Zürich 1967), Schweizer Maler. Er lehrte am Bauhaus, in der Werkstatt für Wandmalerei wie auch Kandinsky. In seiner Malerei konzentrierte sich Itten auf die logisch-mathematische Wechselbeziehung zwischen Formen und Farben. 1926 gründete er die Itten-Schule in Berlin, 1932–1936 leitete er die Textilien-Kunstschule in Krefeld und 1938 übernahm er die Kunstgewerbeschule und das Kunstgewerbemuseum in Zürich. Zu seinen Schriften zählt das 1961 veröffentlichte theoretische Werk *Kunst der Farbe.* S. 86

◀ Paul Klee, *Ad Parnassum,* 1932, Bern, Kunstmuseum.

Jawlensky, Alexej Gregoriewitsch von (Torschok 1864–Wiesbaden 1941), russischer Maler. Er war mit Kandinsky befreundet und gründete mit ihm zusammen die »Neue Künstlervereinigung« München. Sein Malstil ist von der östlichen Mystik sowie von der russisch-byzantinischen Ikonenmalerei beeinflußt und von Cézanne, van Gogh und Matisse inspiriert. Der Begründer der Gruppe »Die Blaue Vier« war vor allem durch seine aufs Wesentliche reduzierten Porträtstudien bekannt. S. 36, 41, 47, 86, 103, 126

Kandinsky, Wassily Silvestrowitsch, der Vater des Künstlers. S. 8

Kandinsky, Vsevolod, genannt Volodja, der Sohn des Malers. Das Kind aus seiner zweiten Ehe starb bereits im Alter von drei Jahren. S. 69

Kirchner, Ernst Ludwig (Aschaffenburg 1880–Davos 1938), deutscher Maler. Der wichtigste Vertreter des deutschen Expressionismus gründete 1905 in Dresden die Künstlervereinigung »Die Brücke«. 1912 nahm er an der zweiten Ausstellung der Gruppe »Der Blaue Reiter« in München teil. S. 55, 124

Klee, Paul (Münchenbuchsee bei Bern 1879–Locarno-Muralto 1940), Schweizer Maler. Zusammen mit Kandinsky studierte er in München bei Franz von Stuck. Mit dem russischen Maler verband ihn eine brüderliche Freundschaft, die sich

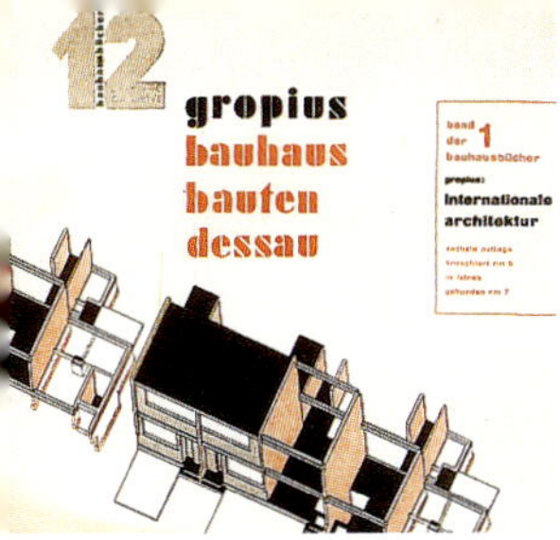

◀ László Moholy-Nagy, Schutzumschlag für den Band *Bauhausbauten Dessau* (1930) von Walter Gropius.

▼ František Kupka, *Klaviertasten (Les touches du piano)*, 1909, Prag, Národní Galerie.

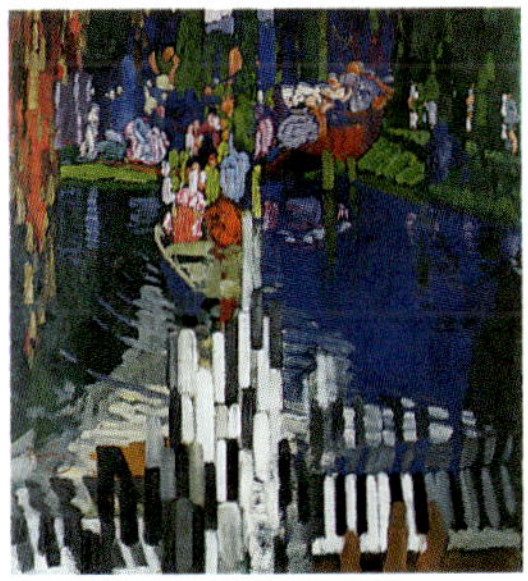

vor allem auf gemeinsame künstlerische Anschauungen gründete. 1911 trat er der Gruppe »Der Blaue Reiter« bei, 1920 nahm er seine Lehrtätigkeit am Bauhaus auf, und 1924 schließlich rief er mit Kandinsky, Feininger und Jawlensky die Gruppe »Die Blaue Vier« ins Leben. Ebenso großes Gewicht wie seiner Malerei kann seinen theoretischen Schriften beigemessen werden. Hierzu zählen etwa *Schöpferische Konfession* und *Über die moderne Kunst.* S. 52, 58, 59, 86, 87, 98, 101, 103, 104, 105, 108, 116, 118, 121, 124, 138

Kubin, Alfred (Leitmeritz/Böhmen 1877–Zwickledt/Österreich 1959), österreichischer Maler, Graphiker und Schriftsteller. Er war mit Kandinsky und Klee befreundet und gehörte als Theoretiker wie auch als Maler der Gruppe »Der Blaue Reiter« an. Seine Kunst verstand sich als Ausdruck einer unkontrollierbaren seelischen Dimension, mit deutlichen Anklängen an Freuds Lehre vom Unbewußten. S. 22

Kupka, František (Opocno 1871 bis Puteaux bei Paris 1957), tschechischer Maler. Kupka gelangte durch seine Kenntnisse auf dem Gebiet des musikalischen Ausdrucks zur Abstraktion. Sein Werk sollte den Rhythmus und die Dynamik des modernen Lebens widerspiegeln und behandelte vor allem die zunehmende Mechanisierung und den Jazz als Ausdrucksformen des neuen Zeitalters. S. 108, 118, 139

Lenin, Wladimir Iljitsch, eigentlich W. I. Uljanow (Simbirsk 1870–Gorkij 1924), russischer Politiker und Staatsmann. 1912 gründete er die bolschewistische Partei und die Tageszeitung »Prawda«. In seinen Schriften *Was tun?* (1902) und *Staat und Revolution* (1917) entwickelte er die theoretischen Grundlagen der Diktatur des Proletariats. Nach seinem Tod 1924 entbrannte ein heftiger Kampf um die Macht in der Partei. S. 64, 68, 82

Macke, August (Meschede 1887–Perthes-les-Hurles 1914), deutscher Maler. Als einer der Exponenten der Münchner Gruppe »Der Blaue Reiter« schuf er Werke von abstrakter, sinnlich-leuchtender Farbigkeit. Seine Malerei weist auch Einflüsse des Futurismus und Orphismus auf. Er fiel 1914 im Ersten Weltkrieg. S. 44, 47

Magnelli, Alberto (Florenz 1888–Meudon 1971), italienischer Maler. Der Autodidakt kam 1913, angeregt durch den Orphismus, zur abstrakten Malerei. Die Kunst Franz Marcs übte einen großen Einfluß auf ihn aus. S. 118, 122

Malewitsch, Kasimir (Kiew 1878–St. Petersburg 1935), russischer Maler. Er war der Begründer des Suprematismus, einer Strömung, die die »volle Befreiung der Kunst vom Gegenstand« und die »reine Erkenntnis« proklamierte. Er unterrichtete an verschiedenen sowjetischen Kulturinstituten, darunter die Akademien von Moskau und Witebsk und das Leningrader Institut für Künstlerische Kultur (INCHUK). Der Almanach »Der Blaue Reiter« veröffentlichte seine theoretische Schrift *Die gegenstandslose Welt.* Aufgrund seiner Differenzen mit der stalinistischen Kulturpolitik wurde er 1930 inhaftiert. S. 65

Marc, Franz (München 1880 bis Verdun 1916), deutscher Maler. Er trat dem »Blauen Reiter« bei und beteiligte sich auch an der Herausgabe des Almanachs sowie an der Organisation der Ausstellungen. Vom Kubismus und vom Futurismus inspiriert, entwickelte er einen abstrakten Stil mit leuchtenden, symbolstarken Farben. 1916 fiel Marc im Ersten Weltkrieg. S. 29, 44, 45, 52, 124

Mies van der Rohe, Ludwig (Aachen 1886–Chicago 1969), deutscher Architekt. Er zählt zu den bedeutendsten Architekten des Jahrhunderts und war von 1930 bis zur Schließung der Schule im Jahr 1933 Direktor des Bauhauses. S. 108, 116

Miró, Joan (Montroíg 1893 bis Palma de Mallorca 1983), spanischer Maler. Auch Kandinsky zählte zu den Bewunderern dieses großen surrealistischen Künstlers. S. 122, 126

Moholy-Nagy, László (Bácsborsod/Ungarn 1895 – Chi-

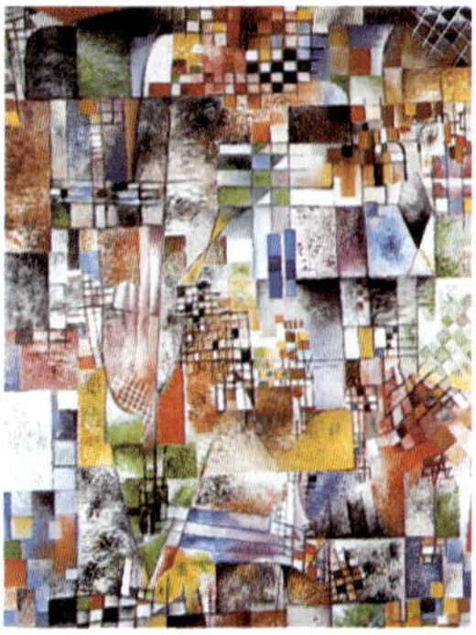

▶ Georg Muche, *Bild mit dem Gittermotiv in der Mitte,* 1919, Berlin, Staatliche Museen, Nationalgalerie.

cago 1946), ungarischer Maler und Fotograf. Er führte am Bauhaus die Prinzipien des Neoplastizismus und des Konstruktivismus ein. 1928 verließ er gemeinsam mit Gropius das Bauhaus und zog nach Berlin. Durch den Nationalsozialismus sah er sich schließlich gezwungen, Deutschland zu verlassen und in die Vereinigten Staaten zu emigrieren, wo er 1937 das Institut »The New Bauhaus Chicago« gründete. S. 98, 139

Mondrian, Piet (Amersfoort 1872–New York 1944), niederländischer Maler. Der Begründer des Neoplastizismus gab gemeinsam mit Theo van Doesburg die Zeitschrift »De Stijl« heraus. Er vertrat eine äußerst präzise Kunstauffassung, die auf dem ausschließlichen Einsatz von Primärfarben und rechtwinkligen Elementen basiert. Um sich den Auswirkungen der nationalsozialistischen Kulturpolitik zu entziehen, ging er ins freiwillige Exil nach Amerika. S. 54, 118, 124, 129

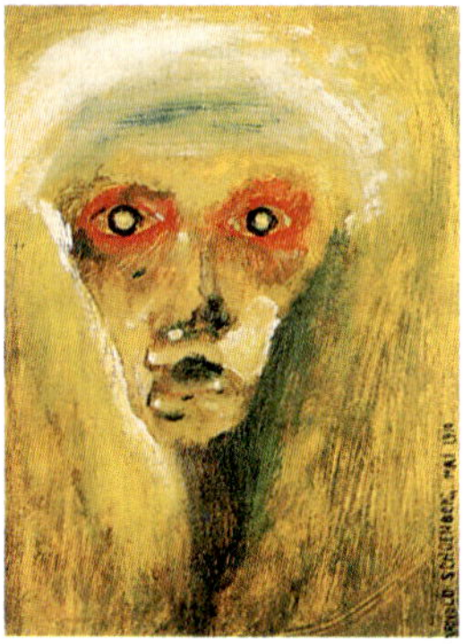

▲ Arnold Schönberg, *Roter Blick,* 1910, München, Galerie im Lenbachhaus.

Monet, Claude (Paris 1840 bis Giverny 1926), französischer Maler. Monet übte einen ausschlaggebenden Einfluß auf Kandinskys künstlerische Entwicklung aus. Nachdem der russische Maler 1896 auf die Bildserie der *Heuschober* aufmerksam geworden war, konzentrierte er sich fortan in seinen eigenen experimentellen Studien auf die Abschaffung des Gegenständlichen in der Malerei. Diese Phase sollte ein entscheidender Schritt auf dem Weg zur abstrakten Kunst sein. S. 16, 22, 27, 33

Muche, Georg (Querfurt 1895 bis Lindau 1987), deutscher Maler und Architekt. Von 1921 bis 1927 war er Bauhaus-Meister in Weimar, wo er in den Textilwerkstätten unterrichtete. 1927 zog er nach Berlin und übernahm dort eine Lehrtätigkeit an Ittens Schule. Einige seiner Gemälde wurden von den Nationalsozialisten auf der Ausstellung »Entartete Kunst« gezeigt. S. 86, 140

Münter, Gabriele (Berlin 1877 bis Murnau 1962), deutsche Malerin. Sie war Kandinskys Schülerin in München und vierzehn Jahre lang seine Lebensgefährtin. Ihr Leben und Schaffen widmete sie dem Andenken des russischen Malers. S. 28, 62, 68

Mussorgskij, Modest Petrowitsch (Karewo 1839 bis St. Petersburg 1881), russischer Komponist. Er war der wichtigste Vertreter der »Gruppe der Fünf«, der außer ihm noch Balakirew, Borodin, Cui und Rimskij-Korssakow angehörten. Für die szenische Aufführung seiner 1922 von Ravel orchestrierten Klaviersuite *Bilder einer Ausstellung* (1874), die 1928 am Dessauer Friedrich-Theater stattfand, entwarf Kandinsky das Bühnenbild. S, 14, 108

Puni, Iwan (1894 Kuokkala/Finnland–Paris 1956), russisch-französischer Maler, Graphiker und Bühnenbildner. S. 65

Rembrandt Harmensz. van Rijn (Leiden 1606–Amsterdam 1669), holländischer Maler und Graphiker. Rembrandts Malerei hat Kandinsky in der Entwicklung seines Abstraktionsbegriffs entscheidend beeinflußt. S. 17

Nikolaus II. Romanow (Zarskoje Selo 1868–Jekaterinburg 1918), russischer Zar. Rußlands letzter Zar wurde im Februar 1917 nach Ausbruch der Revolution zur Abdankung gezwungen; 1918 richtete man ihn und seine Familie hin. S. 11, 64

Scheper, Hinnerk (Wulften 1897–Berlin 1957), Student und später Lehrer am Bauhaus. S. 108

Schlemmer, Oskar (Stuttgart 1888–Baden-Baden 1943), deutscher Maler und Plastiker. Er lehrte an der Bildhauerwerkstatt des Bauhauses und bemühte sich vor allem in seiner Theaterarbeit um die Integration der Künste. Das nationalsozialistische Regime zwang ihn 1933 zur Aufgabe seiner Lehrtätigkeit. S. 77, 86

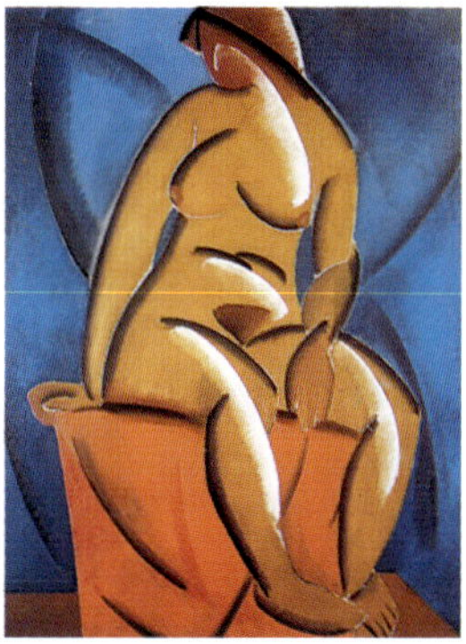

▲ Wladimir Tatlin, *Akt,* 1913, St. Petersburg, Russisches Museum.

1866 Kandinsky wird in Moskau als Kind einer gutsituierten Familie geboren.

1869 Reist mit den Eltern nach Italien. Schon in dieser Zeit bildet sich seine lebenslange Sensibilität für die Wirkung der Farben aus.

1871 Kandinskys Eltern trennen sich, seine Tante übernimmt die Erziehung des Knaben und wird zu seiner wichtigsten Bezugsperson. Schon als kleiner Junge verfügt er über ein ausgezeichnetes Farbengedächtnis. Erhält seinen ersten Zeichen- und Musikunterricht.

1886 Studiert Jura und Nationalökonomie an der Moskauer Universität und spezialisiert sich auf politische Ökonomie. Auf einer Forschungsexpedition in die russische Provinz Wologda, wo er die farbenfrohe Volkskunst der einheimischen Landbevölkerung kennenlernt, entdeckt er den Reiz der Malerei. Besuch der Weltausstellung in Paris.

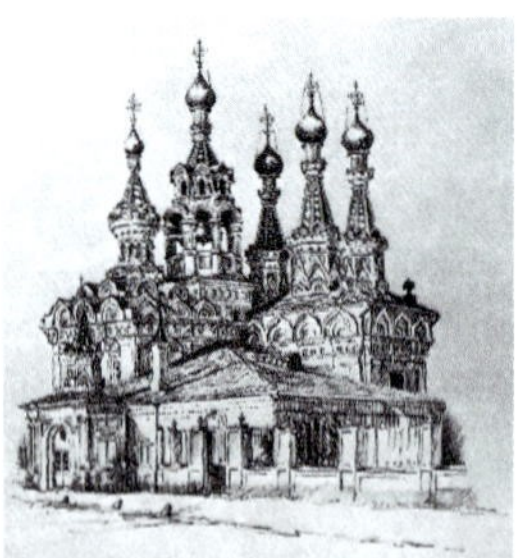

▲ Kandinsky, *Mariä-Geburt-Kirche in Moskau,* Zeichnung, 1886, Paris, Centre Georges Pompidou, Schenkung Nina Kandinsky.

▶ Kandinsky, *Mit dem schwarzem Bogen,* 1912, Paris, Centre Georges Pompidou.

1892 Beendet das Studium mit dem Staatsexamen, heiratet seine Kusine Anja und unternimmt eine weitere Reise nach Paris. Erhält einen Lehrauftrag an der juristischen Fakultät.

1895 Auf der Moskauer Impressionistenausstellung ist er tief beeindruckt von Monets *Heuschober*-Serie, die ihm vor Augen führt, daß die Malerei die Zwänge des Gegenständlichen überwinden kann. Übernimmt kurzzeitig die künstlerische Leitung eines Moskauer Verlagshauses.

1895 Kandinsky entschließt sich, nach München zu gehen, um sich dort ernsthaft der Kunst zu widmen. Sein Vater unterstüzt ihn in dieser Entscheidung.

1897 Schreibt sich in die Malschule von Anton Ažbè ein. Dort lernt er die ersten Freunde seiner schöpferisch äußerst produktiven Münchner Jahre kennen,

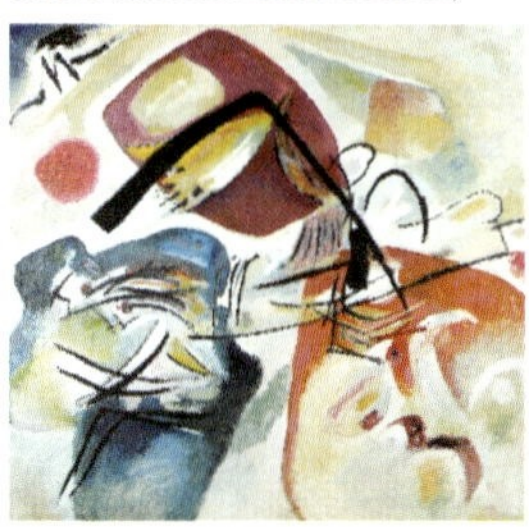

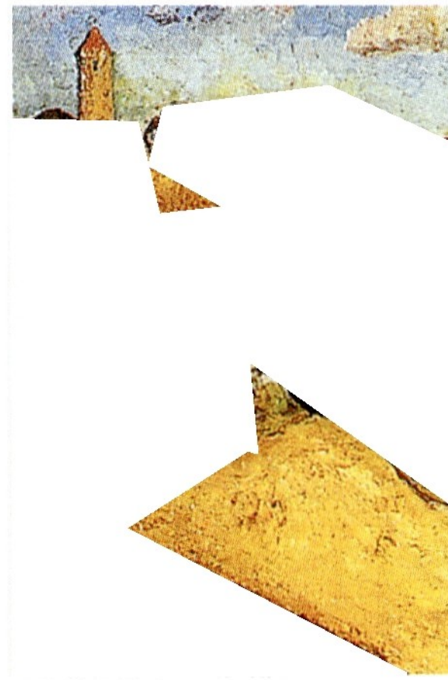

darunter Gabriele Münter – die vierzehn Jahre lang seine Lebensgefährtin sein wird – und Alexej von Jawlensky.

1900 Kandinsky gründet die »Phalanx«, eine Vereinigung von Avantgardekünstlern, deren Präsident er ein Jahr später wird.

1902 Nimmt Kontakt mit der Berliner Sezession auf, wo er seine Werke in einer Einzelausstellung präsentiert. Verfaßt fachtheoretische Schriften sowie Bühnenwerke über die Beziehung zwischen Malerei, Farbe und Bühnenbild. Sein Gemälde *Alte Stadt II* entsteht.

1904–1907 Stellt in verschiedenen europäischen Städten aus. Er bereist Italien und Deutschland und lernt mehrere Vertreter der Künstlergruppe »Die Brücke« kennen.

1908 Fährt zum ersten Mal in das oberbayrische Dorf Murnau, in dem er sich in den folgenden Jahren öfter aufhält. Er gründet die »Neue Künstlervereinigung München«, malt die ersten *Improvisationen* und schreibt seine Bühnenkomposition *Der gelbe Klang*.

1910 Entwickelt seine Konzeption von der abstrakten Kunst weiter, vor allem innerhalb der zusammen

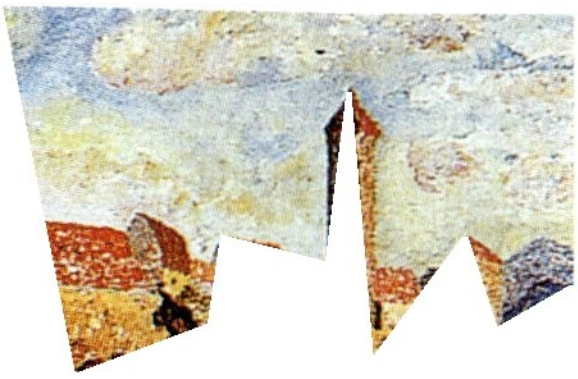

◀ Kandinsky, *Alte Stadt II,* 1902, Paris, Centre Georges Pompidou.

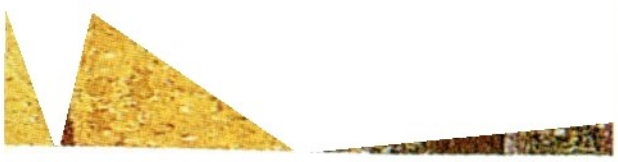

mit Franz Marc gegründeten Gruppe »Der Blaue Reiter«.

1911 Veröffentlicht seine Schrift *Über das Geistige in der Kunst* und den Almanach »Der Blaue Reiter«.

1913 Kandinskys *Rückblicke* erscheinen. Er nimmt an der Ausstellung in der Armory Show in New York teil. Sein Gemälde *Mit dem schwarzem Bogen* entsteht.

1914 Kurz vor Kriegsausbruch gelingt es ihm, in Berlin eine letzte Ausstellung des »Blauen Reiter« zu organisieren. Nach Rußland zurückgekehrt, malt er im folgenden Jahr keine Ölbilder.

1917–1918 Heiratet am 11.2.1917 Nina Andrejewskaja. Widmet sich nach der Oktoberrevolution als Mitglied der Abteilung für Bildende Kunst des Kommissariats für Volksaufklärung (NARKOMPROS) verschiedenen Aufgaben an den neuentstandenen staatlichen Institutionen.

1919–1920 Mitglied der Kommission für die Herausgabe der Enzyklopädie der Bildenden Künste und Mitbegründer des Instituts für künstlerische Kultur (INCHUK).

1921 Entschließt sich, seine russische Heimat wieder zu verlassen, um am Bauhaus in Weimar zu unterrichten. Dort übernimmt er die Werkstatt für Wandmalerei, später auch die Klasse für Freie Malerei.

1924 Gründet gemeinsam mit Klee, Feininger und Jawlensky die »Blaue Vier«. In diesen Jahren entstehen zahlreiche Meisterwerke, unter anderem *Elementare Wirkung*. Er erwirbt sich zunehmend Ansehen bei Publikum und Kritik.

1925 Zieht mit dem Bauhaus nach Dessau um.

1926 Sein grundlegendes Werk *Punkt und Linie zu Fläche* erscheint, eine prägnante theoretische Abhandlung über die Malerei.

1927 Nimmt an Ausstellungen in Deutschland und im Ausland teil, unter anderem bei der Gruppe »Cercle et Carré« in Paris und bei der Mailänder Galerie Il Milione.

1928 Nimmt die deutsche Staatsbürgerschaft an.

1929 Erste Einzelausstellung in Paris.

1933 Nach der Schließung des Bauhauses siedelt er nach Paris über.

1934 Von diesem Jahr an versieht Kandinsky seine Werke mit französischen Bildtiteln. Es folgt eine lange und intensive künstlerische Schaffensphase.

1939–1943 Wird französischer Staatsbürger. Die Kriegsjahre verbringt er in seiner Wohnung in der Nähe von Paris, wo er weiterhin konzentriert arbeitet.

1944 Sein letztes Gemälde *L'Elan tempéré (Gedämpfter Elan)* entsteht. Am 13. Dezember stirbt Kandinsky an einem Schlaganfall.

▶ Kandinsky, *Elementare Wirkung,* 1924, Paris, Centre Georges Pompidou.

▼ Kandinsky, *Komposition IX,* 1936, Paris, Centre Georges Pompidou.

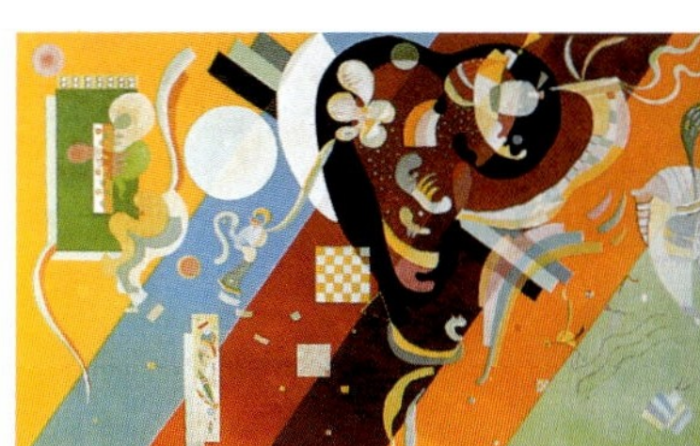

Umschlagvorderseite:
Wassily Kandinsky, *Aquarell mit rotem Fleck,* Ausschnitt, 1913. Sammlung Deutsche Bank.

Wassily Kandinsky, *Riegsee – Dorfkirche,* Ausschnitt, 1908. Wuppertal, Von der Heydt-Museum.

Herausgeber der Reihe:
Stefano Peccatori und Stefano Zuffi

Text des vorliegenden Bandes:
Paola Rapelli

Abbildungen:
Archivio Electa
Kunstmuseum Basel
Musée National d'Art Moderne, Centre Georges Pompidou, Paris
Städtische Galerie im Lenbachhaus, München
Wir bedanken uns bei den Museen und den Bildarchiven, die uns freundlicherweise das Bildmaterial zur Verfügung gestellt haben.

Das Projekt wurde realisiert mit
La Biblioteca editrice s.r.l., Mailand

Die Deutsche Bibliothek - CIP-Einheitsaufnahme

Rapelli, Paola:
Kandinsky / [Text des vorliegenden Bd.: Paola Rapelli.
Aus dem Ital. übers. von Iris Plack]. - Köln : DuMont, 1999
(Berühmte Maler auf einen Blick)
Einheitssacht.: Kandinskij <dt.>
ISBN 3-7701-4547-X

Aus dem Italienischen übersetzt von Iris Plack
Fachlektorat: Dr. Jürgen Schönwälder
Redaktion der deutschsprachigen Ausgabe: Werkstatt München · Martin Waller
Satz der deutschsprachigen Ausgabe: Viola Müller, Werkstatt München
Umschlaggestaltung: Groothuis + Malsy

Printed and bound in Italy
ISBN 3-7701-4547-X